U0295849

张英栋

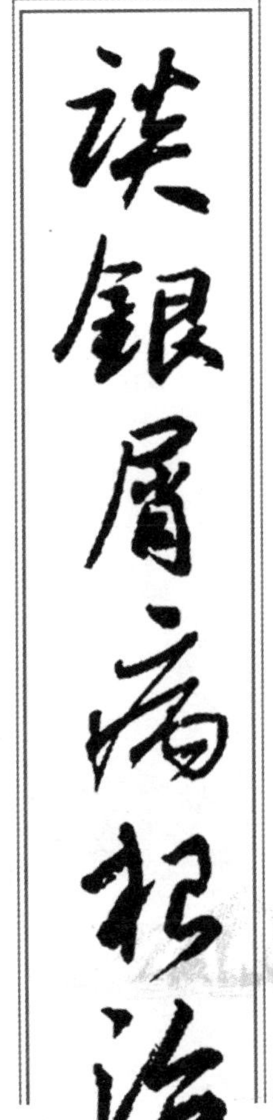

ZHANGYINGDONG
TAN YINXIEBING GENZHI

张英栋◎著

山西出版传媒集团 山西科学技术出版社

序

——健康生活自无病

医学发展最根本的目的不应只是诊断疾病、治疗疾病，帮助人民群众解除病痛，而应是引导人们用正确的方式健康地生活。读完英栋这本书，我想你会有这样的感觉。

中医有句俗话："内不治喘，外不治癣。"概因这两种疾病在临床上被历代医家视为难治之症，难以根除。而英栋却独辟蹊径，在临床上擅长于皮肤病，在皮肤病中又攻关银屑病，其用广汗法"给邪以出路"的大法不仅开辟了治疗银屑病的又一途径，而且丰富了银屑病治疗的临床实践。

从学术发展的维度看，这本书是对其《银屑病经方治疗心法》和《银屑病广汗法治疗心路》学术观点的进一步延伸和丰富。这本书与前两本书最大的不同在于他对临床上怎样运用"广汗法"进行了很好的回答，初步构建了"广汗法'三通六顾'方药体系"，可以说是其临床治疗方法的高度概括。一招一式尽显功底，遣方用药初显风范，在他这样的年龄实属难得。希望他进一步思考与总结，尽早形成自己的学术思想和学术体系。

从著书说理的维度看，这本书以银屑病为主轴，巧妙地运用多种体裁，既有医案小品、医学杂文等体现其学术思想，又有科普文章、文学作品等增益其可读性。可以说，这本书融学术与科普、医理与医术、医案与杂文为一体，大大提高了该书的可读性和服务可及性。读来有这么几个特点：一是说理清晰。用浅显易懂的语言、贴近生活的例子，抽丝剥茧地按照疾病发展的脉络详细介绍了银屑病的发病机理，十分“接地气”，让读者能够对银屑病有准确而科学的认识。二是案例生动。以临床案例为主线，一步步地介绍其在临床上的诊治经过，让读者对银屑病的临床诊治有更为清晰的认识，也为临床上辨证施治银屑病提供了鲜活经验、实践标杆和示范借鉴。三是可及性强。这本书更多地运用科普的语言，对怎样认识疾病、治疗疾病、预防疾病进行了科学回答，让读者从中可以学得预防调摄的方法，趋而避之，顺而养之，找到一个适合自己的健康生活的方式。

山西中医学院博士生导师

张俊龙

2015 年 1 月

序

——不忘初心

这么快又看到英栋的第四部大作，非常感叹其用功之勤。如果中医同仁都能更专注些、更关注自身学术的进步，中医复兴的脚步就会更快一些了。

不出意外的是，书中一如既往地介绍了英栋立足于天、地、人、病四维的系统思维；让人备感惊喜的是，英栋在这部书里向大家展示了他治疗许多病例的“实况”；更令人感动的是，他把自己临床中形成的系列“协定方”统统贡献出来。全盘托出是需要勇气的，正如英栋所说“允许明天的自己向今天的自己说不对”，只有对自己的未来有信心的人，才会真实地留下今天的记录，英栋经常说：“欢迎大家拍砖，把学问拍扎实了”。

在医者之中，英栋是不求小道而求大道的一员。他专注于银屑病，并期待从这一点突破，进而认识宇宙、人生、疾病、自然的道理。这些年来，他确实很有进益。

立足于“银屑病是复杂疾病”的出发点，英栋对银屑病的治疗知难而进。在唯基因决定论的阴影下，我们是无法想象治好任何一种疾病的。但是，当我们一旦认识到任何一种与遗传相关的疾病，其基因表达都是有前提的，疾病的发生、发展、变化、转归都会受整个身体状况的影响，我们就会有信心通过“把身体控制在健康状态”来达到“防治疾病”的目的了。这也正是英栋敢于提出“银屑病可以根治”的前提。这种提法无疑给银屑病患者带来了巨大的希望，从而帮助他们走向健康生活方式之路，这一点的影响远远大于治愈疾病这一狭义的目的。

恢复皮肤的正常生理功能，是银屑病治愈的核心环节。英栋认为，恢复皮肤正常生理功能的客观指标就是“正汗”——正常的出汗。英栋的系列治疗手段，内外治疗方法，营造的诸多治疗环境，如银屑病患者康复乐园等，无一不是为了帮助患者重新获得正汗抄近路、做铺垫、做准备。

从学术上，我们可以说英栋无疑近则取法李士懋先生的部分思想，远则上绍内难伤寒；从治法上，英栋正在逐渐远离左右之偏。无论是他对海南疗法不能根治原因的分析，还是他所倡导的发热诱导疗法，都体现了他辨证的思想。

英栋强调发汗不止要用麻黄，既包括腠理玄府通塞的调整，又包括机体内在环境气血阴阳的补充，最终唯有达到阳气内蒸、腠理开通的效果，“正汗”功能才能恢复。

英栋反复强调预防“整体失调”才能根治，患者在治疗疾病的过程中应该发挥更加积极、主动的作用。这个治疗过程，对患者来说是一个学习的过程，对医者来说是一个“培养合格患者”的过程。

书中对于根治银屑病的技巧（包括对银屑病的认识），广汗法与正常出汗的关系，选择医生、用药的细节，饮食的禁忌，以及无感温度泡澡的概念，生活方式的调整，心态对于疾病治愈的重要性，等等，都做了非常具体的阐释。这一部分既可以说是向同行介绍经验，又可以说是向患者传授方法。

我始终对英栋积极求索的精神感到敬重，并且乐于做第一个学习者，但是一如既往，我并不是同意英栋的所有看法。

比如，“发热诱导疗法”这一提法容易引起歧义，准确的“发热诱导疗法”在几十年前已有人应用，但是经常难以控制其反应程度，确实有人痊愈了，但有的寻常型银屑病患者会在发热之后变为红皮。无论我们如何向患者解释“这是通向最终永久痊愈的过程”，患者都不能接受这种“加重”的后果。所以，我们在临床中的态度是，遇到发热，积极疏导而不主动创造发热；接受人体主动提供的治愈机会，而不在人体上制造现象。

不过细读文章，我们会发现，英栋所讲的“发热诱导疗法”其实并非主动创造发热，而是积极调整身体机能，期待人体自行出现“适度发热”的状况，把这种自行出现的发热或者偶然遭遇的发热当作一次治疗的机会，不随波逐流地立即扑灭它，而是因势利导，诱导阳气调和、体表通达，从而治愈顽疾。

古人云：“吾生也有涯，而知也无涯。”有志于学者，都是在用有限的生命去探求无涯的知识。在此过程中，我们会逐渐接近真理。

面对知识的浩瀚海洋，我们不必悲观长叹，只要持续地探求、追问，就可能在一定的时间、一定的范围内达到极致的微细体验，而由这一点的突破，我们有可能窥见宇宙的全貌！

英栋如此，我等皆当效仿。

北京中医医院

张　苍

2014 年 11 月

自 序

——理可顿悟、事宜渐修

银屑病能根治的道理，只要知道三句话，就可以明白。

但前提是，先清空你原先的认识。

好了，放下心来，先试着听懂这三句话：

1. 人体健康应正汗（健康本质：健康的本质是正常）。

2. 正汗不正病当现（疾病本质：病是身体问题的外在反映，是身体问题的信号）。

3. 复持正汗去不还（根治本质：有人对恢复和保持正常有畏惧心，认为根本不可能做到。实际上，远不是完全正常才会皮损消失，只要向正常转变，走一小半的路程，“病”就已经消失了）。

第一句话讲健康。人体的整体健康，包括皮肤的健康，而皮肤健康可以从“正常（或者说是健康）的出汗”上体现。

第二句话讲疾病。具体到皮肤上的疾病，如银屑病来讲，它只是结果或者说是表象，其病因是皮肤出汗由正常状态变为不正常状态，汗的变化是本质，皮损只是结果。

第三句话讲治疗。既然病是从汗的不正常上来的，那治疗就很简单了。能设法恢复或趋向于正常的出汗，就能临床治愈；恢复后能保持正常的出汗，就是根治了。

简单吗?

很简单。

只是在你刚刚接触到广汗法治疗体系的时候，你还不适应。

你首先试着把这三句话背下来，排除杂念。想一想，是不是这个理呢?

* * *

好了，如果只是想明白道理的话，看完前面这些文字，你就可以合上本书了。

但是，如果你不仅想明白道理，还想把这种正确的道理应用于你的身体康复中，那就必须要往下看了。

真的，只要你能真正背会，并且明白前面的那 21 个字，你一定会坚信银屑病能治愈，并且能根治，“理可顿悟”!

可是，如果你要把理想变成实际的话，就需要进入“事宜渐修”的程序了。比如：为什么打篮球、羽毛球之类的运动不可能获得正常的出汗？为什么晚上不能出来运动？为什么平常认为的出汗多对于银屑病的治疗是不利的？什么样的情况下喝羊汤才可以治疗银屑病？……每个细节中都有道理，只有明白这些小道理，才可能在努力的过程中做到偏差尽量小。

＊＊＊

核心的道理要“大道至简”、“一言以终”。

但是，大道理中有无数个小道理，必须要耐心地整理与总结。

本书希望中医医生，西医医生，看中医的患者，看西医的患者，与银屑病有关的人，甚至是与银屑病无关但关注自身健康的人都来读读。希望在阅读的过程中，你可以不知不觉地学会独立思考。

要读书的人，就是对学习有兴趣的人，就是明白健康需要自身独立思考的人。

知道需要学习，离会学习还有很长的路。以下是我对于学习，从策略高度谈的一点体会，希望可以帮助到大家。

医学分为三大块内容：一为核心理论，一为方药技术，一为治病技巧。

核心理论是“道”的内容，各个行业是互通的。这一块内容，应属于“知其要者一言以终”的范畴，需要做减法，要能用最少的文字表达清楚，才能做到大道至简。这一块内容是可以利用媒体大力宣扬的，让大众增强鉴别真假优劣医生的能力，从而普及并提高大众的医学科学素养。

方药技术是医生的专业技能，说白了就是留心医药的医生的“经验”——经历、验证的方药越多，这块内容就越丰富。把医学当作经验医学的那些“同道”，只专注这块内容。但古语有“道无术不行，术无道不远”的说法，这里的“术”就是拉车的技巧，“道”就是看路的本事。一些“医匠”会看一些病，有一些熟能生巧的技术，但缺乏对于“为什么”的思考，终究是个“匠”，犹如高级技工不能替代工程师一样，工程师需要更多的创造、思考，需要悟“道”。反之，工程师也不能代替高级技工，你再懂，再有悟性，没有时间的磨炼，没有实践的磨炼和反馈，也不行。方药技术这一块是不能随意在大众媒体上传播的，这块不仅需要脑子，还需要手脚的熟练功夫。时间对于每个人都是公平的，医生在锻炼医疗技术的时候，你在你的专业中锻炼相应的技术，难道你会认为医生也能很容易地掌握你的技术吗？当然不能。同理，方药技术是不可能被非专业人士所掌握的。

治病技巧应该是患者的强项，因为患者有切身的体会。但是，患者个体的体会很多时候是盲目的，不可能顾全大局。于是，医生来审视，参与整理，帮助患者把更多的技巧有机地融合起来，显得很有必要。然而，技巧的积累需要时间和精力，如果某医生擅长治疗某一疾病或在某一阶段主攻某病，治病技巧就会很多；如果什么病都看，技巧便要相对少。医生，特别是中医，不要贪大求全，先在某一个疾患上拥有丰富的治疗经验，取得被认可的成绩，然后再转战他病。不同的医生各展所长，让医学在一个个坚实的点上开花结果。这样下去，医学便可以不断地坚实地进步。

以上三块内容中，核心理论是第一位的。核心理论好比钱串子（古代的铜钱需要串子来串着），其他两样好比铜钱。没有钱串子，铜钱便形不成合力。

重视核心理论的人会认为医学是“经典的理论医学”，重视方药使用技术的人会认为医学是“经验医学”，重视治病技巧的人会认为医学是“一堆绝招的组合”。每个人所处的位置和阶段不同，所以所见各异，讨论很容易陷入“鸡同鸭讲”的尴尬。如果固守着自己盲人摸象得到的一点自以为是的看法，去攻击别人，就更不应该了。

本书内容就是按照这三大块内容来编排的。第一块内容属于通论，大家都应该读，也都必须读，或者读还不够，应该读懂，悟明白了，才可以。第二块内容是专业医生要看的内容，可以说患者莫入，最后一部分医案，有兴趣者可以当小说来读读，但需要警告一句：不要关注方药的内容，因为每个人都有自己的“本分”，过犹不及。第三块内容是每个患者都需要细细去研究的，通过这些文字信息的传递来开发适合自己的治病技巧体系。当然，医生关注这块也是对的，而且是应该的，如果怀疑这块的重要性，可以先去看看《伤寒论》12 条后桂枝汤方后注的内容，东方医圣如此，你不该学吗？西方一个医生的墓碑上刻着：“有时去治愈，常常去帮助，总是去安慰”，如果没有这些切实的技巧的关注和对于这个病深度的了解，你如何去帮助和安慰呢？

前　言

——本书的读法

要读就有个读什么的问题，或者怎么读的问题。

作为本书的作者，我给大家的建议是：

医生可以先读“根治疾病有大道”这一部分，读到已经对理论确信无疑，化入自己的思维之后，凭自己的兴趣读后面的内容。要读，就不仅要读到，而且要读懂，并且要悟通，最后可以指导患者去运用。有很多自以为聪明的医生，对于别人的理论浅尝辄止，然后去应用，有幸碰对了，沾沾自喜，更自以为是；不幸没有碰对，不是反思自己学习不精，而是埋怨、怀疑别人的正确性。这些故事我见得多了，希望大家追求智慧，不要自满于聪明，害人害己。

患者要读，先读“要想根治学技巧”这一部分，这部分内容对患者有直接的帮助，虽不能让你治愈、根治，但是会让你减轻——对于长远的健康没有损害前提下的减轻。减轻后，需要做的就是如何让身体更健康，如何让身体保持在一个健康的状态——正常的状态、不要偏，这就需要用心去悟“根治疾病有大道”这部分内容。但是，对于患者有一个忠告，千万不要去研究“病急如何用方药”这一部分，这部分内容不是你能弄懂的。

目 录

第一部分

根治疾病有大道——根治银屑病核心理论

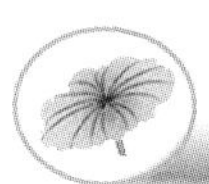

从中医学角度看遗传与根治

“同一粒种子，为什么在甲地能够发芽而在乙地却不能发芽呢？这似乎只能说明，种子本身没有问题！”裘沛然先生在其《人学散墨》一书中如是说。其本意并不是说遗传的，但笔者读到这句话时，却想到了基因在疾病发生中所占的地位。基因好比种子，种子是否发芽，即基因是否被激活发病，取决于甲地、乙地的土壤是否适合种子发芽，还是取决于种子本身呢？

答案并不蹊跷，但知者、思者有几人呢？

《红楼梦》第五十五回道：“谁知凤姐禀赋气血不足，兼年幼不知保养，平时争强斗智，心力日亏。”“禀赋气血不足”是由先天决定的，对于气血虚弱型疾病具有易感性；而“年幼不知保养，平时争强斗智，心力日亏”则是由疾病的易感性向疾病转化的关键，是疾病的“种子”发芽的“土壤”。试想：如果没有“年幼不知保养，平时争强斗智”创造的“心力日亏”的土壤，而是“好生将养”，疾病会发生吗？

基因，顾名思义，是基础的原因。中医学的禀赋、体质、先天等概念就已经蕴含了基因的内容。禀赋分禀赋残缺、禀赋不足和禀赋不耐等。禀赋残缺，多可寻找到固定基因，而更常见到的禀赋不足的疾病，却未必能在基因上得到反映。禀赋不耐，与基因相关，但并不一定由基因决定，指对外界各种因素，如饮食、植物等有不同于常人的反应。如“人有禀性畏漆，但见漆便中其毒，亦有性自耐者，终日烧煮，竟不为害也。”（语出《诸病源候论·漆疮候》）需要注意的是：“禀赋不耐并非出生就显现，也不一定终生不变，每一个体对各种因素的易感性和耐受性可随年龄、环境而改变。”中医学用禀赋、体质、先天等概念，可以准确地反映遗传的疾病易感性，并且有一整套成熟的指导临床的治疗体系与之相应。禀赋等中医概念可以包含基因所要表达的内容，而基因却只能表达禀赋的一部分内容。

基因决定论，从中医角度说，就是先天决定论。《健康报》的一篇文章指明：“人身处不同的成长环境，体内的基因会不定期地发生表观遗传学的变化。”这说明基因对于人体的作用是随着环境的变化而变化的（基因检测是不可能动态监测到这些变化的），即基因并不能决定人体是否生病、是否健康。这与中医学中先天可以影响后天，却不能决定后天相仿。基因能够决定的是遗传的疾病易感性。疾病易感性并不是说一定会得病，只是说如果不注意的话，比别人更容易得某类病。问题在于，如果注意的话，基因还会起决定作用吗？

《健康报》的另一篇文章报道：英国曾经发生过这样的事件，一个不到10岁的小女孩被自己的父亲带去做乳腺摘除手术，因为父亲通过家族史分析以及基因检测，发现女儿可能会患上乳腺癌，这在当时的英国引起了轩然大波。其实，基因检测是一种概率统计、风险评估，要理性科学地对待和干预。基因决定论带来的大众恐慌已经越来越甚。理性地对待基因的作用已经迫在眉睫。如果把基因的概念换成比之更成熟而完善的禀赋、体质、先天等中医学概念，大众会更容易理性地对待。

中医有句俗语："先天不足后天补。"这句俗语已经深入人心。这句俗语使大众更安心地接受自己先天的禀赋，而积极地以后天的努力发扬禀赋中好的一面，小心地避免坏的一面。这种理性的态度值得鼓励。而把"先天"的表达方式换成"基因"就会带来恐慌。其实，基因即是"人之生也，有刚有柔，有弱有强，有短有长，有阴有阳"（语出《灵枢·寿夭刚柔》）的另一种表达方式。它只代表生之前的禀赋，并不能决定一生的健康状况。

《素问·上古天真论》云："法于阴阳，和于术数，饮食有节，起居有常，不妄作劳，故能形与神俱，而尽终其天年，度百岁乃去。"天年，指禀赋的寿命。没有多少人会奢求"尽终其天年"，因为很难做到"法于阴阳，和于术数，饮食有节，起居有常，不妄作劳"。对于禀赋的"天年”，我们无法得到，而对于禀赋的基因中所提示的疾病倾向，我们就一定可以收获吗？医学的目的应该是健康，而不是防病，更不只是治病。如果以健康为目的，主动地将身体调整在较好的状态，基因中的疾病易感性便没有表达的机会。

很多疾病呈家族性，也成为基因决定疾病的佐证。实质上，遗传因素只是增加患某病的风险、概率，并不意味着家族中其他成员就一定会患此病。很多疾病出现家族聚集现象，其实与家庭成员相同的不良生活习惯有关。因此，有家族疾病史者，应反思家庭环境及生活习惯中的有害因素，坚持以健康为目标调整自己的身心，让家族疾病谱成为警钟，而不是增加自己的思想负担。对于有遗传倾向的复杂疾病，笔者提供的治疗策略是“治疗—自疗—自愈”。这种策略中不仅有治，更有防患于未然的成分在内。对于其家族成员，照着策略中“自疗—自愈”做，便可以收获健康，同时起到防止遗传倾向变为疾病的作用。

把基因看作是一粒种子，有很多人便心生幻想——不妨把“种子”挖掉，这样便可以高枕无忧，绝对不会患某病。其实，这是一种误解。除了很少的单基因遗传疾病外，大多数常见病、多发病，如高血压、心血管疾病、肿瘤等都是多基因疾病。如已知的乳腺癌易感基因约 60 种，银屑病易感基因近 20 种。处理一种基因不现实，处理多种基因就更不现实了，况且还有更多的相关基因尚未被发现。笔者将多基因疾病的发病比喻为做鞭炮和放鞭炮的过程，各种基因分别充当火药、纸、药捻等角色。如果这些做鞭炮的原料只是处于散放状态，它就止于基因，不会形成鞭炮。不正当的生活习惯是鞭炮原料的组合过程，鞭炮形成了，就由散放的基因状态变成随时可以被激活的素因状态。有了素因，只要出现随机的诱因，多基因就会被激活，形成疾病。多基因是应当坦然接受的现实，诱因具有无法避免的随机性，只有素因是可控的。不正当的生活方式是形成素因的罪魁祸首，这也是目前很多复杂疾病都被认为是生活方式的原因。改变自身的生活习惯比依赖基因研究的进步，更经济，更现实。相对于基因的探讨，中医更关注人体的土壤，这对于人类的健康更具现实意义。

多基因疾病的基因研究、基因治疗的现实性不容乐观，基因的功能解读至今还是天书。“人类基因组计划结束后，人们仅仅是看到了那两米多长的遗传密码。面对这个密码，人们更想知道它们到底代表着什么，变异基因编码的蛋白会有什么样的不同，不同的蛋白会怎样影响我们的身体等。”研究目标指向了基因功能的解读，到什么时候才能真正看清这部天书，谁也说不清。“复杂疾病，如心血管疾病、肿瘤、糖尿病、神经精神疾病、自身免疫性疾病等往往具有明显的遗传异质性、表型复杂性及种族差异性等特征。”关联分析的基本原理是：“在一定人群中选择病例组和对照组，比较它们之间某个等位基因频率的差异，进而确定是否与疾病相关。……关联分析研究往往不能直接发现致病的遗传变异，后续的研究（如阐明其致病机制）依然任重而道远。关联分析研究主要检测人群中高于5%的特定等位基因频率，还有许多罕见的、重要的疾病相关遗传变异有待于发现。”（上述内容均源自《健康报》）可见，现代研究热衷于看到什么，发现什么，而中医研究更关注看出了什么，什么对于人类的健康更有实际的价值。

由于学术功利与市场利益的驱动，基因相关的学术及市场一片混乱。中医看待基因，更注重导致其发展、变化的环境因素，即疾病发生、基因组合情况变化的土壤。这与对于人体健康和疾病状态的思考、判断离不开人体的土壤是等同的。意即有基因，没有基因，都是这样思考，基因的作用只相当于一个幌子和借口，没有太多的实际价值。与其将更多的精力放在缥缈的基因研究上，不如更现实一点儿，多在人体的“土壤”上做文章。中医更强调人体的自组织和自我调节能力、自愈能力，这些都是在关注人体的“土壤”。积极发扬中医在防病治病方面的优势，国家医疗投入会减少，人民健康水平会提高。

综上所述，遏制基因决定论引起的恐慌和混乱，让大众客观地认识到基因的真相，以中医的“土壤说”来积极地应对家族性疾病、遗传相关疾病的防治，于国于民将更有利，更具现实意义。

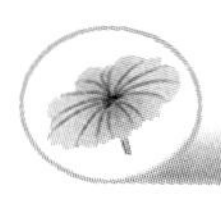

从中医学角度看银屑病的根治

根治，从患者角度理解为治愈且不再复发；从医者角度理解为“治病必求于本”（语出《素问·阴阳应象大论》）。与西医学对于银屑病病因、发病机制“尚未完全明了”（语出《临床皮肤病学》第二版）相对应，西医学对于本病的治疗只有对症、试探性治疗，于是根治无从谈起。而与中医学对于本病病因明确、病机清晰相对应，中医学对于本病从预防、治疗、疗效巩固到防止复发都有非常系统的治疗体系，故从中医学角度谈，银屑病完全可以根治。

1. 银屑病病因明确

银屑病的病因可以简单分为基因、素因和诱因三部分内容。

基因即遗传因素。很多疾病的发生都有其遗传背景，但遗传背景只能决定疾病的易感性，却不能决定疾病的发生。换句话说，基因只是种子，种子可以决定发什么芽，就是得病的倾向性；但不能决定是否发芽，是否发芽需要看土壤是否适合种子发芽。

素因即素体情况，决定种子是否发芽的土壤即素因。素因由生活方式来决定，新医学模式强调生活方式病，强调的就是素因。离开素因，基因和诱因就不会发生关系。

影响素因形成的因素如下：（1）起居和工作环境。如北京患者杨某某一直在阴凉潮湿的卧室中生活，广西患者古某某常年在开空调的计算机室内工作。（2）饮食因素。如 4 岁半的患者侯某某起病原因为每日喝袋装凉牛奶七八袋；36 岁的患者王某某从小爱吃方便面，且不喜食鱼虾及牛羊肉。（3）情绪因素。如 60 岁患者张某某早年离异，子女年近 40 岁尚未婚配；11 岁患者巨某某脾气急躁，内向易怒。（4）运动习惯。如跨栏运动员赵某某常于运动大汗后洗冷水澡；商人王某某外出多以车代步，很少运动，故出汗极少。其他，如穿衣的习惯、服药的习惯，以及作息时间的安排等，均可通过日复一日的重复强化形成素体状态。这些因素组合起来决定了患者的发病情况和发病类型。

诱因即诱发因素，是随机发生的，如外伤、过敏、服药等。对于既具备多基因的材料，又有素体因素组合而成的“鞭炮”，只要随机引爆，便形成了疾病。

从现实的角度来讲，基因是不容易改变的，诱因是无法避免的，我们能做的就是控制素因的形成。可以说，素因是银屑病病因中的关键因素，是联系基因和诱因的纽带。明白了这些，我们就可以将关注的重点放在素体因素上，改变生活方式，改变人体“土壤”，对于银屑病的治疗就可以达到“未病先防、既病防变、既愈防复”的目标。

2. 银屑病病机清晰

银屑病的病机核心在“郁”和“热”。斟酌“郁”与

"热"两者在发病机制中的比重，确定"郁"与"热"两者中何者为主要矛盾，是治疗开始之前必须要明确的问题。每种疾病都有其核心病机，这个病机可以概括疾病始终的各个阶段，能帮助我们更好地认识疾病、治疗疾病。

赵炳南老师认为：本病的发生，血热是内在因素，是发病的主要根据。朱仁康老师认为："血分有热"是银屑病的主要原因。血热内蕴，郁久化毒，以致血热毒邪外壅肌肤而发病。从表面上看，两位中医皮科前辈都在强调"热"，而如果我们可以突破表象，去探究内"热"的形成原因，便可以发现两位前辈都不约而同地强调"郁"。从他们的言论中，我们可以得出"郁为本，热为标""郁为因，热为果"的结论。

银屑病之"血分有热"，与杨栗山所讲的"里热郁结，浮越于外也，虽有表证，实无表邪"中的"里热郁结"同义，"血分"为在"里"之意，而"热"就其实质而言为"郁热"。"浮越于外"之"外"与温病"热入营血"之"入"，截然相反，"热入营血"到"动血"阶段要"凉血散血"，而"里热郁结，浮越于外"的"血分有热"却需要顺势外散。

以上讲到的是"郁为本，热为标""郁为因，热为果"的一类银屑病病机，还有一类是以"热"为主，"热为本，郁为标""热为因，郁为果"的情况。以治疗热病著称的刘河间在《素问病机气宜保命集》中讲过一段话："小热之气，凉以和之，大热之气，寒以取之，甚热之气，汗以发之。”这段话中明确提到了“火郁发之”。“火郁发之”中不仅有“汗以发之”，还有“凉以和之”和“寒以取之”的情况存在。“凉以和之”和“寒以取之”所代表的寒凉直折的治疗方法，针对的就是以“热”为主，“热为本，郁为标”“热为因，郁为果”的情况。

一般的中医治法对于银屑病的治疗更关注“热”，而笔者提出的以“汗”为指归的治疗体系从表面上看似乎更关注“郁”。但从本质上来讲，我们是“郁”“热”并重的，对于“郁”与“热”两者在具体患者病机中的比重，以及“郁”与“热”两者针对具体患者孰为本的问题，才是临床实践中需要探讨的重点。

3. 银屑病治法系统

李东垣《脾胃论》中云：“不可以得效之故而久用之，（若久用）必致难治矣。”文中“得效”是针对症状的改善、针对标、针对短效的；“难治”则是针对人体、针对本、针对疾病的预后、针对长效的。笔者认为，应该立足长效求速效。如果因为求速效损害了患者长久的健康，这种速效不要也罢。

当前，银屑病的治疗中有求速效和求长效两种大的治则并存，前者的着眼点在皮损的有无，而后者的着眼点在患者机体的整体恢复。如果就根治而言，前者与根治无关，而后者是以根治为目标的。

笔者临证常将银屑病皮损比喻为人体大门口的垃圾，人体的正气已经将邪气排斥到门口（体表），治疗是应该将垃圾再强行推到人体内部，还是顺应人体的自洁趋势、帮助垃圾更好地远离人体，并且建立起清扫、清除体内垃圾的日常程序呢？方向不同的两种方案都可以达到让人体大门口的垃圾不被看到的目的，但孰优孰劣，孰只求速效孰速效长效兼顾，当不难分辨。

《素问》云："其在皮者汗而发之"，也在提示人体大门口的垃圾应该向外发散的治疗大方向。将已经在大门口的垃圾推到人体内部，是对于银屑病的误治，其危害不在当下，而在垃圾久积体内产生的后果。其后果不外两种：一为垃圾再没有自发外散的机会，聚于体内成为远较银屑病为重的内脏病变（病变的最初表达是最轻浅的，如果阻止了最初的表达，导致垃圾的滞留，一定比最初表达的病变要重）。从表面上看，银屑病没有复发，实质上是更严重的，对人体更为不利的，表现于其他较重要器官的，另外一种形式的复发。二为垃圾仍有外散之机，但远没有最初的外散那样顺畅。从表面上看，银屑病复发后的皮损一般较少、较厚，从皮损多少来看似乎是越复发越轻了，但从皮损的厚薄来看却是越复发越厚，越难治了（笔者把银屑病皮损比喻为冰，银屑病皮损的疗效指标是厚与薄、聚与散，越薄、越散，冰越容易融化）。

"汗而发之"之"汗"，当为"测汗"之意。简单讲，就是以“正汗出”为治疗方法的检验标准——不论采用什么样的治法，达到并且保持了长久的“正汗”，则治疗是正确的；无论什么样的治法，即使其达到了皮损消失的目标，但最终没有达到长久的“正汗”，则治疗是不正确的，甚至从根本上讲存在着方向性的错误。

讲银屑病中医治法系统的意义在于，中医对于“正汗之理”“正汗的标准”“得汗之法”以及“汗后护理”等有非常详尽而系统的论述，如张锡纯在《医学衷中参西录》中云：“人身之有汗，如天地之有雨，天地阴阳和而后雨，人身亦阴阳和而后汗”；《伤寒论》桂枝汤方后注云：“一时许，遍身漐漐微似有汗者益佳，不可令如水流漓，病必不除”；冉雪峰在《八法效方举隅·汗法》中云：“发汗之道甚多……内因气结，则散其结而汗出；内因血闭，则开其闭而汗出；内因水停，则化其水而汗出；如因热壅，则清其热而汗出……神而明之，存乎其人”；刘河间在《伤寒直格》中云：“夫大汗将出者，慎不可恨其烦热，而外用水湿及风凉制其热也。阳热开发，将欲作汗而出者，若为外风、凉、水、湿所薄，则怫热反入于里而不能出泄……亦不可恨其汗迟而厚衣壅覆，欲令大汗快而早出也。怫热已甚，而郁极乃发，其发之微则顺，甚则逆”。

4. 根治之“根”

谈到根治，首先要明确什么是“根”和银屑病的病“根”是什么的问题。

《新编说文解字》对“根”的解释为：“本义：树根，有国之母，可以长久，是谓深根固柢、长生久视之道。引申义：事物的本源；彻底去除。”根治之“根”应该取引申义，即从“事物的本源”着眼，以达到“彻底去除”的目标。

具体到银屑病，病“根”在何处呢？有学者认为银屑病之“根”是基因。基因是什么呢？是种子，种子只能决定发什么芽（即得病的倾向性）的问题，但不能决定是否发芽。是否发芽取决于土壤是否适合种子发芽，所以基因不能决定疾病的发生，决定疾病是否发生的根本问题是人体的土壤。中国工程院俞梦孙院士认为：“整体失调是人类发生各类疾病的必要条件。在整体失调前提下究竟会发生哪类疾病，则与自身的生活习惯、性格、体质、遗传基因等多种因素有关，这仅仅是容易发生某些疾病的充分条件。”这就是说病“根”应该是“整体失调”，而非基因。

“治病必求于本。”整体失调是本，症状是标，具体到银屑病来说，机体失衡是本，皮疹是标。以皮损消失为目标去治疗，是在治标，或者说是在舍本逐末，故无法根治，这是目前多数西医和一些中医治疗的大法；而另一些西医和一部分中医准确地抓住了“整体失调”这个发病机制中的根本问题，使根治成为可能。笔者提出用“广汗法”治疗银屑病，旨在以“正汗出”为目标对人体进行全方位的调整，为银屑病根治提供了适合的临床路径。整体失调、机体偏离稳态故得病，汗出障碍是整体失调在皮肤局部的具体体现，而银屑病是汗出障碍的结果。于是我们可以这样说，具体到银屑病，汗出障碍是病的根本，汗出恢复和保持是治疗的根本，只有以“正汗出”为目标的治疗才是治根，才可能根治。

5. 根治之“治”

中医自古有“上医治未病之病，中医治欲病之病，下医治已病之病”之说。很多医生和患者错以为治疗就是开药，以为开药有效就是良医。这就好比认为学会救火就是好的消防系统一样，却不知真正好的消防系统的工作重点应该在防火。

“防”的主体应该在患者自身。上医之道重在防，重在让患者自身觉醒。没有耐心的“话疗”，患者能明白应该自疗和如何自疗的道理吗？不明白其中的道理，患者又如何自觉地施行呢？

只有认识到中医是成熟的理论医学，认识到治疗的主体是患者而不是医生，医生的作用在于安慰、及时的应急治疗和为患者长久的自疗指引方向，才能领会根治之“治”的深层含义，也才能让根治从理论变为现实。

因此，根治之“治”，重点在于患者持之以恒的自疗，尤其需要强调的是集中治疗后患者长久的保持。没有患者自身长久的保持，根治只能是一纸空文。而如何指导患者持之以恒，则是医者之责任。

西医学对银屑病的病因学和发病机制进行了多方面的研究，发现银屑病的发生与遗传、感染、代谢障碍、免疫功能紊乱、环境、季节、情绪、思维方式等自然、社会和心理因素均有关系，但对其核心发病机制还缺乏确切的认识。而在新医学模式的指导下，将人视作一个生成的整体而非由分子堆砌成的组合体，病因和发病机制就可以变得清晰。西医学当前的治疗方法，虽有些针对症状发生机制的药物，如某些药物可抑制表皮细胞增生，但只能控制症状，不仅不能解决复发的问题，很多时候还会有损害健康的不良反应。也就是说，从现有的西医学应用药物的思路解决“根治”的问题是不可能的。承认这种现实，在现有条件下，既要努力帮助病人消除症状，又要不使患者健康受损，这才是银屑病治疗的总原则。

近年来，“替代疗法”在西方兴起。“替代疗法”是指超出西方既有的医疗技术范畴的种种疗法，如针灸、按摩、气功、瑜伽功、心象疗法、催眠疗法，还有采用观察体温、肌肉紧张程度及心率、血压、脑电波等的自律训练法和生物反馈放松疗法等。“替代疗法”的基本原则是：由精神传送到肉体，切断疾病形成的环节，实现自我治病的目的。因为感情和意志，这种人的意识状态是控制自主神经、内分泌和免疫功能的主要因素。美国的一位学者认为：“能量是人的本体。受本人的感情、思维方式以及他人和客观环境的影响，打破能量平衡便会生病，如果能测出能量失去平衡的状况就能设法预防生病。”也就是说，“替代疗法”可以从整体调整，恢复机体平衡，提高机体抗病能力，从而达到防病、治病和治愈后不再复发的目的。这与笔者治疗银屑病的思路不谋而合。

银屑病是“全身状态失衡的一种皮肤异常表现”（语出《银屑病患者必读》）。从表面上看是形成了皮损，但透过皮损我们需要得出皮肤状态失调的结论。“皮肤状态的失调”或者说“皮肤稳态的破坏”是全身整体失调的局部表现。汗出情况便是皮肤状态的一个直观的指证。如果全身均匀微汗，便说明皮肤状态正常；如果汗出现障碍，便预示着皮肤状态的异常。皮损是皮肤状态异常的一种结果和体现方式，治疗的目标在于皮肤状态恢复和保持正常。

可以这样讲，如果把治疗的目标定位于恢复和保持正常的汗出——也就是恢复和保持皮肤的正常功能和状态，银屑病就可以治愈并不再复发——也就是所谓的“根治”。而如果将治疗的目标只是定位于皮损的消失，而与“正汗出”、与皮肤的正常功能和状态无关的话，“根治”将无从谈起。

要“恢复和保持正常的汗出”，单靠医生是不可能的。这就是我们宣扬“知识求医、理性治疗”全新治疗观念的出发点。从患者角度讲，首先要选择懂得“根治”的医生；从医者角度讲，要尽量帮助患者调整好心态，指导患者拟定安全、有效的治疗方案，不只是药物治疗，更关注其心身状态，即增强其信心，提高其生活质量，使之尽快达到“正汗出”的治疗目标。如果医者都能以新医学模式作为指导，充分发掘祖国医学的宝库，融合西医学的前沿理念和技术，既要消除症状，又要考虑到患者的长远利益，重在从整体调整，恢复机体平衡，提高机体自愈能力，保持长久的稳态，以至于终生保持，由此“根治”将不再是理论而是现实。

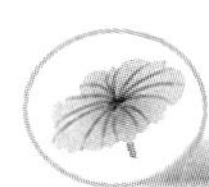

根治需改变体质

读潘桂娟研究员《论日本汉方一贯堂医学的学术特点及现代意义》一文，发现一贯堂医学的很多观点先得我心。该学派对于疾病发生的观点是：“准确地把握体质和疾病的因果关系……也就是说具有某种体质的人，容易患何种疾病是有一定规律的，掌握各种体质特征的发病规律，便可以有效地预防和及时地治疗疾病。”该学派对于体质与疾病治疗的关系有两点认识：“其一是掌握了体质与疾病之间有规律的相关关系，便可以掌握治疗时机，控制疾病的发展，缩短病程，提高疗效。其二是通过药物改善体质（消除产生疾病的潜在因素，将疾病消灭在未发病之前）或在疾病已发之际，将改善体质与治疗疾病有机地结合起来，达到根治的目的。”在谈到疾病的根治和预防时，该学派认为：

"着眼于消除造成人体不同体质类型的环境因素，如饮食卫生、生活方式等，从而在一定程度上控制或阻断某种体质的形成，从根本上预防疾病的发生。"

该文对体质的强调点中了疾病治愈、根治、预防等一系列问题的要害。体质是疾病发生的背景，单纯地强调疾病的分型论治，针对的是疾病的结果，是"治其然"；只有着眼于体质的动态变化，兼顾疾病、症状的治疗，才能"治其所以然"，才有资格谈"治病必求于本"。

目前有很多学者强调"方证对应"，是在给后学者指出中医临床上手的捷径。如果想要登堂入室，离开对体质的思考，离开对疾病发生背景理论层面的解读，只能是缘木求鱼。黄煌教授的"方—症（证）—人"学说，不仅提到了"症（证）"，更提到了"人"，大家不可误读。黄煌教授所说的"人"，其实就是本文所讲的体质。

以银屑病为例来讲，着眼于症状的消除是不可能达到根治目的的。只有对于疾病发生的背景——体质有透彻的认识，把从体质的特异性和动态变化，到疾病、症状的发生之间的每个环节都给予合理的理论解读，才可能对银屑病的复发有清晰的认识，也才可能预防银屑病的复发，达到根治的目的。银屑病患者群体中，有的冬重夏轻，有的夏重冬轻。"症"是一样的，或者说从体征上不容易区别，但"人"（即体质）是不同的，甚至完全相反。临床上统计，冬重夏轻者属于寒湿体质者偏多，而夏重冬轻者属于湿热体质者偏多。

一贯堂医学的观点中，还有一点需要特别强调，即在强调“药物改善体质”的同时，更强调“着眼于消除造成人体不同体质类型的环境因素，如饮食卫生、生活方式等”。此即笔者重视的对于“非药物方法”（笔者提倡用“集训式”“夏令营式”的治疗模式，综合治疗顽固性疾病，主要目的在于发掘“非药物方法”在治疗中的巨大潜力）的关注。对于根治，生活方式、思维习惯、饮食习惯等的改变，是药物的作用所不可比拟的。药物使用再久，对于人体的影响也不可能超过食物和生活方式。药与“生活方式”应该是同源、同功，协同作用的，药更多的目标是消除疾病；而饮食、情绪、起居等着眼于体质的改变。只有改变了体质——疾病发生的背景，疾病才可能不再发生，得以根治。

银屑病与汗的关系，所要讨论的实际上就是疾病与体质的关系。如果只着眼于银屑病的症状，可采用的治疗方法有很多；但如果要想得到根治，要想达到“遍身微汗”状态（实际是一种体质状态）的恢复和保持，则被过滤掉的方法也会很多。笔者提倡的“立足长效求速效”就是此意。在长效和速效冲突的时候，应该以长效为重，用是否影响“长效”来过滤众多方法可得“速效”之法。

体质是个体较稳定的一种特性，改变不可能一蹴而就，需要持之以恒。从不容易患某病的体质变为容易患某病的体质，是不容易的，只不过这种转变在无意识之中；而从容易患某病的体质变为不容易患某病的体质，显得更难，因为这种转变是在医生指导下，有意识地进行。

《景岳全书·传忠录·藏象别论》曰：“其有以一人之禀而先后之不同者。如以素禀阳刚，而恃强无畏，纵嗜寒凉，及其久也，而阳气受伤，则阳变为阴矣；或以阴柔，而素耽辛热，久之则阴日乏涸，而阴变为阳矣。不惟饮食，情欲皆然。”以上这段文字，张景岳反复提到了“久”“久之”，说明这种转变的渐进性和长期性，这种改变没有患者长久的“持”是无法达到目标的。

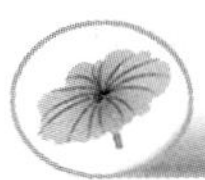

健康在于积累，疾病也在于积累

《易经》坤卦中有这样的表述：“积善之家，必有余庆；积不善之家，必有余殃。臣弑其君，子弑其父，非一朝一夕之故，其所由来者渐矣，由辨之不早辨也。”

读书至此，想起笔者原先写过的一句话：病来也渐非如山，冰冻三尺逐日寒。

“积”是重要的。良好习惯的逐渐累积，必有所成；而不良习惯的逐渐积累，必有所病。

“辨”是重要的。如果在习惯形成之初能辨别其正误，不良的习惯及时纠正，好习惯大力发扬，那么一定会有好的成果，而不会出现坏的后果。

“早辨”是重要的。但早晚需要活看，早晚是和别人比，更是和自己比。中国古语有“朝闻道夕死可也”，比起那些人，如果不到那一步，听到正确道理的人都算早。中国还有一句古话：“亡羊而补牢，未为迟也。”出现一些不好的苗头，或者一些不致命的疾病，都可以理解为“亡羊”，如果以此为契机，早辨，及时改变，那就是早；如果出现问题，急于消除症状，不思考为什么，只顾眼前，放任一个个改变的时机，那就是晚。

所有大的变故都是小的错误累积而成的，如果早辨，及时改变，防微杜渐，那么大的灾祸在“未病”之前就防好了，治于无形。但是更多的人，只有到了大的灾祸到来之时才会“病急乱投医”，去求“下医”，求“速效”，这样只能导致更大的灾祸。这些道理，有些人至死也不明白。

《内经》有言在先：“渴而穿井，斗而铸兵，不亦晚乎？”

对于与银屑病患者有血缘关系的家人，都应该来学习广汗法的理论体系和实践操作。对于已经患银屑病的人来说，笔者的治疗是在纠偏；对于未患过病的银屑病患者周围的“高危人群”，按照银屑病患者治病的生活习惯去生活，就是在防病；对于大多数的“健康人”，笔者倡导的“得正汗”的生活方式，是在帮助大家“积善”，让健康者更健康，让不够健康的人找回健康。

因为笔者所倡导的“得正汗”的生活方式，旨在健康，对于当今社会的大多数人都会有所帮助。我经常对患者说："这种生活方式，对病人来说是治病，对后代来说是防病，对于正常人来说是养生、保健。"

在与老年大学学员交流时，我问道："您小腿前面会出汗吗?"所有学员给出的答案都是否定的。这引起了笔者的重视，这群老人很多在经受更年期"多汗"的困扰，很多人经常足浴保健，但无一人胫前会出汗。其实，他们不属于"多汗"，都属于"不会出汗"，在笔者的理论体系中叫作"汗出不匀"。

对于"汗"的教育，应该引起大家的重视。对于健康来说，这远比大规模的体检经济有效，"遍身微汗"可以说就是健康的代名词。

我们应该早日懂得"遍身微汗"的重要性，做到早日辨、早日变、早日积。

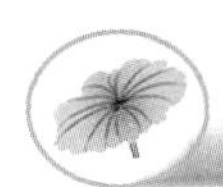

预防"整体失调"就是根治

1968 年，贝塔朗菲发表的《一般系统论》中讲到：系统是由许多相互关联又相互制约的各个分支部分组成的具有特定功能的有机整体，并且具有时间上的动态性，以及空间、时间、功能上的有序性。生命现象是有组织、相互关联的，并且是有序的，其目的是系统要走向最稳定的系统结构，这便引出了“自组织系统”理论。

俞梦孙院士和杨雪琴教授认为：从人体系统的自组织能力角度看，发生慢性非传染性疾病（这类疾病与生物、心理、社会、生活方式、环境有密切关系，包括各类癌症、代谢障碍综合征和银屑病等）的根本原因是整体失调，是人体系统自组织能力的弱化。整体失调是人类发生这类疾病的必要条件。在整体失调前提下，究竟会发生哪类疾病，则与自身的生活习惯、性格、体质、遗传基因等多种因素有关，这些仅仅是容易发生某类疾病的充分条件。

当前，这类疾病的研究热点多放在基因上，整体状态失调的研究没有得到应有的重视。事实上，大多数人或多或少地存在疾病相关基因。只要整体状态调节良好，即使存在疾病相关基因，疾病也不会发生。

控制论创始人N·维纳认为：“人是一个维持稳态的机构”，“人的生命在于稳态的维持之中”。健康体现在人体是整体稳态的维持，而在皮肤方面体现的是皮肤稳态的维持。皮肤的稳态有什么客观指征吗？有，那就是汗。着眼于汗，银屑病的治疗目的就成为恢复和保持健康地出汗，而不仅仅是被动地防病、治病。这样，治疗、预防、保健、养生成为一个整体，并行而不悖，医学会变得主动而积极，真正健康的医学目的才会得到回归。这样的治疗理念不仅适用于银屑病，同样适用于其他慢性非传染性疾病。

《银屑病患者必读》一书中写道：“银屑病的发病、诱发和加重与生物、心理、社会和环境多因素相关，是全身状态失衡的一种皮肤异常表现。”银屑病作为一种慢性非传染性疾病，符合疾病是“整体身心失调状态的局部体现”的论述，在发病前整体上存在“自组织能力的弱化”状态。有报道，银屑病患者存在自主神经调节功能低下和自身免疫调节功能紊乱；也有研究证明，银屑病患者常伴发代谢障碍综合征等慢性疾病。可见，银屑病患者存在整体身心状态失调的基础，其皮损仅是局部体现。所以，着眼于皮损的治疗不仅不能获得真正的健康，反而可能会损害患者长久的健康，有些极端情况下无异于“饮鸩止渴”。

调查显示，在银屑病患者中，有遗传家族病史者仅为10%～30%。北方患病率比南方高，冬季容易复发，居处潮湿、熬夜、酗酒、情绪波动、感冒误治等容易诱发银屑病，以上这些因素一起构成了银屑病发病的充分条件。而整体状态失调才是必要条件。需要特别强调的是，如果必要条件不具备，即使充分条件具备，也不会发生银屑病。对银屑病发病的这一认识很重要，这为银屑病可预防、可根治、可愈后不复发提供了理论基础。

这样，我们的治疗重点便应转移到必要条件上，即患者的整体状态上。基因和诱因都属于充分条件，若没有适合疾病发生的土壤，疾病也不会发生。

将这些复杂的理论通俗而清晰地讲给银屑病患者的切入

点，就是正常的汗出——遍身、微微有汗且均匀。只要思考，我们便可以找到“健康医学”针对每个特定疾病的客观指标。其实，“健康医学”与笔者从中医学角度出发一贯强调的“给邪出路”和“复正”（建立人体正常秩序）、“持正”思想相同，可见中西医理论在更高的层面上可以互通。

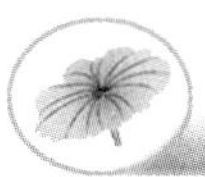

疾病是身体问题的外在反映

疾病是什么？
是引起机体不适的症状集合，
是身体内部有问题在体外的反映。

如果能认可身体内本来有一个“好大夫”的说法，
就可以把疾病和症状认为，
体内“好大夫”对于你身体问题处置时的表现。

如果尊重身体内的“好大夫”，
就不要随意地压制症状。

我们不能只是急着让症状消失，
而应该去努力正视身体的问题。

先有问题，

身体反应，

才有症状。

压制症状，

身体的问题就能得到解决吗？

而解决问题，

身体的症状却一定会消失。

尊重人体的反应能力，

尊重有问题时人体的反映，

尊重身体有问题症状的提醒。

医学本该学习身体内的“好大夫”，

看他为了人体最大最长远的利益作甚，

而不只是为了应急压制，粉饰太平，姑息养奸。

……

尊重皮损，

尊重发热，

尊重瘙痒……

不要在不明底里的时候痛恨诅咒他，

学会看懂身体的语言和密码，

以尊重和顺应为主，

生命最大，
长远最佳，
绿色自然最不怕。

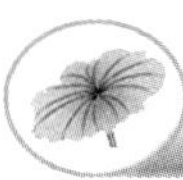

“发热诱导疗法”与银屑病根治

发热，一直被医学当作一个症状来治疗。

在传染病大范围流行的时候，发热同样起着反映人体内部问题的作用，但是反应往往过于激烈，会对人体产生一些急性的、不容易逆转的伤害。

防治传染病，要警惕发热（指过度发热），这样的惯性，让医学到了非传染病主导的时代，对于发热仍然保持着过分的警惕。

目前，更多的疾病是不容易发热的。

目前，更多的人群是不会发热的。

目前，有太多的人还惧怕发热。

医学的作用在纠偏。

医生的作用在随时权衡利弊。

当发热不足的时候，医学应该纠什么偏？

当适度发热利大于弊的时候，医生应该做什么？

适度发热是一种恢复和保持健康的能力，现代人有这种能力的人已经不多了，我们希望能帮助大家找回这种能力，于是有了“发热诱导疗法”。会适度发热，说明身体变壮了，会自己调节了，再交给患者一些正确的理念，就容易根治了。

下面列举一些实例来说明适度发热的益处，希望可以帮助大家独立思考，转变思路，更好地走向健康（保持健康，根治自然不在话下）。

一、享受发热，无为而治

“如何对待发热？”若问中医，回答多是解表散热、攻里泄热、甘温除热、滋阴降热等；若问西医，回答多是消炎、退热。医生多把发热当作“病”来对待，无论中医、西医，一见发热就想抑制它、消除它（甚至可以说是掩盖它），几乎成为一种思维定式。

这样对待发热是否正确呢？

首先，我们需要思考：人为什么会发热？进而可以尝试，在安全的前提下如果不去退热又会怎么样？改变对症治疗的思维惯性，从“以人为本、长治久安”来看，“放任”身体热一段时间，对机体长远的健康更好，还是一定不好呢？

下面介绍一些临床的事实和理论的探讨，希望给患者及临床医生一些借鉴。

患者宋某某，男，36 岁，银屑病病史 16 年。诊治之初，笔者通过其病程缓慢、病变局限、皮损肥厚，判断其为阴证。给予适当治疗后，精神渐好，出汗渐匀，头部、小腿部皮损消失，只剩面部难以攻克，常诉面部皮损僵硬不适，整体辨证为热郁阳明，处以大剂白虎汤为主收效不显，凭药力难于散结，如果可以通过正气的调整，有诱因激发发热则会帮助治疗。2013 年 9 月 30 日复诊：患者诉有 3 天连续发烧，体温 38℃，因知笔者关于发热的道理，故未用消炎、退热药物，3 天后自行热退，自觉与之前相比明显精力充沛，出汗变得容易而均匀，吃饭时胫前也可以出汗。最让患者欣喜的是，烧退后，面部僵硬感消失，自觉柔软灵活了，之后的治疗也由于这次发热而变得顺利很多。

患者何某，男，26 岁，银屑病病史 7 年。高中时得了支原体肺炎，高烧不退，咳嗽严重，后来去医院诊治，经过一个多星期的打针、输液，终于“好”（症状减轻或者消失）了，可真正的烦恼却来了，身上开始出现红色的小斑点，后来越长越大，慢慢表皮上附着了银白色的皮屑，后确诊为银屑病。7 年来四处就医，皮疹顽固难愈，几乎丧失了治愈的信心。求治于笔者后，精神、出汗、皮损都在好转，只有小腿几处顽痰死结变化甚微。2013 年 11 月 19 日复诊：患者诉出现发热，扁桃体化脓，均未用药，后发烧自行消退，扁桃体自愈，皮损也大为改观。之后，患者用文字来回顾这次发烧的经历：“张大夫说要是有发烧和感冒的情况，只要不危及生命就不用管，让它烧下去，自己慢慢退掉……真的开始发烧了，下午就感觉不舒服，到了晚上量体温38.3℃，我想起了张大夫的话，让它烧下去，我就没有管，没有喝任何的退烧药，一直喝水，就这样熬过了第一晚。第二天早上量体温39.2℃，体温升高了，身上特别难受，腰疼，腿疼，但也在被子里一直躺着，出了一身又一身汗，自己都不记得怎么过的那一天，晕晕乎乎的，只记得出了好多汗，被子、褥子都是潮潮的。第三天，体温依旧不降，还是39℃左右……换了一套床单被罩，又熬过了一天。第四天，体温终于缓缓降了下来，精神也好多了，可是扁桃体又开始疼了，心想：'糟糕，不会是扁桃体发炎了吧。'果不其然，第二天扁桃体化脓了，但是没有发烧，还是多喝水，谨记张大夫的话，不吃药。就这样折腾了一个星期，烧退了，嗓子不疼了，我发现身上许多地方小的癣没有了，稍大一点的也退下去了，依稀能看见些红色的印记。那时候，心里真的太高兴了。"

笔者在临床中遇到患者发热，并不急着去退热，而是首先判断发热对于其身体造成的危险及我们可以接受的程度，接着评估发热对患者机体产生的长远影响，最后才决定是退热还是助热。按中医分析，病机属阴者，发热多可以帮助疾病由阴转阳。这时，笔者多会说明利害，让患者明白在保证安全的情况下应"享受"发热的好处。经过发热的自愈过程缩短治疗进程的例子太多了，近来有70岁银屑病患者赵某，55年病史，皮损泛发、肥厚，初诊时皮疹肥厚裂口，行动不便，夏季住院时坚持发热20余日，治疗不足4月便精神、出汗、皮损都大为改观，患者自认为“已经痊愈”，如此之快速，出乎笔者的意料。

与借“发热”进入治疗“快车道”的患者不同的是，还有越来越多的患者和医者由于不懂“发热”对人体的好处，盲目地掩盖发热、打击发热，从而让身体变坏，小病变大病。如安某，男，21岁，2013年9月26日初诊，病史一个半月。诊断完毕，问其最近有无发烧情况，患者自诉今年农历七月初二发烧，烧至39℃，医生处以安乃近退热。10天后，身上开始起疹，医院诊断为银屑病。

在安全的前提下发热，顶多算是“短痛”。与此相对，发热处置不当带来如银屑病之类的复杂疾病，便是心理、身体双重的“长痛”。“短痛”处置合理可以预防“长痛”，治疗“长痛”。而太多急功近利、“对症治疗”的医生看不到这一点。

发热是阳气与外邪相争的结果。初感外邪，能烧起来，整体阳气振奋就能把邪气赶走，迅速治愈疾病。久病之后能烧起来，说明阳气的功能在恢复，疾病有速愈之机。小病不怕烧，只要安全，烧就是在治病；对于顽固难治的病，怕的是烧不起来，而不是怕发烧。在接治了很多银屑病患者后（有很多患者是经过偶然“发热”而获得很好的临床效果，有很多患者是由于外感病发烧被误治而得银屑病），笔者越来越坚信正视“发热”的益处很重要，希望让更多的医生和患者认识到这一点。意识到这一点，就不会盲目地用消炎药或者寒凉中药去退热，而是尊重身体的“自卫反击”，进一步讲，可以在关键时刻助人体正气一臂之力。

笔者将当今多数银屑病患者的核心病机归为表闭热郁，无论皮损是“冰”（寒湿积聚），还是“胶”（湿热胶着），临床患者常常感觉身体整体暖不起来，或者是上面容易上火而下焦寒湿重。这一类病人（有的是天生体质偏寒，有的则是多年用药以及生活习惯不良损伤了阳气）有一个共同的特点，就是不容易发烧，甚至连低烧的机会都很少。

对于表闭热郁的银屑病患者来说，阳气不足，或者阳气不用，都存在阳气郁而难伸的情况，发热是人体郁闭的阳气被激发，同时会激发更多的阳气加入“战斗”，是难治病的“欲解时”。这个时候，只要没有生命危险，最好的治疗就是帮助人体的阳气“一鼓作气，攻克顽疾”。作为医者，如果没有十足的把握采取最恰当的治疗方法帮助患者时，我们不如做好“粮草接应，观敌瞭阵”。这个时候，无为而治也许就是最好的治疗。“无为”并不是不作为，而是不妄为，静观人体的自愈进程，伺机而动——这是属于“道”层面的治疗，非只懂“术”、只知方证对应的医者可比。

有了这样的思维认识，才能在保证患者安全的情况下，从容不迫地对待发热，“坐享其成”，让很多难治性银屑病患者的治疗以发热为拐点出现阶段性转折。如果医生治病只是为病人消除了症状而不考虑病人的整体，甚至以牺牲长远的健康作为代价，消除症状，貌似是在治病，实质是在害人。医学要寻求真正的治愈，必须要“以人为本，整体兼顾”，实现人体的长治久安。

希波克拉底曾经说过：“自然是疾病的医生。自然能自己发现治疗途径和方法。”老子更是有“无为而治”的高见。笔者认为，一位高明的大夫并不应时时想着如何“干预”人体，而应该学会更多地向人体的自愈能力学习，顺应自然之道，无为而治。“发热”作为人体自愈过程的外在反映，是应该抑制，应该掩盖，还是应该顺应、帮助呢？这个问题应该不难回答。总体战略上应该顺应，而战术上则需要三因制宜。

哲学可以给医学指明方向，如果方向错了，跑得再快又有什么用呢？

对于发热，可以“享受”者应该有十之七八，不去打击患者的自愈能力，对于医生来讲是“无为而治，坐享其成”的好事，何乐而不为呢？至于发热的痛苦，如果比起错误地压制发热带来的其他疾病来讲，又算得了什么呢？重在观念的转变，如果真能明白“短痛”和“长痛”的道理，我们便可以“痛并快乐着”，享受发热。

二、珍惜发热

从《伤寒论》原理的探析中，我们可以得出“三阳易治三阴难”的结论。三阳三阴如何分辨呢？《伤寒论》第7条“病有发热恶寒者，发于阳也；无热恶寒者，发于阴也”给出了答案。由此，我们可以得出一些初步的结论：“发热……者”要比“无热……者”容易治。

《黄帝内经·素问·热论篇》中也表达了类似的思想：“今夫热病者，皆伤寒之类也……人之伤于寒也，则为病热，热虽甚不死。”

既然这样，我们就应该不惧怕“发热”，而应该警惕“无热”。

如果一个基层医生将“发热……者”治成“无热……者”，我们首先不应该随意地鼓励。进而，我们还可以怀疑，他治错了。

治疗从根本上来讲应该是让病人越治越不容易得病，越治病越少，快速地解除症状是不应该受到鼓励的，除非有其他更严重的后患或者生命危险。

发热，从本质上来说是人体正邪交锋的外在表现。如果正气不足的话，是很难发热的，或者说是很难发高热的。而没有邪气，人体也是不会发动正气抗邪表现为发热的。如果人体在发动正气发热抗邪，希望把邪气清除，而医生用了针对“发热”的对症治疗，实质上是在打击正气抗邪的攻势。热退了，从表面上看是“病好了”，实际上是正气受伤了。一种后果是正气再也无力组织攻势——外在表现是发热，这下以“发热”为治疗目的的医学该欢庆胜利了，而其实质是正气的衰弱；另一种后果是正气在短暂的受挫后，稍作休整，继续组织抗邪的攻势——发热，那么以压制症状为治疗目的的医学便会认为其是“反复发热，难治之病”，而其实质是正气虽然受挫，却还能组织起新的攻势，恰恰说明了身体较好。

笔者数年前治疗一例酒糟鼻患者，42 岁男性，治疗效果满意，令患者对中医产生了浓厚的兴趣，希望笔者为之治疗反复发热。具体情况为：半个月到一个月便发烧一次，全身乏力，非静脉用较大剂量抗生素一周左右无法解决，已持续数年，深以为苦。笔者首先为他解读了“发热”这个症状作为抗邪的反应对于人体健康的积极意义，接着嘱咐其再发热时马上找笔者诊治。患者半信半疑，等到又一轮发热之初，找到笔者，笔者为之开了疏散邪气的方子，然后嘱咐患者，不到万不得已，不要输液，方子也可以备用而先不吃。患者数日后复诊，说未用药，发热至 42℃，持续 1 ~ 2 日，后热自退，嘱继续观察，看热是否会反复。之后，患者持续随访，未再高热，于是摆脱了不断输抗生素之苦。

分析以上病例，患者正气抗邪的能力是顽强的，被不断地打击，还在“屡败屡战”，但是医生和患者多不能正确地识别“发热”的价值。当最后在保证安全、精神好的前提下允许正气“发热”驱邪外出的时候，正气把“发热”的能力发挥到极致，逐渐“热”到42℃，把该驱散的邪气都散出去了。因为“邪”导致的不通都在持续的“热”的状态中变通了，不必再正邪交争，于是反复发作的“发热”，输液的恶性循环也就结束了。

然而，促使笔者把对于“发热”的思考写下来的是一个患者的遭遇。患者女，31 岁，银屑病皮损以头顶为主，经过一段时间的药物治疗和自我生活习惯的调整，全身皮损已渐渐退去，出汗、精神也都很好。在自我判断很好，自行停药2 个多月的时候（在治疗效果很好的时候，即使停药，也应该定期去找医生，让医生不断地对自身的生活习惯调整给予指导），突然与笔者联系，说不久前“发热”到39℃，然后去输液（用消炎药），感冒“减轻”，接下来头顶又出现皮损，躯干、四肢也出现很多小红点……甚为惋惜。笔者反复强调慎用凉性的和凉的东西，其中重点强调了要慎用消炎药；同时，笔者也反复强调过不是感冒引起银屑病的复发和加重，而是感冒误治容易诱发和加重银屑病。笔者还说过，“发热”功能的恢复实际是身体抗邪能力恢复的一个好现象，可以把在表之邪“热”通了，对于银屑病有治疗作用。

前车之鉴，希望其他患者不要重蹈覆辙！

适度地“发热”，对于汗的正常和在表之邪的祛除都是有利的，对于保持健康是有益的，千万不可误治、压制。只要以安全（一般成人发热不超过39.5℃，3 岁以上小儿没有抽搐史者在 38.5℃以下）为前提，退热和消炎的药物要尽可能不用。

三、感激发热

听到发热，大家总觉得是个病，是病就需要治疗，为何还要感激呢?

实际上，发热是症状，而不是病。发热在很多时候是因为身体健康出了问题，人体本能地要治疗和纠正身体的健康问题，因为治疗和纠正需要调动人体的正气，其表现于外就是发热。

很多症状对于人体恢复健康是有积极意义的，最典型的症状如吸入异物后的喷嚏和肺部有痰时的咳嗽。咳嗽和喷嚏是症状，但是在适度的时候，不能去压制，而应该鼓励，帮助这个“给邪出路”的过程进行得更顺畅。身体内有垃圾，应该排除，排除的时候会出现症状，这种症状首先应该得到尊重，不应该不分青红皂白地盲目压制，而且在很多时候需要鼓励和帮助（只有在自发排邪的行动只是消耗正气而没有排邪意义的时候，才给予适当的控制。如剧烈咳嗽、支气管痉挛、痰黏无法排出时，咳嗽就属于无效“劳动”，应该加以适当控制）。

那么，发热到底对人体有多大的意义，请看下面这个病例。

彭某，男，13岁。平素易感冒，嗓子容易不适，胸闷（中医分析：他容易有郁火，郁火阻滞气机，易内热招外寒），银屑病病因为宿舍潮湿。2012年9月，经多省辗转治疗无效后找到我，皮损局限于头部和阴囊，干燥、肥厚，典型的阴证皮损。判断为寒湿阻滞、内有郁热，按照笔者的经验，治疗会很困难，勉为开方，投石问路。内服方：茵陈30克，栀子15克，生大黄10克，生甘草10克，僵蚕9克，蝉衣6克，黄连6克，瓜蒌24克，姜半夏15克，干姜6克，葛根30克，生麻黄3克，4剂。药后，胸闷减，大便次数多，胃部明显比在其他地方吃药时舒服，但皮损与汗无明显变化。患者家在外省，调方不便，如此加减治疗近3个月，治疗无进展，颇感棘手，接下来意外的发热为治疗带来了巨大的转机。以下为患者自己整理的发热过程。

周二晚上，坐火车回家转车的时候大雨淋湿。

周三上午，感觉头疼头闷。中午饭后，头疼头晕加重。下午两点半左右，头顶和脸部开始发热，20分钟后腿部开始发热发烫，逐步转化为全身发热发烫，10分钟后量体温38.5℃，全身出现乏力，至晚上体温仍保持在38.5℃，询问医生后未吃草药，未吃退烧药。医生说在安全的前提下观察，让请假在家休息观察。

周四早上，测体温 40.2℃，头疼头晕加重，全身没有力气，微汗。询问医生说可以补液，但不用抗生素。于是，出去找补液而不用抗生素的大夫，没有找到。至上午 11 点后，自己感觉体温下降，测体温未减。头疼头晕感觉减轻，吃了一碗小米红豆花生粥。中午 12 点半左右，起床活动，出现反胃呕吐。下午 2 点，体温为 39.5℃，头疼减轻。晚上 6 点左右，体温下降到 37.5℃。晚上 7 点，反胃、头疼、头晕全部消失，头皮出现通顺感觉，不紧绷了，精神状态良好。晚上 8 点，吃了一碗疙瘩汤，睡觉前体温仍是 37.5℃。

周五早上，体温降为 36.5℃，头皮感到特别轻松。

经历偶然的发热，在没有药物的干扰下，人体自主地完成整个发热到热自行消退的过程之后，患者的治疗进入坦途。皮损很快大部分消失，出汗变匀，健康状况良好。

发热带给了他如此好的效果。医生在这里做的，只是帮助患者认识到适度发热的好处，没有去迫害人体正气的自愈反应而已。从中医核心理论来讲，患者本属阴证银屑病，而发热属阳性过程。阴证银屑病借助发热的过程，达到郁开热散湿化的结果，于是机体发生了质的变化。

感激人体与生俱来的自愈能力吧，医生能做的是帮助和顺应人体的自愈趋势。作为医生，一定要明白“疾病从本质上是自愈的，治疗只是为自愈扫清障碍和创造条件”。只有这样，我们才能成为一个“以人为本”称职的医生。

感激发热！发热是人体自愈能力的一种反映，压制发热，在一定程度上就是压制人体的生机和活力。当然，感激发热，顺应发热，甚至创造发热，一定要在保证患者生命安全的前提下。

四、正视发热

如果某一天，当大家都能认同发热不是“病”，那么医学可能就会改写。

什么是病呢？病是人体有问题的外在反应。

如果身体有问题，却不能反映，是好事，还是坏事？

医学只是要解决有问题时人体的过激反应，如果医生缺乏认识的高度，会导致适度或者连适度都不够的反应被归入要“解决”的行列。这就好比吃东西太快会噎着，我们反对的应该是吃东西太快，如果认识不够到位，我们会把正常速度的吃饭，甚至连吃饭也一并反对了，这便是“因噎废食”。

目前发热正处于这种“人人喊打”的境地。患者一发热就害怕，医生能迅速制止发热就是成功，这个已经偏离了中医之“中”与适度的核心。笔者有幸发现了适度发热对于人体长久健康的益处，并且在笔者的患者群中形成了“不怕发烧，就怕烧不起来”的风气，并且患者们一次次发烧的确带来了好的结果。对于这样好的治疗规律，公之于众，供同道参考（医学的本质是纠偏，医疗过程的实质是权衡利弊，其核心和评判标准在于“中”以及人体的长远健康。在对高烧的坏处认识不够的时候，医学应该主要纠“过”之偏；而在对高烧的益处认识不够的时候，医学应该主要纠“不及”之偏。“过”与“不及”都是病，纠偏勿过要在“中”）。

以下笔者列举的一些实例，很多都是患者的自述，希望同道从中受到启发，重新认识发热。

实例一：

曹某，男，26岁，安徽人，从上海来诊，病史5年。2014年7月17日初诊，银屑病皮损大块肥厚，进展缓慢，判断为阴证，治以大剂桂枝茯苓丸、吴茱萸汤、四神煎、四逆汤、暖肝煎、真武汤等调整。某次门诊后出现高烧，患者自述：8月8日（星期五）回到家中，因为下雨身上有少许地方淋湿。晚上9点开始吃药，每隔20分钟吃一包，10点多吃完。歇息几分钟，温酒服下（约一两），盖被睡下。自觉身上热，夜里身上大热，处于迷迷糊糊状态。身上、头上全是汗，身上燥热难忍，很想有块冰抱在怀里。身上、头上痒，用手抠头上的皮损，很软，很好抠。第二天，起床觉得头晕没有太在意，叠被时忽觉得身体很轻松。上班至9：30，觉得头晕加重并伴有清鼻涕流下，忽然意识到可能是发烧。想起医生有“发烧为佳兆”的理论，赶紧用温度计测体温，38.7℃。中午胃口不好，只吃少许。在办公室睡觉，从12：30睡至3：30（未开空调），醒来后觉得头痛头晕加重，腿软，流清鼻涕，不想动，心慌难受，测得体温39.7℃。连续几天不怎么想吃饭。晚上回到家倒头便睡，直到第二天中午1：30起床。其间，全身在被子里全是汗，感觉很轻松，尤其是头部，这天测得体温分别是38.5℃、37.9℃、38.3℃。第三天，体温一直维持在38℃左右。第四天，体温下降至37.5℃以下，恢复正常体温。第五天，体温再也没有超过37℃。此后，皮损增多（笔者注：实际是泛发而薄的意思，此文是患者在还没有完全明白治疗机理时写的，相关机理请看广汗法治疗银屑病的相关章节），但没有紧巴巴的感觉，若不看皮损单凭感觉与正常人无异。

到2014年9月16日，患者皮损很薄，有很多大块中间完全变平，出汗明显变好。阴证皮损治疗2个月，吃药36剂。如果没有高烧，很难达到如此佳效。

（很多患者戏问：我们也去淋一场雨如何？也能发烧吗？笔者答：发烧与否，要看身体的反应能力。如果身体内已经“筹备”好，很多不期而遇的诱因都会激发身体的反应导致高热。如果没有“筹备”好，去做一些无益的尝试，无异于兵练了一半就上战场去送死，这对以后组成有效的作战部队是一种损失。）

实例二：

朱某某，男，11岁，太原人。2014年2月18日初诊，在西医院确诊为黑棘皮病，无好的治疗方法，经人介绍求诊。两年前，出现颈部、腋下色黑粗糙，眼眶下、口周色黑，食欲好，形体不断肥胖，阴茎发育不良短小。与家长讨论其病因时，家长说小孩小时候身体不错（笔者按：这个“不错”需要思考，是真不错还是假不错?），皮肤白嫩，后来喜欢吃雪糕，吃上也没有什么反应，不会发烧咳嗽，以为孩子身体好。（笔者注：没有反应就是身体好吗？还是恰恰说明身体不好呢？一定要明确身体内有不好的东西，没有能力表现是好还是不好。）加上不懂得阳气对于小儿生长发育的重要性，于是批了大量的雪糕让其服用，两年后，恶果出来了——黑棘皮病，发育迟缓，肥胖。多诊合参，考虑为少阴阳虚，阳明瘀热，治以白虎汤合真武汤、小青龙汤、五苓散、平胃散、二仙汤等调整。到2014年6月16日，开始两年来第一次发烧，最高烧到39.2℃，没有用药（笔者诊治的患者基本取得共识，在安全的前提下，发烧是身体的自愈能力在觉醒，对于治疗和身体恢复健康都很有好处，于是不再怕发热，都在盼发烧。烧起来都是通过休息喝水等自愈，而多数患者还是烧不起来），色素沉着明显好转，体重减轻5斤，阴茎发育明显变好（以上内容根据患者自述改编）。

从中可以看出，发热起到了加速治疗的作用。更准确地说是笔者对于发烧的正确认识，给了患者提升自身反应能力的机会。

笔者制订的治疗方案，给予了人体反应能力足够的尊重，不仅没有压制人体的正气，反而有“创造发热”的潜在作用。

实例三：

赵某某，男，70 岁，太原人。银屑病病史 55 年，全身大片弥漫红斑，几经治疗无长效。2013 年 6 月 20 日初诊，治以温酒配合血府逐瘀汤、四妙散、四神煎等方口服，注射脉络宁。从 2013 年 7 月 25 日开始发烧，发烧 38℃，持续一个月左右，之后治疗进入坦途。治疗之初，笔者对患者讲他这种情况的治疗以年为疗程，然而持续的发热（还有发烧后身体的大范围瘙痒）帮了大忙，到 2013 年 12 月，已经只有脚踝部还无法出汗，其余均褪去。精神、出汗、皮损三方面都取得了极佳的效果。

以下是 2013 年 12 月 24 日患者自己的笔述。

在 1958 年“大炼钢铁”的年代里，我 15 岁，吃在东山，住在东山，长时间见不到太阳。加上房间潮湿，患上银屑病。一开始病不重，只是头部有一片。那时，无钱看病，待到 20 岁，分配工作后，享受公费医疗才开始治疗。从 1958 年至 2013 年这 50 年中，每次医疗总要留几点，医生称这就是算看好了。到第二年，第三年又严重了，这样反复发作了 55 年。2013 年 6 月 20 日，我慕张英栋大夫之名而来，决定吃中药治疗：不忌发物，开始吃鱼、虾、韭菜、羊肉，忌食生冷，适量饮酒，多晒太阳，多穿衣，饮热酒。

大约有一个月，开始发烧，体温在37.5℃～38.5℃之间，这样的低烧整整持续20天。胸前、背后、肚子、臀部、腰部、四肢内外侧、手臂、脚面，就连耳朵内、指甲上都出现新疹（笔者注：应该是新的小疹子，是冰由厚变薄、由聚变散的好现象，是人体反应能力变好的表现）。后来，银屑就慢慢少了，变成了锯木般的屑。渐渐地，烧退了，疼痛也就相应减轻了。5个月后，皮肤基本恢复正常，精神状态基本良好。至今，还服张英栋大夫的中药，巩固成效，为的是彻底治好银屑病，防止复发。

实例四：

张某某，女，7岁，北京人。银屑病病史一年，平素很少发烧，疾病发展缓慢，皮损斑块厚而不太红。2014年7月17日初诊，治以四神煎、小青龙汤、四甲散等方加减。初始，患儿家属一直对于综合疗法认识不够，经批评后加强关注。2014年9月15日，患儿开始发烧，两天一宿，由此，患儿的病情发生了天翻地覆的变化，出汗明显变匀，皮损迅速变薄。

以下是患儿家属发表在“好大夫在线”网的“看病经验”。

我家孩子今年7岁，女孩，开始发病是2013年9月份，开学之后发烧感冒了，治疗后不久额头出现三个扁平的疙瘩，开始没在意，后来身上也有了，才去医院看，当时就说是牛皮癣。我紧张害怕，开始胡乱给孩子用药，越治越严重……在张大夫这看病已经两个月了，从开始的乱治到找到张大夫，我们经历了不到一年时间，孩子没少受罪，我也是以泪洗面，但是到太原之后治疗了一个月就开始好转，因为我们孩子算比较严重的，全身都有。治到一个半月的时候，开始发烧了，什么药也没用，就是多喝水，扛过去之后，发现身上皮损突然间变得很薄很薄了，我们惊喜万分。这要归功于张大夫，是他帮助我们、指导我们与病魔抗争，接下来我们还会继续努力，坚持锻炼，我相信健康会马上找上门来的！

已经有太多的患者验证适度发热的卓越效果，特别是小孩——有的长高了，有的变壮了；而很多老人也借“正视发热”的益处，找回了健康的晚年。可以说，适度发热是人体找回健康的捷径，接受适度发热，必须从“正视发热”开始。

五、创造发热

人体内自有“好医生”，于是，我们在没有足够的把握判断身体外的医生比身体内的“医生”好时，最好不要乱处置，这就是中医古谚“有病不治常得中医”的真谛。有问题时，人体内的“好大夫”多数会以发烧的处置方法来治疗，而人体外的医生会去压制，这不是和人体的自愈能力唱反调吗？更严重一点说：是在戕害身体的自愈能力。

医学哲学课上讲：疾病终究是自愈的，医生的治疗只是为人体自愈创造条件和扫清障碍，但愿医生和医学能时时记住这句话，正视发热只是第一步。

我们倡导正视发热、珍惜发热、感激发热、享受发热，医学应该为适度发热创造一些条件，简称“创造发热”，也就是我们说的“发热诱导疗法”。

发热只能是诱导，但是不能制造。有一些人淋雨后会发烧，而另一些人淋雨后只会怕冷，不会发烧。这是因为前者身体已经做好阳气储备，有诱因激发，就会发热。而后者没有阳气的准备，有诱因，只能是对于阳气的破坏，而不可能激发身体的攻势，这也就是不能主动地创造诱因的原因。

有了正气的储备，诱因总会有的。没有必要去关注诱因，那些都是可遇而不可求的，我们能够左右的，也就是有意义的事情是，储蓄正气，积累发热的能力。

做好该做的，静静等待诱因的来临，这就是所谓的“发热诱导疗法”，也可以称之为创造发热。

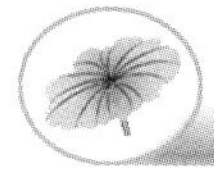

瘙痒与人体的反应能力

曾有患者提出这样一个很有代表性的问题：“痒是由什么原因引起的，是有热、有风，还是燥呢？痒和红一起出现意味着什么？其背后的病理机制是什么？在疾病治疗过程中，出现皮损发红、发痒，是向愈呢，还是治不对症呢？”回答这个问题之前，先和大家说一个真实的案例。

一位女性患者，病史十多年，刚开始找了几个惯用清热凉血方法的老医生看，治疗后最明显的反应就是胃难受，身上冷，对于皮损有效，但是自觉身体不断变差，经常疲劳，很容易感冒，但是不会发烧。后来，患者慢慢觉得这种治疗思路不对，就换了个专家。这个医生改用温热法，吃了两年中药，身体整体在变好，但是皮损变化很小，大块的皮损都死死地趴在皮肤上不见动静。

患者后来找到我，用广汗法来调整，以“正常出汗”为目标，用了很多温热的方，如真武汤、桂枝茯苓丸、吴茱萸汤等，一些温通的药物用到较大的量，如吴茱萸用到70克以上，桂枝用到90克以上。有同道问：“病人能承受吗？”我认为，中医讲“有病则病挡之”，身体受药邪之偏已久，不用大量，难以纠偏，张锡纯讲过“药以胜病为能”。

经过一段时间的治疗，患者整体和皮损都在变好，但是皮损变化不大。患者舌质胖大而暗，皮损也在不断变红、变小，但是变化很慢。这其实是身体在蓄积能量，等待量变到质变的那个转折点。次年冬天，患者出现剧痒一个月左右（平素几乎不痒），痒到影响睡眠。这个过程中，患者整体状态很好，舌质变得红润，齿痕在明显减轻，这是个由“痒”领衔的“由阴转阳”的过程。《内经》讲：“谨熟阴阳，勿与众谋”，“察色按脉，先别阴阳”。在整体状态变好的同时，出现痒一定是变阳的好现象。痒是气血半通不通、欲通未通的中间状态。等到都长好了，都通了，就不痒了。

上诉病例中，作为医生是不应该阻止这个痒的过程的。痒结束后，患者身上大块皮损消退三分之二以上。后来，患者经常说的一句话是：“我什么时候能再痒一段呢?”痒的时候很难受，但痒之后的效果（身体整体状态和皮损两方面的效果）太明显了。因此，她期待着“痒并快乐着”的过程能早日再来，以扫除残余。

看了这个案例，大家可能会认为：听你这么讲，那皮损发痒一定是好的，其实不全是这样。下面再来看另外一个案例。

一位女性患者，银屑病病史6~7年，身上都是大块的皮损，说从起病开始，瘙痒就在不断加重，并且伴发着瘙痒的是，皮损在不断地增厚、变大。通过综合判断，我们认为，这对于人体整体和皮肤都是不利的，于是制订了养血润燥、温通散结、疏风止痒的大法。患者后来反馈，痒慢慢减轻，皮损也在慢慢变薄、变散。

从以上正反两个案例可知，对于皮损发痒不能简单地判断是好是坏，还要根据身体的整体状态和皮损变化来判断。

痒是人体反应能力的体现。

痒是介于通和不通之间的中间状态。

痒可能“是向愈”，也可能是“治不对症”而加重的表现。

出现痒的时候，我们需要综合而动态地判断它，主要是看精神等整体情况如何，以及皮损是在变薄变散，还是变厚变聚。如果患者曾处于完全不通的状态，那么皮损发痒是进了一步，可以判断是阳，是往向愈的方向走。但如果患者是从完全通达的不痛不痒状态，发展变化为皮损发痒，则不可误认为是阳，不可误认为是疾病向好的表现。

出现痒的时候，我们首先不能盲目地认为是变好，更不能盲目地认识是变坏。没有问题的时候不会痒，而有问题但人体反应能力很弱时也不会痒。具体问题要具体对待，如果就要从皮损上来看轻重的话，通过痒与不痒是无法判断的。皮损的“厚薄”和“聚散”才有意义，简言之，我们只需要关注“皮损薄不薄”。

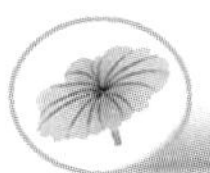

“海南疗法”不能根治的原因分析

海南的阳光和气候早已收入我们的眼底，特别是“裸晒”已不足为奇。那么，为什么在海南会让银屑病减轻，而一离开海南就又加重，以至于很多人“年年来，年年来了不能回”？这里，笔者通过两篇文章来对我们如何利用“海南”而不依赖“海南”作一理性分析。

从“三亚裸晒”谈银屑病治疗

“三亚裸晒”经过媒体的持续报道，将银屑病推进了大众的视野。

媒体的报道中有这样大致相同的描述：“银屑病是皮肤病中的一种，该病病因不明，无从根治只能缓解，医学上认为，适当日晒能缓解该病恶化以及给患者带来的痛苦。这些银屑病患者如此描述他们的症状：干燥后皮肤会撕裂流血，隐私部位长时间不晒，寸步难行。”

“三亚裸晒”是以道德问题获得媒体关注的，但实际上，“裸晒”问题的实质不是道德问题，而是认识和方法问题，靠道德教化和行政强制是不容易妥善解决的。

“三亚裸晒”问题的实质是对“医学”的误解，以及治疗方法引导的缺失。

首先，“医学”这个名词不是西医学的专利，中医学认为银屑病病因明确、病机清晰、治疗方法系统，可以根治。西医学认为的无从根治给患者带来的是绝望和无助，从自然疗法的角度来讲，是信念的缺失。银屑病作为一种典型的心身疾病，信念的缺失对于治疗的影响是巨大的。而中医学客观地提出本病的病因为出汗偏离正常，而恢复正常出汗、保持正常出汗就是治愈和根治的机理，这些都为患者提供了可靠的信念。

其次，“适当日晒能缓解该病恶化以及给患者带来的痛苦”，这句话本身就包含了银屑病治疗的科学道理。医学的根本目的应该是让人少痛苦、更健康地生活。如果现有的“医学”不能很好地解释已经有效、并且安全的“晒”的方法的科学性，就应该反思现行“医学”的不足。笔者从自然医学和中医学的角度分析，“三亚裸晒”对于银屑病治疗的科学性要点有三方面：一是精神上的放松；二是帮助身体变通适合的温度；三是改善干燥适合的湿度。这些正好暗合了笔者提出的“广汗法”和“温润自然疗法”治疗的核心精神。

还有，“干燥后皮肤会撕裂流血，隐私部位长时间不晒，寸步难行”，这种说法是不符合实际情况的。笔者诊治过大量银屑病患者，其中隐私部位患病的也不少，实际病情远没有描述得那么恐怖。如果干燥导致撕裂，最直接的方法是抹油（笔者从安全有效的角度出发，推荐患者外涂可食用的橄榄油，一天可以用到10~20次，涂油以不干燥为度），而不是日晒。越晒越干是常识。

综上所述，阳光、沙滩带来的身心“温润”对于银屑病康复是有利的，而“裸晒”则完全没有必要。中医学关于日晒的建议是：“晒足不晒头，晒背不晒腹”，这些都是科学的建议。如果患者明白这些，对于治疗有了信心，则“裸晒”就可以不禁自止了。

为了让银屑病患者更直观地认识这个病的治疗实质，

下面附一个实例加以说明。患者女，31 岁，常住美国。2013 年 11 月 10 日左右，感冒后吃了退热和消炎药，感冒症状减轻，但很快出现了全身泛发的银屑病皮损，用了一些常规治疗银屑病的方法无效。后来，出差去了墨西哥一周，皮损迅速消退。但是，回到美国后，消退的皮损又长了回来。患者查阅了很多资料，后通过“好大夫在线”网联系到笔者，我对她的建议是：可以再去墨西哥，但不是根本的解决方案，根本的解决措施是在体内建一个不会离开的“墨西哥”。患者很有悟性，学习笔者的“温润自然疗法”，努力做到放松心情，以尽量多的时间保持全身暖暖的、潮潮的，3 周后皮损消退，身体各方面（特别是出汗）都比原来更健康。这个病案中的“墨西哥”与“三亚”有相似的地方，它们都只是为疾病治愈创造了外部环境，如果不改变自身，离开外部环境，疾病很快就会又回来。根本的治疗措施是顺着“三亚”“墨西哥”指引的方向，学习“广汗法”和“温润自然疗法”，在自己的身体内建立一个不会离开的“三亚”“墨西哥”。这样的治疗思路，既符合中医学的原理，又顺应了自然医学的趋势，既可以达到短期治愈的目的，又可以达到不容易复发的长远目标。

如果从机理上阐述清楚，让患者明白在自己家里“无感温度药浴”同样可以达到“三亚裸晒”的效果，只要能身心“温润”就好，“裸晒”的问题就不再是问题了。大量患者验证过的有益无害（对自身无害，与社会公德也不冲突）的方法，大家不妨一试。

“不出汗”与“海南疗法”

夏去秋来，天气一天天变凉，很多夏天出汗也不太顺畅的患者，秋天就更难出汗了。这部分人都在思考一个问题：“为什么我不出汗呢？”对于出汗不好，皮损有些增多而心情焦灼的患者，笔者建议其去海南待一段时间（不必泡温泉）。患者又提出这样的疑问：“去了海南症状减轻，回来怎么办？广汗法和海南泡温泉有什么区别？去了海南就能好（此处的‘好’指皮损减轻，不是真正的好），那中药和医生的作用又是什么？”

问题比较庞杂，以下作一系统分析。

第一，我们需要对广汗法有一个基本认识：正常出汗需要三个前提条件，出汗是身体整体的问题，而不仅仅是皮肤或者汗腺的问题。简单来讲，出汗的三个前提条件是：有“水”，有“火”，有“通道”。“火”就是身体能够加热的能力，在中医学叫“阳气”；“水”是身体内能够被加热的正常水液，中医学叫“阴液”。中医学有“阳加于阴谓之汗”，便是说“火”在“水”下面加热，“水”便变为“气”——也就是汗。但真正要形成汗，还有一个重要的前提，就是“通道”。“通道”又分内通道和外通道，内通道是人体内部的通道，中医学叫“三焦”；外通道是体表的通道，中医学叫“腠理”或“汗空”。我们可以设想这样一幅画面来理解出汗的全过程：人体中间有一口锅，锅里面慢慢注入温热的水（冷水难加热、难化为气）；锅下面架着火，火不能太大，是小火（火太大会迅速把水烧干，不可持续），中医学叫“少火”。小火给锅里的温水加热，上面飘出微微的气，气通过身体内部的通道、身体外面的通道，均匀地布散到身体的体表，便是“微汗、遍身、持续、和缓”的状态。

第二，出汗正常需要上述几个方面协调正常运转，需要用“木桶理论”来理解。而考虑出汗不正常的原因，要“问责”影响正常出汗的每个环节，任何环节出现问题，都可以让出汗不正常。

第三，不出汗或出汗少的问题，是出汗不正常中的一种情况，大致可以从两方面来考虑：一是通道的闭塞，二是体内水火的不足。通道闭塞，一般属于实证，相对容易治疗。水火不足，一般属于虚证，治疗需要足够的耐心。

第四，不出汗的病因，也可以考虑两个方面：一是体质的问题，这个只能接受，慢慢调整；二是治疗的问题，包括医生的错误治疗和自身的错误生活、思维习惯。对于错误的治疗需要警惕，对于自身的习惯问题，同样需要自省、警惕。

第五，广汗法体系经常在讲，治疗皮损就是在给人体修“门”——“门”主要是身体的表通道，中医叫“汗孔”、“汗空”。表通道通畅是银屑病治标的重要内容，在身体还不能自主地让门开合自如时，需要采取一些措施，让

"门"尽量处于一种模拟的正常状态。也就是说，人体还不会自然而然地出汗时，可以用一些技巧，广汗法体系中统称"海南疗法"，如无感温度泡澡，去海南这个"天然大温箱"，以及抹药等，让体表模拟出汗。体表模拟出汗有三点好处：一是皮损减轻或者消失，让患者心情放松（心情紧张压抑会让身体的里通道障碍加重）；二是让患者切身体验正常出汗的作用（汗是银屑病治愈和根治的必由之路，笔者团队的贡献在于找到这条兼顾长效和速效的路，并且指给大家，但是有路不走，等同于无路），从而坚信广汗法的原理及方法；三是模拟出汗能保持表通道的相对正常，只要体内"水""火"和里通道取得每个阶段的进步（这里面的进步需要医生和药物的帮助），都会加快表通道的模拟正常向实质性正常转变的进程。整体最终决定局部，但在变的过程中，局部也可以为整体的进步提供很多的便利。

第六，无感温度泡澡，去海南这个"天然大温箱"（只要在海南待着就行，泡温泉和日光浴甚至裸晒都没有太大的必要，过度反而会对长远的健康有不利的影响），抹温热的外用药等"海南疗法"，让体表模拟出汗，一定是暂时的治疗手段，而不是治疗的目的。最终目的是让正常出汗成为自然而然的事情，真正恢复为身体本能的一部分，而不是必须要靠外力来支撑。出汗控制在刚开始是难的，需要努力和付出，但学会了以后便很简单，广汗法中有句话叫"像学骑自行车那样学出汗"。一开始学骑自行车，怎么骑都费劲，当你真正掌握了，一点儿都不难。有的人没有学会出汗，一犯病或者天气一冷就必须去海南，这就是治疗没有涉及根本，仅懂治标是治本的“半成品”状态。广汗法的治疗体系对“海南疗法”有准确的定位，但也很明确“海南疗法”的不足之处。目前很多患者去海南泡温泉、晒太阳，去了就轻，回来就重，离不开海南，而广汗法体系却可以高瞻远瞩地利用“海南疗法”的优势，让患者去了减轻、回来不重，让海南成为“正常出汗”道路上的一根拐杖，使这根拐杖该用时应该用，但不是用了就离不开。能用，还能让你离开；该用时，指导你正确使用，最终一定会让你离开“海南疗法”，恢复你自然的“正常出汗”本能，这正是广汗法的高明之处。

第七，还有患者问：“广汗法一直强调患者自己的努力，那医生和药物的作用究竟是什么？药物和医生有用吗？患者自己会出汗了，还要医生和药物干什么？”笔者经常在说：“患者自己驾个小船在风浪里漫无目标地航行，医生是帮你来掌舵的，越是复杂的病情就越像布满暗礁的海面，需要一个好的舵手来帮你随时调整航向。医生管方向，同时患者自己奋力划桨，船才有可能尽快摆脱险滩。”至于药物的作用，我们前面讲过，正常的出汗不仅需要表通道正常，还需要里通道正常及体内“水”“火”的协调，后者都是需要药物来管的事情。在门诊，笔者经常会对患者说：“你管出汗，我管身体，精诚合作，缓急兼顾”，就是此意

（除了身体内部几乎没有问题的急性点滴型进行型银屑病，医生用药是为开表发汗外，对于其他类型的银屑病，医生用药更多管的是身体内部的正常秩序重建与保持，管出汗，皮损就能轻。但只有管好身体，皮损才能轻了不重，好了不犯）。皮损的减轻要靠患者在医生的指导下自身努力达到“模拟正常出汗”来获得，模拟正常出汗可以等到与身体正常秩序恢复以致皮肤自然而然出汗的状态“会师”，真正的治愈才算达到。恢复正常难，保持正常出汗就容易很多了，正如学会骑自行车后经常骑就不会忘了一样，保持正常出汗便是根治了。

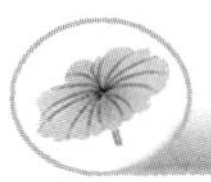

说能根治银屑病的医生不一定都是骗子

说能根治银屑病的医师就一定是骗子吗？

笔者认为不是。

能讲出根治的道理来，并且这个道理能让大众切实明白，这个医生不是骗子，而是一位能独立思考，还能引导更多人独立思考的学者。

而那些用根治做幌子，吸引很多不明真相的患者来就诊，达到其商业目的的人，才是骗子。

对于被骗与防骗，笔者曾做过专门分析。

在门诊，可以见到形形色色的银屑病患者，也可以听到他们在求治的道路上被骗的经历。思考他们被骗的原因，大致总结为三种情况：一为急；二为不愿明理；三为好奇与幻想。

俗话说："病急乱投医。"急了就会乱，乱了就会像没头的苍蝇乱撞，不排除有很小的概率会撞到好医生那里，但从目前的医疗市场现状来看，撞到骗子那里的可能性更大一些。例如，小文 18 岁那年因为宿舍潮湿寒冷，得了银屑病，全身散发。用我的理论来讲就是侵入他身体的寒、湿都被身体逼到了体外，像浮土一样扫到了家门口，治疗应该是帮着人体把浮土扫得更彻底，并且建立起日常清扫的习惯——就是保持正常的排汗机制，这样就可以治好，并且不容易再复发。但是，小文的母亲太着急了，听说了一个土大夫有治好过牛皮癣的经历，就直接去了，输了不知名的液体，一周左右皮损都蔫了，这就是平常说的"见效"——实质上是把门口的浮土都浇上水扫到了门里，门口看不到了，但是身体里的垃圾更多了，而不是少了。皮损减轻的代价，是人体的整体健康遭到了破坏。一个月左右，皮损基本消退了，留下了头顶和小腿前面的皮损，颜色暗，皮损肥厚——不懂的人看来，似乎是皮损减轻了，而实际上是更顽固了，更难治了，健康状况更差了。与其说是被骗，不如说是找骗。最初的胡乱治疗和小文母亲反复"病急乱投医"的努力，让小文经过了 7 年不间断的乱治，找到我后，经过 7 个多月的治疗，身体在逐渐变好，应该说我给他治的不是他的病，而是前面一系列的治疗留给他身体的混乱。对于初发的急性期、点滴状银屑病，我的治疗很少超过4周，而小文至今已经治疗了将近8年，自己找骗的代价实在是太大了！

病急乱投医，你能找到的骗子，大致有以下几个特征：（1）用药不知名，自己开业，或承包小医院的科室；（2）用药后可以快速让皮损减轻；（3）有治“好”过牛皮癣的经历。

下面，我给大家介绍一些防骗秘籍。

第一，不要用不规范的“无名”的药物。

大道至简。得病的道理，治病的道理，并不那么复杂。只要你愿意，总能找到告诉你真道理的医生。而懂得道理和不懂道理，恰恰是区别真医生和骗子的关键。医生讲的多是道理，而骗子吹嘘的多是“疗效”。这里我可以给大家举两个学习道理后获得好回报的例子。两个都是外省的，一个是我在北京进行学术交流时认识的，他是个年轻大夫，他母亲患银屑病30年，被人治疗屡屡败北，于是开始用我书中的方法治疗，半年后告诉我，他母亲经他用温通发散的方法治好了，欣喜之情溢于言表。还有一个是东北患儿的母亲，自从孩子患银屑病后，就积极地探求此病的道理，在学习我的治疗思想的同时，还在“牛皮癣吧”里传播我的学术思想。该患儿在我的指导下，以及妈妈不懈的努力下，获得了很好的治疗效果。

然而，很多患者认为理不是自己可以理解的，会问："牛皮癣，连国外的权威人士都说原因不明，我能了解吗？"试想：如果原因不明，治疗的方法和药物可靠吗？不明道理，就是在乱碰。经过反复的医疗实践和理论探讨，我认为，此病病因清晰，有系统而有效的治法（详见2012年4月4日《中国中医药报（学术版）》头条刊登的《从中医学角度看根治银屑病》一文）。患者虽然不太容易明白如何用药，但是得病的道理、治疗的大方向和自己如何配合医生，完全可以了解，并且，如果想治好必须要了解。如果医生拒绝告诉你这个病的道理，或者说机理不清的话，他的治疗就是在拿你当试验品，希望能"瞎猫碰上死耗子"；而如果你自己拒绝知道机理，拒绝配合医生的系统治疗，只能说明你对于自己的身体不负责任，无数的久治不愈、到处乱碰、极易受骗的"先辈"就是你的榜样。你是愿意被骗、被愚弄，还是希望捍卫维护自己健康的权力，全在于你自己是否愿意学习、明白、体悟其中的道理。

被骗的不愿明理的患者，多数不是在急性期，他们会因懒于思考疾病的道理而受害，恰恰被骗子的承诺适时地吸引住了。比如"先治疗，有效再付款"；你给他地址，他就敢给你寄药等。这些药吃完第一个月往往有效，付款后，再吃一个月，效果就会变差。最要命的是，不能停药，一停药，病就会更严重地发作。不愿明理的患者可能会至死不渝地坚信那些夺走他们健康的"药"。

第二，不见面，不看病，只要是这个病就敢给你寄的药，千万别吃。要多想道理，别光听“疗效”。

越清晰的地方，阳光越多的地方，越少奇妙和幻觉。于是，很多骗子会制造很多你不会明白的术语和字母，什么“国际”“祖传”多不可信。在医疗技术如此发达的今天，突然冒出一些奇迹的概率是很小的。很难想象，一些卖力打广告的不规范机构，能拥有比正规大医院更多的技术优势。那些优势都是“吹”出来的，骗人的。如何能吸引久治不愈患者的好奇是他们最为用心的，骗子的伎俩就是编造出奇的“疗效”和肥皂泡一样的描述。对于新名词和字母不可一棒子打死，比如我在专著中给出“四多两温度”“广汗法”的新名词，我也提出过“最健康、最简单、最经典”的“3J疗法”，但这些提法的目的是为了让患者更容易明白、更容易记住，而不是让患者不明白。可以说，越故弄玄虚，越不愿意让你明白的方法或药物，你越不应该去尝试。例如，小芹，家中有医学背景，自己家人给其治疗不得法后，开始尝试各种新奇的治疗方法，如在某广告打得很响的私人医院做过光疗，在外省的一些旁门左道接受过治疗，长达8个月之久。治疗8年后，偶尔的一次机会找到了我，集中治疗3个月，精神、出汗、皮损均有好转，一年后汇报：不仅皮损治愈，而且身体的一些宿疾都得到了改善，健康水平大大提高。

喜欢好奇与幻想的患者，多数是久治不愈的患者。他们在幻想着有朝一日，一种神奇的方法或药物从天而降，来拯救他们。但学术是渐进的、透明的、理性的，像武侠小说一样的场景，现实中太难上演了。

第三，多想道理，少好奇。

幻想有一天一种方法和药物可以从天而降，治愈自己的顽疾是不现实的，是在找骗。一些拒绝你了解的方法或药物，其描述大大超越了名医和大医院的水平，但是出自小医院、小诊所、小医生的时候，你要小心。

基于以上的分析，我建议大家：（1）要理性——大道至简，得病之理、愈病之理，没有那么复杂，谁都可以明白。（2）要有耐心——任何顽疾的治疗、治愈过程不可能一蹴而就，任何理性的方法都需要脚踏实地，一步一步来。（3）要安全——以健康为目标，而不是以皮损消失为目标，这样才安全、长效，对人体有利；反之，则是短视的、有害健康的、饮鸩止渴的方法。

对于银屑病，专家的共识是“与其乱治不如不治”。只有放弃不切实际的幻想，“理性求医，知识治疗”，你才可能对于骗子具有“免疫力”。你不找骗，骗子就会少一个市场；大家都不找骗，骗子就会饿死。明天会更好，但是前提是大家的觉醒：要明白没有一种方法、药物可以包治百病，而成熟的理论却可以做到因人而异，帮你找回健康。

下面我再给大家讲一个小故事，希望大家从中受到启发。

一日，友人叫我看一个卫视的电视节目，是谈银屑病的。友人的目的是让我借鉴一下别人的方法，从而来充实和完善广汗法治疗银屑病的体系。

当我耐心看完，发现那个医疗机构是利用节目来为自己做广告，而且是夸大的虚假广告。

广告是可以的，但是广告的目的是让更多的人知道道理，在宣传自身的同时，给患者以及其他健康人群以帮助，而不是单纯宣传“疾病如何可怕”和他们自身疗效的“神奇”，细细去分辨，里面很少有你能听懂、有用的道理。

那么，如何让患者在电视节目、报纸和网站中介绍的银屑病广告里学会鉴别好医生和骗子呢？这里提供几点建议，仅供参考。

（1）只说规模，不讲门道者应慎重对待。能做得起节目、办得起网站的，应该都是有些规模的，但有时这些与治疗关系不大。有些机构采取这种方式吸引人，大家要小心。

（2）用一些病例吓唬、吸引患者，却不讲得病治病的道理者不值得相信。节目、报纸和网站里都会有些病例，如何去鉴别它们的真假，如何去鉴别是短期的疗效还是长久的健康，只有一个法宝，即看他能否讲明白治病的道理，你能听懂了，然后按照他讲的道理尝试了，观察对健康的帮助。如果他只讲病例，不讲治法，多半不可信。

（3）编造一些疗法名称，一般是医学术语混杂着非医学术语或者英文字母，故意让患者不懂，而不是用通俗易懂的语言尽量把病说明，尽量让患者明白，不可去看。在网站和报纸上，我们很容易看到有很玄乎的治法名称，这个不能一概都说是骗子，但只要不能用大白话说清机理的都需要警惕。为了患者记忆方便，我也曾用“银屑病3J疗法”的名称，代表着“经典、简单、健康”。“经典”，指我们多采用1800年前东汉时期的中医方法来调整身体出汗，因为治法历史悠久，所以安全可靠；“简单”，指只要你能明白正常出汗所具备的四要素，并且逐步向着正常出汗靠拢，治愈是不难的事情；“健康”，指治疗的目标是健康，身体越健康，越会少生病，一直能保持健康，便可以根治，不复发。“3J疗法”的命名，是为了大家容易理解，如果你遇到类似的叫法，看了半天还看不懂，那对这类医疗机构就要当心。

中国有句俗语：“会看的看门道，不会看的看热闹。”治病，特别是治疗如银屑病这样的疑难疾病，如果希望不受骗，必须让自己逐渐“内行”起来，看门道，而不是单看热闹，即所谓的“疗效”。希望大家更多地思考健康的门道，学会辨别医疗机构和专家的真伪，尤其不要被那些五花八门的广告所迷惑，更不能因为病急乱投医，逢庙就烧香，而失治误治。对于银屑病的治疗尤其如此，与其乱治，不如不治。

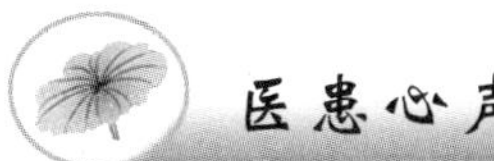

医患心声

这一部分内容来自于“好大夫在线”和“张英栋”微信平台中登载的感谢信以及患者自己总结的治疗经验。

患者自己的亲身经历，会给其他患者更多的启迪，希望大家能在别人的经历中找到信心和方向。

有的患者非常好学，勤于思考，领悟力非常高。比如一位患者把出汗的毛孔比作漏斗来解释汗出均匀的道理；很多患者都能把觉悟提高到追求整体健康而不仅仅是关注局部皮损的层次……但患者毕竟不是专业医生，所以有些见解和做法并不一定都是正确的，比如出汗度的把握，发物吃的时机，发烧的掌控等。希望大家在了解本书其他内容的基础上，去伪存真，辨证阅读，独立思考，不可盲目效仿。

很多患者在自己受益后，能把治疗的经过和心路历程总结出来，希望别的患友不再走弯路，这份情怀非常值得敬佩。在此，我代表所有的患友向他们表示感谢，也希望其他患友像他们一样，分享自己的亲身经历和体会，帮助更多经受着疾病折磨、求医无门的“家”人。

“大家帮大家，才能成就真正美好的家”，这是志愿者群的口号，我们一起共勉。

✻ 感谢信 ✻

【第一封】我是今年春节前带女儿到山西省中西医结合医院找张大夫看病的。在此之前，找过不少医生，到过许多地方，但孩子的病情从未见好转，皮损也越来越多。一知半解地理解了张大夫的“广汗法”后，心中又燃起希望。见到张大夫，希望就转为了信心。他态度和蔼，耐心解答患者疑问，甚至能与患者开玩笑，而不是像先前见到的一些医生，接待一个患者两三分钟之后就要求买药，走人，你想了解点儿什么或提供点儿病情信息，他们根本不耐心听，更没什么心思给你解释。有一次，我对张大夫开的一味外用药有点儿顾虑，忐忑地跟张大夫说了，张大夫不但没有丝毫不满，反而深入浅出地给我做了详细解释，并且还给了一些建议。要知道，作为患者，没人不担心医生对自己产生坏印象的。张大夫热情诚恳的态度令我们深受感动。前几天，张大夫又专门发帖为一件本不是他的过错的事情致歉。这让我对张大夫的医德有了进一步的认识。我没有在这里说明张大夫的医术如何，因为我不懂医术，但我看到了孩子身上的皮损越来越少以至于无，许多因病情而产生的疑虑也就没有了。根据张大夫的理论，我想我孩子的治疗正处于“复正”的末尾阶段，想到纠缠孩子的病魔将一去不复返，我心中对张大夫充满了感激。在这里，还想对广大病友说一声，一定要看张大夫的著作。谢谢张

大夫！（写于2013年5月20日）

【第二封】我家儿子从去年冬天得了扁桃体，反反复复几次未能康复，输液几天后，全身起了紫红色的小斑点，刚开始我以为是药物过敏，没太在意，就在当地医院找医生看了一下，他们说是由于免疫力下降，病毒性的疙瘩，吃了点儿增强免疫力的药，过了有半个多月基本上没有了，留下的就结成块状了，刚开始不是什么大问题。直到今年5月，当地医生说是牛皮癣，赶快去大医院看看吧。我询问他们是否会留下疤痕，他们说能控制住就算好的了。因为我儿子当时脸上、胳膊上、腿上都有了，可把我吓坏了，朋友们都说牛皮癣难缠得厉害，根本除不了根，我回家后就上网咨询，各家都说自己医院好，该怎么办呢？后来经过太原的朋友介绍，说他们师叔张大夫是专门看这个病的。其实，当时也是抱着试试看的态度去的，因为得病乱求医嘛，第二天就来到了山西省中西医结合医院名中医室找到了张大夫，看到诊室里面人很多，全国各地的患者都有。听了张大夫对牛皮癣前因后果的分析，以及他与众不同的见解后，我觉得找对医生了，我家儿子的病有救了，于是就接受了张大夫的治疗。刚开始，每天中成药加中药泡澡，再抹外用药。三天求医一次，张大夫很热心，随时观察病情，随着病人的病情换药，加药或者减药。等到病情稳住后，就是一星期求医一次。张大夫与其他医生最大的不同就是不忌口，其他医生都不让吃发物，而张大夫就是让大量吃发物，把体内所有的病原全发出来，这样才能根治，也就是所说的出尽发尽。唯一忌口的就是生冷的食物。两个多月以来，我就按张大夫的嘱咐，丝毫没有松懈，给儿子医治。最值得庆幸的是，在这短短的时间里，儿子的病好得差不多了，就在上上个星期，随着病的好转，张大夫改变了刚开始的治疗方案，孩子的患处全脱开皮了，都平了，现在已经停药一个星期，准备再去复查。在此，我代表全家由衷地感谢张英栋主任，也希望所有的牛皮癣患者早日康复。(写于2013年7月2日)

【第三封】我是清徐小患者的妈妈，很感谢您治好了我儿子的病。儿子得病两三年，我愁得都快崩溃了，看着孩子就想哭，四处求医。想见所有病友应该都与我一样，四处求医找不到好大夫，我在这里很自信地说："找张英栋大夫，你们真找对了。"我很开心地告诉大家，我儿子身上的皮损已经全消了，看病怕耽误孩子学习，一看到皮损消了，我们也就不去了。其实，应该去找张大夫继续复诊，直到完全调理好为止，因为留个"尾巴"（按：笔者写有《疾病的尾巴》一文，可参阅），所以一直提心吊胆，怕，很怕，很怕孩子复发。这放暑假了，孩子又感冒又流鼻涕，所以本周四（8月1日）去找张大夫再给调理一下……呼吁找大夫就要找张大夫这样的好大夫，看着放心，不用花冤枉钱。(写于2013年7月30日)

【第四封】您可能不记得我了，9月10日那天，病人太多，虽然我挂号挂了个第二名，但是轮到我看病时，已经是下午三点多了，没吃午饭的您也是疲惫不堪了，对于初诊的我，您让我回家锻炼，停止服药，给我开了蛇脂膏和泡澡的中药。我在忐忑不安中，停下喝了七八年的中药，早上起床慢跑或快走 20 分钟，坚决不吃水果和猪肉（以前这两样几乎是我每天不可缺少的）。但是，奇迹出现了，直至今天，我一共就泡了两次澡——因澡盆到货晚。我身上的皮损没有增加，反而消退了很多。我觉得有些不可思议，也许与我一直在小诊所里喝中药而没有去大医院里治疗，对身体造成的伤害较小有关。我也不敢高兴得太早，但是，我相信我的不良饮食习惯和生活习惯是造成疾病的一个重要原因，不虚此行。虽然您没有给我开药（笔者按：方法比药物更重要，而方法的道理比方法更重要），但我此行受益匪浅。谢谢您，张大夫，谢谢您总结出如此宝贵的经验。我将以快乐的心情等待着 10 月份与您再见！（写于 2013 年 9 月 16 日）

✻ 看病经验 ✻

【经验一】 我得的是典型的牛皮癣，浑身都是，张大夫采用温热治疗法治疗，经过 3 个月的治疗，基本恢复。他让我注意保暖，夏天我穿的是保暖衣，就这样半年过去了，身上基本痊愈，停用张大夫的药物已有一年多了，我没有再犯过。从那以后，我身体很壮，月经很正常。在此，我们全家感谢张大夫，他有独特治疗牛皮癣的技术，挽救了我，使我安心学习，明年我考上大学还要去感谢他。（写于2013年1月11日）

【经验二】治疗方式：以出汗为主。我是初三时得的银屑病，在多方咨询之下找到了张大夫，张大夫的态度非常好，他对每一位患者都很热情。张大夫主要利用的是与西医相反的方法，以出汗为主，让多吃辛辣的食物尽可能地出汗。在张大夫的指导下，我服用汤药一周便有了很好的疗效。之后，大概吃了3个月的药，身上的小斑点就都消失了。真的非常感谢张大夫。（写于2013年2月10日）

【经验三】治疗方式：温热疗法。谁说银屑病患者必须戒辣椒，戒羊肉，戒酒，这都是庸医的误导。本人在张大夫这里就诊，大夫说这些所谓的发物其实对于治疗是有益而无害的，让我尽管吃。起初，我还是不敢，因为以前所有的医生都说不能吃，会加重病情，可是听了张大夫的温热治疗方法，我彻底信服了，于是从诊室出来我就喝上了温酒。而且每天坚持喝酒，喝完之后没有丝毫的不舒服，而是感觉很舒服。我现在的情况正在一点点地好转，我相信坚持治疗一定会彻底康复的。所以，本人将自己的经验分享给广大病友，希望对大家有所帮助。亲们，切记喝完酒一定要让自己出汗，并且在日常生活中要多注意锻炼身体，让自己的身体长期处于温热的状态，这样你就离治愈不远了。（写于2013年3月19日）

【经验四】治疗方式：药疗＋食疗＋运动。我得牛皮癣10多年了，光疗、中药、西药、民间偏方用了无数，病情当时有的能好转些，一停药就反复，并且越来越厉害。每个医生都不让吃发物，更不能喝酒。这样，不仅病情没能控制住，而且身体越来越差，感冒成了家常便饭。两年前，我找到张大夫，张大夫仔细给我讲了此病的病因病机，并且针对我的身体状况以及脉象、舌象，拟定了治疗方案，就是“药疗＋食疗＋运动”。张大夫说，辣椒、牛肉、海鲜、白酒、羊肉等发物都可以吃，这些我以前连想都不敢想。再加上坚持适度的运动，均衡地出汗，两年多下来，身上大片的癣块都消失了，只剩下星星点点的小疹子了，并且身体状况好多了，也比以前胖了。这里，我由衷地感谢张英栋大夫，这种“变个方向治疗牛皮癣”使我受益匪浅。在这里，我把自己的看病经验和大家一起分享，愿和我一样烦恼的朋友早日康复！顺便说一下，我也是学中医的，张大夫和蔼可亲，医术高超，不仅治疗了我多年顽疾，而且他毫无保留地传授了我好多有益的医学知识，再次感谢张大夫！（写于2013年4月1日）

【经验五】治疗方式：内服中药，外用泡澡抹油。首先向张大夫致以深切的敬意。作为一名患儿的父亲，我从最初的担心害怕中慢慢解脱出来。孩子得病可能像您说的那样，可追溯到孩子幼时经常反复的扁桃体发炎，上呼吸道感染以及发热（笔者按：不是这些，而是这些情况的错误治疗），直接原因就是水痘没有得以正确治疗。那时的我们，不懂该怎样正确地给孩子处理这些问题。一感冒发烧，上呼吸道感染就打针输液。有时候，一输液就是几天，最长的一次输了半个月。孩子今年10岁，今年春节前起了水痘。当时就在本地门诊抓了点儿药，孩子伴有发烧，也一并用药物退烧。后来，感觉孩子的水痘基本下去了，快好了就没再管。差不多有10多天，给孩子换衣服时，发现身上有疙瘩，我顿时惊住了。原本起过水痘的疙瘩上都有厚厚的一层皮屑包裹。患过银屑病的我，当时就看出这是癣。随后第二天，便带孩子到我们邻边市里的皮肤科去看。孩子被确诊为银屑病，当时开了消银颗粒和外抹的金钮尔。因为我对银屑病了解一点儿，虽然买了金钮尔，但只给孩子抹了两次就没再抹，因为金钮尔是强效激素。消银颗粒大概吃了10多天，但一点儿好转的迹象都没有。想到大夫居然给初发病的孩子开激素药，他的治疗让我产生了质疑，便把消银颗粒也给孩子停了。我想起了自己前年初发病时看过的一个诊所，是私人的，他那儿看皮肤病的人不少，便带孩子过去就诊。他给我们开了一些打点滴的抗过敏以及维生素钙类和下火的液体，还有一些外抹的自制药膏。液体在了解安全后，给孩子回来输了10多天，但药膏我没敢给孩子抹，因为是自制的，我不敢随便给孩子用。过了差不多20天，虽有一点儿好的迹象，但这种输液体的治疗方式还是不怎么让我信服。若只靠输液，身体怎么能够吃得消。我给孩子停了所有的药物，开始寻找好的中医大夫和中医治疗方案。这期间，孩子的病多少让我放下点心，因为有那么一两个小疙瘩看着平了。但我在想，不能给孩子放弃治疗。虽然孩子现在有点儿好的迹象，也不能就只靠自己自愈。因为孩子的病因还没有找到，到底是为什么发病的，又该怎样治疗和巩固才可以降低孩子的发病率。就这样在网上一直搜索，加了好多 QQ 群找人去探讨，寻医问药。开始本想去北京中医医院或者上海华山和瑞金医院，但又听好多的群友说那些知名的大医院也不是很好。而且那里比较远，且花费较高。后来有人介绍张大夫的视频给我。当时我看了后，感觉真的很有道理，接着又看了张大夫的好多文章。从网上了解到了张大夫后，第二天我便带孩子来到太原。张大夫看病仔细认真，令我很欣慰。随后我们开始了张大夫的治疗方案。从开始的只吃中药，到后来的药浴和抹药，让我感觉到了安全、放心。中药是免煎颗粒，即冲即服，简单方便。药浴是将简单的几种药物泡些时间，烧开后再熬会儿就可以。外抹的药，几乎婴儿都可以用。一开始，我就严格按照张大夫所嘱咐的内服用药剂量，泡澡药的煎熬和泡时的无感恒温水温，外加全身的润肤抹油；平时饮食的忌物，以及低强度长时间微汗的锻炼方式。这样，孩子用药差不多一个月了，身上的癣虽没有很快都消退，但小腿部的已经只剩下了好后的白印，胳膊上的几乎快平了，头上的几乎没有了，身上的中间已经平了，边缘略高一些。在用药期间，孩子的鼻炎也痊愈了，大便很通畅，食欲也很好。这让我看到了希望，我坚信孩子过不了多久，身体会慢慢地调理正常。

病并不可怕，可怕的是得病的人怕它。一旦得了病，好多患者都会急着去找大夫。而现在的大夫，能真正懂得和用心看这个病的人，真的很少很少。在这里，我奉劝大家一句：切不可病急乱投医、滥用药，更不要想着短时间就把病看好。因为这是由内而外延伸到皮肤的病，若想真正看好，让它持久不复发，最重要的就是诊治其根源，由内而外地调理和医治。我们要做的是以人为本，在健康的前提下去治疗，而绝非快速痊愈和一味地控制病。

【经验六】得病20多年了，一直好坏反复，求医问药从未停止。从网上了解到张大夫，认真看了张大夫的《银屑病经方治疗方法》，懂得了得病的真正原因和正确的治疗方法。不要害怕皮损出来，不要害怕皮损变大，这都是由通到不通的表现。张大夫医术精湛，态度和蔼可亲，使我们病人心里得到很大的安慰。要坚持广汗法锻炼，泡澡来出汗，严格按照张大夫的治疗方案积极治疗，我相信一定会痊愈的。张大夫说过离健康越近，离疾病就越远，恢复身体潜能，就能恢复健康。（写于2013年5月9日）

【经验七】本人今年43岁，得病20年了，期间反反复复，时好时坏。尤其是今年3月份，病情加重，头部、四肢、大腿内侧更甚。通过这么多年的看病，知道中医副作用小，不能用激素，但同时也知道找个好中医不易，初遇张大夫是4月初（是从网上知道的）。说实话，当时也是抱着试一试的态度，但见了张大夫后，我的试一试想法有所改变，特别是他那不同于其他大夫的思路（一般大夫都是压，而他是发，即发汗，通过正常出汗来代替皮损，不是发疹子，所以广汗法是不会让皮损增多的），更为甚者是广汗法，觉得甚是靠谱，遂开始就诊。治疗方法是：外洗＋内服免煎中药颗粒＋广汗法。经过张大夫快两个月的调理，现在症状明显减轻，皮损变薄，部分皮损已恢复正常，所以破冰迎春，指日可待。在此，我首先感谢张大夫；其次，我希望所有与我有同病的患者，首先应到正规医院就诊，千万不能听信广告传言，也不能相信某一种药。本人曾有过此遭遇，复发后更严重。有条件的话，可以见见张大夫。顺便说一下，张大夫态度和蔼，平易近人，对所有患者一视同仁（这是本人最欣赏、最佩服他的地方）。最后，给所有患者推荐一本张大夫的著作《银屑病经方治疗心法》。（写于2013年5月26日）

【经验八】我是一名来自江苏的患者，2010年用了假冒伪劣的洗发水后，头皮开始发痒，然后抓破，结疤，再抓破……反反复复下来，就形成了牛皮癣！（笔者按：这个只是诱因，不是银屑病发生的真正原因。）刚开始确实没当一回事，自己在药店随便买了点儿药水（肤立康）涂上后确实见效。两天的时间，头皮的皮损恢复得差不多，可是药水一停，皮损又随之而来！之后，又去了我们县城的皮肤研究所就医，由于到了适婚年龄，大夫采取了保守治疗，给开的消银胶囊，和自己医院配制的药水，就这样又吃了近半年的西药。说实话，吃完药后没啥感觉，头皮也没见好。一直以来，只有头皮上一点，而且不严重，再加上没得到自己想要的效果，就放弃了吃药。就这样，头皮皮损一直好好坏坏的，到 2012 年底，发现腿部开始起了一两个小红点，很痒。慢慢地，胳膊上也开始起小红点……因为考虑结婚后想要宝宝，经朋友介绍，找到了一位自身患有牛皮癣的老中医，开始喝中药。刚开始，他说我血热，开了凉血药。两个月的中药喝下去，四肢、前胸、后背，皮损大面积地爆发了，红红的，样子很吓人（老中医说这是毒素都发出来的原因）。接着又继续喝了两个月的凉药，喝得我见了黑乎乎的中药就哆嗦，而且越来越没食欲……2013 年 4 月，老公在山西的一家书店里看到了张大夫写的一本书——《银屑病经方治疗心法》，感觉书中说得很有道理。于是，2013 年 4 月底，我们来到山西省中西医结合医院，找到了张大夫。经过诊断，张大夫给我开了内服的中药冲剂，外涂的药膏，以及泡澡的中药，还嘱咐我要多运动、多晒太阳……从诊疗室出来，我就对老公说，感觉这张大夫和别的大夫不一样，别的大医院的医生都是直接开药，恨不得让你多买药，每天看那么多的病人，根本不会跟你多说一句话，让人感觉很功利、很机械！而张大夫打破了我对大医院医生的印象，他让我感觉到不是所有的大夫都把看病当成一个赚钱平台，还有那么一些好大夫，在真真正正地做研究，把医学当成一个爱好和事业来做！经过3个月的治疗，现在全身的皮损已好十之八九，目前皮损全部消失已不是我最终目标，保持皮肤健康，牛皮癣不再复发才是我要探寻的结果。今天又看到张老师（张大夫感觉更像一个老师，在前方指引我们向着牛皮癣康复的道路走下去），他说了句令我感悟很深的话：**“这么多年，患者一直都在忙于找大夫，从来没有仔细思考过自己为什么会得这个病，这个病到底是怎么回事。”**那么，这个病到底是怎么回事呢？我建议患友们不要盲目地到处求医、吃药，可以先去书店或者网上买本张老师的书，仔仔细细地阅读一下，找到正确的康复之路。（写于2013年7月19日）

继7月19日后，我对牛皮癣治疗又有了一些经验与心得，想与患友们分享。第一，出汗。近来，由于夏季南方地区连续高温，夜晚的室内温度高达34℃，所以就算是在室内，衣服天天也是潮潮的，出汗的程度和时间可想而知。再加上不吹空调和风扇，所以出汗达到了理想的效果，皮损恢复的效果也比在山西时显著，且恢复加速！第二，晒太阳。即使在炎热的夏季，也不敢有一丝松懈，早上八点到十点晒太阳，着重晒下半身不易出汗的地方（由于户外温度很高，晒太阳时，不涂抹黏糊糊的药膏）。于是，平时不太容易出汗的地方也达到了很不错的出汗效果，湿乎乎的，自我感觉比借助保暖裤出汗还要好。下半身不易出汗的朋友可以尝试一下。第三，多运动。由于近期家里有病人，要照顾病人的起居，所以运动量较之前加大了很多。奇怪的是，做完一顿饭，连最不容易出汗的脚脖子也是湿乎乎的。为了牛皮癣，我爱上了做饭。半个月的时间，忙忙碌碌，之前一直胸闷的情况出现的次数越来越少了，看来还是得让自己动起来，才能更好地恢复。第四，愉悦的心情很重要。由于得了牛皮癣，心里有压力，脾气也很易怒暴躁，动辄就生闷气，紧接着就胸闷，喘不过气。为了改变自身胸闷的状况，我时常开导自己，尽量想些愉快的事情，看些笑话书，欣赏美丽的风景，想想在乎自己的亲人和爱人，找些事情转移自己的注意力，使心态保持积极向上。第五，不吃生冷、甜腻的食物。**事实证明，好的生活习惯很重要**。前几天又开始胸闷了，回想似乎是忍不住吃了些甜腻的食物导致的，这些天忌口了，心情愉悦，胸闷又好多了。**身体还没走上正轨，就破了大夫的忌讳，转眼间身体就给“脸色”看**。所以，切记啊，难兄难弟们，管住自己的嘴。（写于 2013 年 8 月 22 日）

本人现在的状态是：经过夏季较好的阳光照射，皮损全部消失后，近来气候干燥，腰和后背又起了小米粒大小的皮损，大概十几个，不痛不痒。由于怕皮肤干燥，每天晚上起牛皮癣的地方，我都涂上橄榄油并打开取暖器。每天早晨 6 点起床，跑步锻炼身体，因为我下半身比上半身出汗慢，所以下半身穿的比上半身厚，争取达到同步出汗的效果。当感觉出汗的状态差不多时，我就停下来做一些其他运动；当感觉身上汗落得差不多时，就又接着跑步。这个方法还可以，我上面说的腰和后背新起的那十几个皮损，现在开始好转了。我发现夏季晒太阳比较充分的地方就是四肢，现在我的四肢不起皮损。而腰和背等不太容易暴露的地方，因为晒太阳不充分，还有些皮损。实验证明，太阳照射对我们来讲，比什么都好。至于头上的皮损，由于本人就是从头皮开始发的牛皮癣，所以跟张大夫治疗的过程中，一直用皮炎宁酊兑酒涂抹，最近总感觉起牛皮癣的头皮疼，好像被针扎了似的，用手指触摸，有种毛毛虫爬过的感觉。反应给张大夫后，大夫交代疼比痒好，疼就不要涂药水，什么时候痒了，什么时候再涂。所以，以前本人隔一天涂一次药水，听了大夫的话后，已经近 10 天没涂药水了，头皮除了不疼外，没有其他起牛皮癣的征兆。看看后期情况怎么样，再来分享给大家。还有，虽然我没涂药水，但我每天跑步时，头发里都出汗，头皮湿乎乎的。(写于 2013 年 9 月 25 日)

【经验九】我本人患牛皮癣两年，断断续续地服药，始终不能停药。今年 7 月，我儿子也患上了牛皮癣，我慌得六神无主，在网上到处找资料时看到了张英栋大夫的介绍，我很认同他的治疗方法。因为服了两年的药，我的身体极度怕冷，一着凉就拉肚子。月经期间，即使气温 32℃，我也要搂个热水袋才舒服。于是，我便填写了患者咨询卡，张英栋大夫及时作了答复。可桂林与太原相隔千里，我实在没有勇气带小孩跋涉千里去看病，就向大夫提出能不能寄药过来服用。张英栋大夫十分严厉地回复：**“不要逼医生骗人，都没看过小孩，怎么给孩子开药?”**这宛如当头一棒敲醒了我。对病人负责，不是那种只看重钱的医生，这是我对张大夫的最初印象。7 月底，我带儿子到太原见到了张英栋大夫，年纪不大，很温和，仔细询问了情况，给儿子开了 14 天的药。要求我回去运动出汗，穿多点儿保温，没有开药。儿子服药的效果很好，头上的皮损发散了，也变少了，全身出汗均匀，小腿前也有汗了。8 月份，我们到太原复诊，医生给我也开了药，他问我：“冷吗？哪儿冷？嘴里什么感觉？舌什么感觉？身体哪儿不舒服？”我读过张大夫写的书，这次复诊让我感觉他是先治人，再治病。我很认同这种做法。儿子服药后，出汗更均匀了，情况越来越好。我服药后，身上出了些皮癣（笔者按：广汗法的目标是不会让皮损增多的，这种情况不是正常的情况，请注意），这是正常的服药效果，我没有害怕。9 月份，我又来到太原，遇到了前几次相识的病友。其中，一位初中生，才来时右脖子上有一大片红红薄薄的皮损，连脸都不敢抬，现在全恢复了正常肤色。他的父亲高兴地说：“大夫都没给开口服的药，只开了外洗的（笔者按：每个人病情不同，别人的方法并不适合于自己，不可盲目套用），就好了，真不错。”还有一位高中男生，来时全身皮损，现在全身都平了，她妈妈乐呵呵的。10 月份，我再次到了太原，见到了病友赵先生，他高兴地说：“上次我来就没给我开药，叫我今天再来看看，没事就不要来了。”又是一个治好的病友，真好。还见到了一个内蒙古的病友，她给我看她手臂上的皮损，每个皮损的中间出现了一块正常的肤色，她还说腿上有一大块皮损，现在被正常的肤色分割得支零破碎，这就是张大夫所说的破冰吧。大家看到我基本上是一个月面诊一次，因为我去一趟太原来回要5 天，休息一两天才服药。就这样，我全身出汗已均匀，皮损在慢慢变平，身体很暖，手臂上的一些皮损已变成平滑的白色。儿子情况比我还好，皮损几乎不见了，精神好，睡眠好，成绩也进步了。现在我每天都保持运动出汗两小时，有张大夫在，我坚信，我的牛皮癣会好，而且可以做到身体比原来更健康。（写于 2013 年 11 月 9 日）

【经验十】感谢张大夫的精心治疗，让我对生活重新树立了信心。感谢 × × 姐姐的帮助，感谢孙大夫和冯大夫的耐心解答。看病整整两个月，我身上的皮损明显变薄了，部分皮损已经完全消退，可以正常出汗。下面向大家分享一下我的治疗心得：（1）不经常抓挠的地方明显要比抓挠过的地方皮损薄，局部甚至完全消退，而经常抓挠的地方好得慢，相对较厚，所以尽量不要抓挠，不要刺激皮损。（2）晚上能不出门，就不出门。东北天气较冷，到了晚上寒气更重，加上日照强度不够，自身这点阳气本来就不够使，所以不能让身体有机会接触更多的寒气。(3）不吃甜、黏、过咸、过油腻的食物，不增加脾胃的负担，守住脾胃。(4）关于运动出汗。因为家离火车站比较近，有一次从太原回到长春，我发现火车站的南北通道人流多，温度较高，还没有风，我又着急回家，走得快了些，很容易出了汗。于是，每天中午，我穿得厚厚的，带上保温杯，去火车站的地下通道快步走。大概走40分钟，强度控制在感觉不累的程度。走得差不多了，就停下来拿纸巾把汗擦一擦，喝点儿热水，等到身上出的汗都干爽了，再回家。本人的工作是库管，少不了一些搬搬扛扛，仓库的温度大概为20℃，我穿的又比较多，所以稍微一干活儿，就会出汗。刚开始出汗，我还挺欣喜，毕竟出汗了。读了张大夫的书几遍之后，我发觉我这样出汗不对。如果把身体出的汗比作水，把汗腺比作漏斗上的眼，运动出汗的目的是均匀出汗，而我现在的情况是：**漏斗上的眼有的大、有的小，导致出汗不均匀**。漏眼比较小的地方还没开始漏水，水就没了，无法达到“一滴汗出遍全身”的目的。于是，我开始进行身体微调。干活儿时觉得热了，我就放慢速度，或者干脆停下来，不让这个汗出来，或者是让这个汗出得不是那么猛，有意识地调节强度，从而达到出汗相对均匀的目的。(5）关于心理。记得上一次去张大夫那里看病，张大夫对我说：“只要路的方向走对了，你原地踏步或者走得慢了，都没有关系。要让心态保持一个平和的状态，五志过极皆属火，情绪的波动也会影响到身体的状态。”陈眉公曰：**“惟有知足人，鼾鼾睡到晓，惟有偷闲人，憨憨直到老。”**学会知足，一切都会好起来的。不要过度关注皮损是否又长出了新的，是否又消退了，正所谓：“他强由他强，清风拂山岗；他横由他横，明月照大江。他自狠来他自恶，我自一口真气足。”**学会接纳自我，这样就会出现一个良性的循环，改变了与疾病对抗的态度，**你不再纠结于自己的问题，问题逐渐好转。有一句话叫**“慢慢来比较快”，**治这病急不得，要慢慢进步，真正的进步不是那么焦虑地自我怀疑，而是带着自我接纳体会进步的喜悦。真正的进步不是被对自己的不满和焦虑驱赶着，而是被美好目标吸引着。真正的进步都不那么着急，我们默默努力耕种，耐心等着它开花结果。即使我们有病，我们也是带着症状投入地生活，相信成长会自然而然地发生。（写于2013年12月6日）

【经验十一】经过张大夫的细心调理，孩子经历了发烧、泡澡、晒太阳、喝酒吃肉、流鼻血的过程，好得非常快。不仅银屑病好了，孩子的胃口也好了，比以前也精神了。不到两个月，张大夫就说可以停药了，我们太高兴了，因为已经进入夏天，孩子也不必穿那么厚了。张大夫让我们回家注意不要吃生冷的食物及猪肉和牛奶，定期复查。（写于2013年12月26日）

【经验十二】很欣慰，孩子的病很快好了。很幸运，我们遇到了张大夫。在这里感谢张大夫，是他用独特的治疗方法让牛皮癣这个恶魔不再纠缠我们。我也不知道该写些什么来帮助病友们，只是希望大家相信大夫，尽量配合大夫，按大夫的要求去做。就拿抹橄榄油来说吧，大夫说可以多抹，我一有空就给孩子抹。孩子不想抹，说同学嫌他有味，于是我就晚上等他睡着了抹，夜起几次给他抹，到后来孩子身上润润的、潮潮的，很快就好起来了。（写于2013 年 12 月 30 日）

【经验十三】我是山西临汾永和的一位银屑病患者。（笔者按：这位患者的母亲患干燥综合征，西医三甲医院住院及门诊治疗一年多，逐渐加重，后来也带到笔者这里看，不到两个月的时间，停掉了包括甲氨蝶呤和较大剂量强的松在内的所有西药，口服中药治疗效果满意，现在治疗接近三个月。）我于 2013 年 11 月 17 日无意间发现全身起小红点，在本地（县医院）吃药、涂药，不起作用。期间，我在网上了解到，张英栋大夫看银屑病有独特的方法，他的“给邪出路”在全国也是有名的。12 月 2 日，我来到山西省中西医结合医院中医科，找张大夫看，他一看说是银屑病，开了药，让我去书店买他的书，看书治病（他说买本书看去吧，书上写得很清楚，看了就懂了，懂了病就好了）。大家一定要按大夫说的做，我在治疗前期没有好好看书，没有严格按照大夫说的做，只靠大夫开的药，导致我的疗效比较慢。后来，在大夫的引导下，我慢慢觉悟了，现在我的皮损基本全退，只有头上和小腿还有一小点，所以我已经不需要每周去了，三周复诊一次。看病初期，希望大家能按大夫说的做，最好一周1～2次，不要怕麻烦，大夫这样做是有原因的。其实，我们这病不是只靠药能治了的病，要自己注意调节生活习惯，把自己的身体调节到一个正常的状态，让全身均匀出汗，把病邪散出去，但要达到全身均匀出汗是很难的，需要想很多办法。我现在还没达到全身均匀出汗，尤其是小腿基本不出汗。我的方法是腿上穿得厚一些，上身可以少穿点儿。（写于2014年2月19日）

【经验十四】笔者按：从表面上看，“发烧或上呼吸道感染会引起银屑病的复发或加重”，但从机理上分析，是针对发烧或上呼吸道感染的“误治”导致了这一结果。笔者经观察、分析后得出的阶段性结论是：发烧或上呼吸道感染可减轻银屑病，或者说可以让银屑病“动”起来，变得容易治疗。

孩子发烧怎么办？这个问题似乎不是难题，去医院都能解决。

笔者建议：3岁以上的孩子，如果之前没有高热惊厥过，不妨先观察。体温超过38.5℃，甚至超过39.5℃，再做应急处理也不迟。

有时，急急忙忙的所谓对证处理，对身体的长远健康不利。

我们需要慢慢建立起一个观念：会发烧的孩子，身体才壮。同时，发烧可以提高身体的免疫力。当然，前提是发烧的程度不要超过身体的警戒线，不要造成对身体的急性损伤。

多数家长怕孩子发烧，特别是患过银屑病的孩子或正在患银屑病的孩子。因为很多书籍和文章里明确写道：“发烧或上呼吸道感染会引起银屑病的复发或加重。”

但是，笔者经观察、分析后，得出的阶段性结论是：发烧或上呼吸道感染可以减轻银屑病，或者说可以让银屑病“动”起来，变得容易治疗（观察范围为3岁以上的患者）。

那么，为什么大家会有“发烧或上呼吸道感染会引起银屑病的复发或加重”的看法呢？

因为目前的实际状况是，只要有发烧或上呼吸道感染，都会去治疗，而治疗用的几乎全是清热解毒或消炎退热药。从表面上看，“发烧或上呼吸道感染会引起银屑病的复发或加重”，但从机理上分析，是针对发烧或上呼吸道感染的“误治”导致了这一结果。

这就提示我们：在感冒或上呼吸道感染时，如果没有把握治对，不如不去治疗。

然而，发烧的时候敢不治吗？“纸上得来终觉浅，绝知此事要躬行。”以下文字出自一个患儿母亲之笔，详述了该患儿在发烧不乱治后身体渐渐强壮起来的经历，值得大家思考。

儿子今年9岁，2011年初，他在感冒后身上开始出小红疙瘩，确诊后，在当地人民医院治疗，服用过复方氨钛素片、复方青黛丸、维生素口服液等，外用卡泊三醇。2013年4月，孩子突然全身大面积出现红疙瘩，头发、耳孔里面都是。经过3个多月的治疗，却越治越重，作为家长，我心里特别焦急，但是没有办法。后来，在网上看到张大夫的视频，又买了他的书，看完后就下定决心带孩子去太原治疗。两个月后，身上已经没有疙瘩了。

孩子在治疗期间，于夏天发烧一次，冬天发烧两次。其中，夏天烧到38.5℃，4天后自己恢复了正常体温，期间一直喝开水、晒太阳。冬天第一次发烧，温度达到39.3℃，我整夜没睡给他物理退烧，连着3个晚上都是39℃以上，第4天流了鼻血，晚上体温完全恢复正常。

孩子从小体质不好，温度稍有变化就会感冒、发烧、咳嗽，每次都是吃退烧药，严重时输液，这3次完全没用药，烧就自己退了。孩子现在身体状态非常好，饭量比以前大了，抵抗力也明显增强了。过年期间，天气忽冷忽热，我也不像以前那样担心他的身体了。

【经验十五】生病期间，我在这个论坛中找到了很多宝贵的经验，现在我也把我的经验分享出来。2013年11月，我得了重感冒，发烧，喉咙肿痛。当时正赶上工作最忙的时候，不能在家休息。为了能正常工作，把烧退掉，我吃了一些西药退烧。吃过之后，每天晚上都大汗淋漓，当时没发现什么不对。感冒恢复（笔者按：症状减轻）后，身上开始起小红点，从后背开始，迅速蔓延到腹部、手臂、头皮，后来发展到满身都是，可以说是体无完肤吧。一开始，没搞清楚是什么，去看西医，有说是细菌感染，涂了一个礼拜抗菌药膏，无果。接着又看了两个医生，一个说是银屑，一个说是过敏，又开了新的药膏，我看到里面有类固醇，知道是激素，所以基本上没用。现在想想，还好没用。激素是见效快，但只能暂时缓解，以后会反弹得更厉害。后来，我又看了一位老中医，给了中药吃，里面有蛇床子之类的药，还有外擦的药，没有明显效果。吃了一周药，我去了墨西哥玩，又是游泳，又是晒太阳，10 天后，我的皮损大片消退，特别是晒太阳多的地方。但当时我还在吃药，也不知道是因为吃药还是晒太阳。但是，回国后，皮损又大量复发，而且更加严重。我知道药没有效果了，就把药停了。期间，我在网上搜索了很多关于银屑病的资料，很幸运，我找到了张英栋大夫的微博和“好大夫”网站，给了我一线希望。他的文章我能找到的都看了，包括其与患者的互动。他的理论有创新，又自成体系，在我看来，很有说服力。我给张大夫打了电话，他给我提了很多宝贵的意见，包括保持全身暖暖的、潮潮的，运动，无感泡澡等。我都按照这些做了。虽然我还没有达到理想状态，但一直朝这个方向努力。2014 年 1 月，我的皮损好了很多。2 月份，完全恢复。现在连痕迹都快看不出来了。这段时间，我还要多谢我的老公，他一直关心、爱护我，不让我有心理压力，让我总保持愉快的心情。虽然我没有面诊，但多亏了张大夫的建议，我才得以康复。我印象最深的是，在我稍有恢复的时候，他告诉我，不要太关注皮损，而要关注身体出汗的状况。身体健康，自然就没病。这些对我的启发很大，至今我都没有中断为健康而努力。因为我知道，银屑病发病是身体的一个预警，虽然现在皮损不见了，但我还没有做到全身均匀出汗，所以还要坚持运动，保持良好的生活习惯，避免让银屑病再次发病。生了病，不要怕，冷静地面对，你也会像我一样康复。（写于2014年3月26日）

【经验十六】年前腊月二十六，学校终于放寒假了，本来觉得可以松口气，回家好好休息几天，没想到，高度紧张的精神一放松，身体开始出问题了。从山西到山东十几个小时的车程中，我感到浑身疼痛，从骨头里散发的痛！喉咙也痛得说不出话来，吃了几片阿莫西林根本不管用。双眼也睁不开，坐在车里也没有热水喝，直到下午5点回到家。回家后立即到二姐家，她是医生，一给我测量体温，38.5℃，于是打了一小针退烧针，喝了半包瑞之清，回到家烧就退了，也就没有再吃药打针。可是第三天，嘴角就起了一个大火泡。初七又回到山西，初九早晨起来就发现额头红了一片，脖子下面起了几个红点点，社区医生说是过敏，吃了五天的扑儿敏和消炎药，身上反而越来越多，医生又建议我输青霉素。输了半个月，全身都布满了红点。后来，去了中医院和山西大医院，专家告诉我是银屑病，并且告诉我说这种病不能根治！拿了好多的中药，回到家后，天天哭，心想这辈子完蛋了，想死的心都有了！吃了五副中药没见效，我更痛苦了，老公、孩子跟着我着急。孩子说："妈妈还不如让我替你得病呢！"话一出口，我再次泪流满面。老公帮我在网上找到了张英栋主任，我只是抱着试一试的态度来到了中西医结合医院，没想到我遇到了我生命中的贵人——张英栋主任！那天，我早早来到医院，挂了第二名，随着时间的过去，前来找张主任的人也多了起来。他们在那儿兴致勃勃地交流着，我也忍不住加了进去。我发现，张医生的病人和其他医院的不一样，他们个个热情、乐观，亲如一家人！当时，我想这得是什么样的医生才能塑造这样的患者呢！其中，一位师傅给了我很大的鼓励，我更有信心了，压抑了20天的心情终于轻松了，久违的笑声又流动了起来。见到张主任，第一感觉是年轻，在交流过程中感到他和蔼可亲、知识渊博。他详细询问了我的病情，认真地为我把了脉，告诉我银屑病是可以根治不复发的。3个月的集中精心治疗，我现在已基本痊愈。治疗中，我总结了几点：（1）银屑病是典型的身心疾病，我们的个性、情感、紧张、烦恼、忧伤等都有可能引发疾病，所以一定要保持良好的心态。（2）听医生的话。张大夫不仅是一位医术高明的医生、知识渊博的学者，更是一名优秀的心灵指导师，他还是我们患者手中的拐杖。(3)关注汗，要坚持温和、连续、持久的运动。我原来根本不运动，嫌麻烦嫌累，现在我每天都坚持至少两个小时的快走，全身基本都能出汗。更重要的是，要注意出汗的范围和量。出汗要长时间、遍身、微微有汗，夏天不能多，冬天不能无。(4)注意“四多两温度”。张大夫告诫我们要关注身体的温度、心灵的温度，要适度多晒、多动、多穿，汗出均匀后适度多吃发物。(5)该忌口时要能管住自己的心和口，忌食生冷食物，多吃温热性质的食物，将体质控制在一个偏阳的状态，为“正汗”提供保障。(6)多学习。医生是拐杖、是教练，要想走得更好，身体好得更彻底、更健康，需要我们自己更主动地去学习，跟医生学习，跟书学习，跟好得快的患友学习。以上几点是我这3个月以来的点滴收获和治疗心得，希望得到张大夫和患友们的指正。身体是自己的，健康要我们主动来营造。这里再引用一位患友的话：“在发病之初遇到张主任，是我们的福气！”(写于2014年6月4日)

【经验十七】经过近一年的治疗，儿子的皮损已完完全全消失，个子也突然间见长了（之前三年，身高、体重几乎不变)，不良的生活习惯也改变了许多。看着越来越健康的儿子，我由衷地感谢张医生及您的团队，您是当今真正的医者，真正的白衣天使。祝您平安、健康！(写于2014年7月28日)

【经验十八】儿子的皮损完全消失了，一周后，药也不用喝了，我由衷地感谢张医生，遇到您，我们深感荣幸！

两年前，儿子皮肤出现小红点，之后慢慢扩大，医院诊断为银屑病。由于家中有患此病服药几十年都无效的老患者，家人一度对治疗失去了希望。曾经找一些专家吃过少量的中药控制住病情后（小腿上留一小块），便没有过多的医治，遵医嘱不吃发物、外涂药膏，看似不严重，却整天提心吊胆。因为稍不留神，别的地方就会长出小红点后扩大，终日小心翼翼地早晚为孩子做检查，看哪里有新起的红点，然后涂药，生活好像没有了出头之日……凭着对孩子的爱，经常在网上看关于银屑病的各种资料，某一天终于看到了张大夫写的关于儿童发烧与银屑病的一篇文章，里面写的一个病例与我儿子的经历是如此的相似，翻阅了张大夫的书，了解了他那种与一般医生截然相反的看病理念，决定去试试。

初见张大夫，年龄不大，双手把脉，然后很认真地在电脑上做记录。长这么大，第一次见到这么认真的大夫，嘱咐我们停掉涂的药，不干预病情一个月后再来。之后，儿子的皮损疯长，再次见到张大夫时皮损已遍布全身。看着皮损越来越多，真是心痛至极。“泡澡＋中药”，3个月后，皮损明显开始变薄。治疗期间，张大夫强调最多的就是出汗，通过让小腿、胳膊多穿衣服再运动来促进出汗。让身体变得容易出汗，大概用了半年的时间。之后，皮损开始快速消失，但胳膊、腿上仍留有极少量的皮损，且时厚时薄，张大夫笑称这是要给我们留点儿记性。原以为要保留很久，没想到这个夏天刚来不久，加上快考试了没怎么吃药，皮损竟自己消失了。皮损刚消失后的一个月里，我没药喝，除了生冷的东西都在吃，也没有新的皮损出现，太高兴了！终于不用再整日提心吊胆。这次暑假来复查，得知可以停药了，这真是天大的喜讯，希望患友们也早日康复，加油吧！

我的经验总结：

（1）慎用抗生素，“有病不治，常得中医”。

（2）理性看待“发热”，“发热”是身体自愈能力的一种表现，不盲目退烧。

（3）看病不能偷懒，多查阅相关资料。自己明白了，才能找到真正的好大夫。很多医生很有名气，却不是明白的医生，我们一定要找到明白的医生，才有希望。每次在张医生这里就诊都能看到来自五湖四海的患者，大家为何舍近求远？

（4）明白看病的最终目的是让我们的身体更健康，那些“头痛医头，脚痛医脚”只顾表面现象的治疗，只会让我们离健康越来越远。

（5）多运动，多晒太阳，早睡早起，少吹空调，少吃冷饮，顺应自然。患友们要格外注意保暖，尽量避免阴暗潮湿的环境，多吃温热的食物，保持心情舒畅。

（6）尊重医生，多看医生的书籍及文章，成为合格的患者，治愈的机会才会更大。

很多患者发病都源于不良的生活方式，如滥用抗生素、常熬夜、居住环境潮湿、饮食生冷、不喜运动等。现在张医生的书是我的枕边读物，时刻提醒着自己与家人朝着健康的生活方式前进，再次感谢张医生及您的团队，祝您一生好运、平安！（写于2014年7月28日）

【经验十九】我家孩子今年7岁，女孩，发病于2013年9月，开学后发烧感冒了。治疗不久，额头出现3个扁平的疙瘩，开始没在意，后来身上也有了，才去医院看，医生说是牛皮癣。我紧张害怕，开始胡乱给孩子用药，越治越严重。后来，在网上找到了张大夫，在张大夫这里看病已经两个月了，从开始的乱治到找到张医生，我们经历了不到一年，孩子没少受罪，我也是以泪洗面。但是，到太原治疗了一个月，病情就开始好转，因为孩子的病情比较严重，全身都有。治疗到一个半月时，孩子开始发烧，什么药也没用，就是多喝水。扛过去之后，发现身上的皮损突然间变得很薄很薄了，我们惊喜万分，这都要归功于张大夫，是他帮助和指导我们与病魔抗争。接下来，我们还会继续努力，坚持锻炼（一定会多读张大夫的文章），我相信健康会马上找上门来的！（写于2014年9月11日）

✲ 发病经历 ✲

【消炎危害】 于某，7 岁，得病 2 年。5 岁时刚上幼儿园，因环境陌生，孩子不适应，经常感冒咳嗽，时不时就服抗生素和感冒药。2012 年 1 月，发现腿上有像痘一样的东西，有 3 处，持续两个月没下去，后来在当地医院看说是牛皮癣，又去了市中医院去看，说的结果一样。医生说孩子小，又只有三四处，就开了外用药，涂了大概一个月左右就好了（笔者按：症状消失）。2013 年 12 月，因感冒咳嗽感染了肺炎，在儿童医院住了 9 天，挂的阿奇、头孢、激素等药。2014 年 1 月，脸上长的小痘越来越大，胳膊上也长了，腿上也有了，我担心极了，每天都上"好大夫"网站。张英栋主任看儿童牛皮癣最拿手，于是 2014 年 4 月我们直接去找张主任，经过张主任两个多月的诊治，孩子现在恢复得很好，身上只有胳膊肘一处一点点了，我相信孩子会好起来的。

【炎症误治】 我的孩子今年 11 岁，在 2012 年 5、6 月份的时候发现的头部皮屑。当时，对此并没有引起注意，以为是普通的头皮屑多而已。用过采乐，但一直没有什么效果。后来，陆陆续续到当地的皮肤病医院去看，起初被诊断为湿疹，就用一些外用洗剂，还打了不少的抗过敏针，就这样一直治疗了一年多，也不见好。

其实，孩子之前的身体比较弱，经常感冒发烧，扁桃体发炎，每次遇到这种情况，我们就会给他吃些消炎清热的药物，比如清开灵，还有消炎药，厉害了还会打吊瓶。现在想起来，孩子发生这种病可能与之前的吃药有很大的关系，真是后悔死了。

2013 年，我通过“好大夫在线”咨询了北京的专家，开始怀疑这是银屑病，后来又到当地的皮肤科找专家看过几次基本上确诊。当时，大夫主要开了些治疗银屑病的外用药，可是效果并不好，而且担心会有副作用，所以没有用多久就停了。当时，我们当地的一个皮肤病专家给使用了青霉素疗法，连续打青霉素（剂量较大）7 天，很神奇，打完后皮屑就没有了，当时非常高兴，但没过多久，孩子又感冒了，所以很快就又复发了。

在非常困扰的情况下，通过“好大夫在线”了解到了张主任，电话沟通后，在春节后 2 月份专门从青岛来到太原进行面诊，后来又加入了远程调整……在张主任那里开药，在孩子吃药 3 周的时候，突然头皮屑都消失了。因为孩子年龄小，虽然家长督促，但不容易做到微汗并保持，但我们仍在坚持。在治疗过程中，我感觉摆正好心态，调整好生活习惯，按照大夫的要求做到，并以一种无为之心来对待，可能会更好。

【发热误治】廖××，女，12 岁。2013 年 12 月扁桃体发炎，发烧，同时伴随全身（四肢、前胸、后背、头顶）点滴状银屑病。（医者注：为什么发烧会引起银屑病？是发烧引起的，还是发烧误治引起的?）首先在某某大学第二附属医院皮肤科就诊，医生开了复方甘草酸苷胶囊，疗癣卡西甫丸，以及一种含激素的药膏。医生要求孩子输青霉素，但孩子对青霉素、阿莫西林都过敏，就开了阿奇霉素。吃了一周后无效，医生又让输了一周另一种不过敏的消炎药（名字记不清了），治疗一周后仍然无效。因不想让孩子一直输液和用激素药膏，所以我们决定去看中医。接着孩子到某某中医学院一附院皮肤科就诊，因为孩子同时还咳嗽，所以我们同时又看了中医学院儿科，经化验，支原体感染。医生先后开了阿奇霉素及止咳药，输液大约5天，又吃了一段阿奇霉素及止咳药，但孩子的咳嗽还是没完全好。后来，我用偏方：每天给孩子吃熟山药汁加冰糖，一天吃一根山药，孩子的咳嗽后来好了。皮肤科治疗时，开了草药（这是最后一次草药的方子：野菊花15克，土茯苓10克，白花蛇舌草15克，地黄10克，牡丹皮15克，赤芍10克，紫草10克，白鲜皮15克，白茅根30克，黄柏10克，蒲公英20克，甘草（生）10克，石膏30克，黄芩10克，半枝莲15克，淡竹叶10克，苦参10克，板蓝根30克，金银花20克)，因孩子嗓子一直红又开了点儿舌丸，同时还有两种药膏要混在一起用。一开始，这些药很见效，治到今年3月底，除小腿还有少量红疹外，其余地方的皮损都消失了，只留下了一些白印。因为小腿上的红疹一直不好，吃了一个月的药没有什么变化，后来我们就换了该院国医堂最老的皮肤科专家来看，希望能彻底治好，谁知老大夫完全换了药方但治疗仍以清热凉血为方向。孩子吃老大夫的药一个月，病不但没好，反而越来越重，我们只好又回来找原皮肤科的大夫，但吃了原来的药也不行，孩子的病一直在发展——原来只有小腿后有皮损，现在大腿、胳膊、脸上都有了。

直到6月，买了张英栋主任的书并从“好大夫在线”网上咨询后，听从他的建议把孩子的药都停了，每天坚持带孩子锻炼。孩子停药后，皮损越来越严重（医者注：为什么停药后会越来越重？是前面的治疗有问题，停了就压不住了吗?），后来前胸也有了少量红斑，脖子、后背也有了一些皮损，孩子的脸上皮损严重而且很痒，小腿上的红斑慢慢连成大片。孩子的小腿因为皮肤干燥还经常很疼，我们只好给她抹些香油缓解一下。

2014年7月3日，开始到山西接受张大夫的治疗，目前治疗了两周多（医者注：第一周吃药7剂，第二周吃药3剂，第二周服用的是惊世骇俗的方药）。孩子的皮损有明显好转，脸上好了一大半，脖子、后背皮损已消失。最严重的小腿原来大部分皮损处中间已不再发红，看起来像正常皮肤了（医者注：可惜只关注了皮损的变化，而没有描述出汗和整体状况的变化）。我们还会继续坚持治疗，多谢张大夫让我们看到了孩子康复的希望！

【性格+潮湿】：某男，43岁。1997年7月，因公去武汉开会。出于好意，把标准间让给带妻子来开会的同事，自己和其他同事去挤没有空调的4人间，住了一周。武汉酷热难当，加上潮湿，工作强度也高，回太原后，扁桃体化脓发炎且高烧。我大概每年犯一次扁桃体发炎，只是这一次猛烈了一些。输液一周，烧退了。时隔几天，我发现头上出现红疹子，而且脱皮，还不以为然，又过几天，全身都出现了红疹，这才去医院就诊。我问当时的一位主任医师："这病不难治吧?"他回答："是银屑病，治治看吧。"我心里一沉，知道自己遇到麻烦了。之后的17年岁月，它与我同在，驱之不离，纳之不安，直至今日。

这些年，我曾服过运城某医生的七仙消银丸，吃过灵芝片、复方丹参、迪银片、藏药十八味欧曲丸，静脉滴注过黄芪注射液和清开灵注射液，还吃过各种方剂草药，甚至误用过乙双马啉。这些年来，病情缠绵起伏。直至2011年，病情突飞猛进，全身皮损面积接近90%。我去某某中医院求医，运用中草药、阿维A、萌尔夫等各种药治疗两年，其间一度皮损好转，最终反复，依然如故。

偶听北京中医院大夫为山西患者推荐张英栋教授，我开始查询张教授的信息。先接触了一些文章，对其理念深深认同。这成为接受广汗法与张教授治疗的开始。

治疗一年了，虽然并未立竿见影，但我内心比较安定。我知道，如果方向正确，有时慢即是快，总有水到渠成那一刻。

我曾问张教授："我的病在您的患者中算复杂的，您是否有信心呢?"他答："我有信心，我会陪你走到底。"我受到莫大鼓舞。

好！张教授不放弃，我也不放弃，那就让疾病放弃吧。我相信这一天的到来。

得病后，我也反思致病的原因。扁桃腺炎的误治诱发，终究只是诱因。熬夜、浓茶、吸烟、性格沉静而不疏朗、喜静恶动、素食、多思、不运动，这些恐怕都和病有或多或少的关系。一个当过医生的朋友这样告诉我："做一个你不熟悉的自己，应该对你的病有好处。"我想这或许有些道理。

在张教授这里治疗，有些不像单纯的医疗，而像把人生的欲望、行为、好恶，静静地、缓慢地梳理和调整一遍，不纵不偏、不缓不急。万物皆是良药，取法自然，与道合一。遵从医嘱，耐心治疗，我坚信"面朝大海，春暖花开"的一天终要到来。

【潮湿 + 贪凉 + 邮购药】20 年前，每到夏天穿裙子时，我的右小腿上就会出现一个黄豆大小的红色肿块，痒得要命，擦什么药都不好，用火来灸也不行，越来越大，大如一分硬币。秋天就消，夏天又来。

如是反复几年，终于有人告诉我那是牛皮癣。医生给我开了一种叫恩肤霜的软膏，就这样擦了消，消了发，发了擦。又过了几年，腿上的不见了，脸上开始出现，薄薄的，红色。

2011年，清明节，觉得头痒难忍，头皮增多，刚洗完头，还会哗哗地往下掉头皮。接着，后脖子、身上、双小腿开始一点一点地出现红色小包，然后慢慢变大，奇痒无比。

诊断是牛皮癣，医生个个摇头说难治。再加上听人说某某人治了，好了不到半年就又发了，如此就断了去本地治的心。在网上看到石家庄某医院可以网上诊疗，又了解到那个医生是专家，在某国际牛皮癣大会上发过言，某位患者经他治愈后送了20万元。于是，在没有更好的选择下，我汇款买药吃。

一吃果然有效，半个月皮损变大，一个月皮损消失。医生叫我吃着吃着，见好一点儿就自己慢慢减药。后来发现，根本不能完全停药，停一个月就又复发了。而且吃这个药，我天天下午拉肚子，越来越瘦，怕冷，胃部特怕冷，我在夏天还得抱热水袋。

2013年，更可怕的事来了，我在儿子头上居然发现了几个皮损，赶紧上网查。在“儿童牛皮癣”一栏中发现了张英栋的名字，并看了他的理论，觉得和我的情况很符合，我若再“清热解毒”，就要见“马克思”了。于是，我在“好大夫在线”与张大夫取得了联系，千恩万谢，终于踏上了正确的治疗之路。每次回想，我都充满感激。

我的病因分析：

（1）小时候，住的棚户区，地板没硬化，一年到头都是潮湿的。

（2）从记事起，父母吵架、打架不断，心中充满恐惧。

（3）爱臭美，每年春节后必然大量运动加节食减肥。爱穿裙子，冬天也一样。

（4）夏天有一出汗就洗澡的习惯，一天必洗三次。

（5）总想面面俱到，鸡毛蒜皮大的事也要牵挂不已。

（6）遗传，我妈有，不严重。我两个姐没有。（笔者按：遗传？为什么姐姐没有？）

【潮湿+情绪+乱治】2005 年，我得了湿疹，2007 年再去检查时，发现就变成了银屑病。患病前，因为寝室比较潮湿，加上那段时间，情绪有些不稳定，很低落。不久之后，就发觉胸口长了一些红点，头部也有一些，最开始倒是面积不大。2007 年，去医院就诊，开了一些西药和点滴，多数都为消炎药，基本没有效果。

后又去某八一医院就诊，外用药水和口服胶囊。外用药水有激素，口服胶囊不确定有没有。2007 年冬天，又去某中西医结合医院，经一个医生推荐用了“斑蝥+白醋+砒霜”的外涂药，涂在皮损处，十分痛苦，涂什么地方什么地方就长水泡，无效。

2008 年夏，经亲戚介绍去某市一家私人诊所就诊，治疗方式为“药浴+口服药”。服用之后全身爆发，这是一个转折点，之前的皮损不是很多。经此治疗后，全身面积就非常大了，大夫倒是能把皮损发出来，但是没有办法收回去，无效。

2009年夏，开始在某省中医院就诊，药方多为凉血解毒之类的药物，没见好，倒也没有恶化，陆陆续续地吃了一年多。期间，心态很不好，已经不拿这个药当药吃，完全当安慰剂吃，给家里人看的，为了安慰他们，我还没有放弃，其实心里已经很绝望了。经过漫长的治疗，我开始有些厌倦治疗了，有了宁愿不治也不乱治的意识。其实，这一期间，我的身体还是有自愈规律的——夏天轻，冬天会变重。

2011年，经朋友介绍，找了份工作，日子变得充实起来，天天都很高兴。因为又是冬天（笔者按：应该是夏天吧），自愈得非常好，年后妈妈让我喝转移因子，喝了三天，就觉得特别不舒服，浑身特别痒，皮损处出现了大面积的皮屑，实在忍不住了，就到一家私人诊所就诊。治疗方式为“药浴+外用药膏”，起初效果很好，全身皮损大面积消退，但是停不下来药，一停药就反复。

2012年冬，因为脸上长了痘痘，大夫给我换了药浴方子，里面加了皂刺。外洗后，脸部、脚踝处出现了肿胀。后来，住院60天，治疗方式为“点滴+口服药+环孢素+阿维A”，无明显效果。医生建议注射甲氨蝶呤，我拒绝了。后又去了原来那家诊所，还是用原来的方法，结果用了十几天后就又爆发了，原来的治疗方法已经控制不住了。

2013 年 4 月至 10 月，一直在家待着，十分惶恐，感觉很糟糕，不知道怎么治疗了。朋友的妈妈在“贴吧”上认识了一个在张大夫这里治疗过并且痊愈的患者，他曾参加过最早的夏令营。和他通过几次电话后，自己又上网查阅了一些关于张英栋主任写的文章，觉得很靠谱儿，10 月 7 日就找张大夫就诊了。

我的经验总结：得了银屑病后，湿疹居然就好了。其实想想，湿疹就是“给邪出路”的方式，只不过为了治湿疹，把湿疹治好了，“出路”给堵死了，就变成了银屑病，银屑病变成了“邪”的出路。居住环境潮湿，精神压力大，是得这个病最主要的原因。大概初患病时，什么都不懂，什么药都敢尝试，都敢用，造成了皮损进一步变大。所以，告诫患友：没有更好的办法之前，宁愿不治也不要乱治，这是我最大的体会。

【居室潮湿】我今年 26 岁，病史 13 年。13 岁那年，我在外村念初中，学校宿舍有限，我们只能租窑洞民房住。那些民房年代久远，蝎子、蜘蛛经常出没，我就在这样的房子里住了三年。

入住的第二年夏天，身上突然起了一堆红疙瘩，当时以为是蚊子咬的没在意。回到家，父母也以为蚊子咬的。后来实在痒得不行，就去村里的诊所看病。医生说是湿疹，开了一些药。后来，越来越痒，红疙瘩表面开始有白皮，爸爸就骑着偏三轮带我去市里大药店买药。进了药店，一位卖药的阿姨看了我的疙瘩后说，这保不准是牛皮癣。听了这话，我整个人都蒙了。之后就开始了漫长的求医路，家里人四处打听治牛皮癣的方法。听说当地一家中医院不错，开了几百元的药回去吃，一点儿作用没有。后来看电视广告，说一种叫××肤即宁的药可以治，买了立即试用，确实管用，抹上几天就下去了。以为日子就这么平静了，停药几天又开始复发，就这么抹上下去，起来再抹，药也贵，抹在身上还疼，只好重新找医生看。

接下来的经历就不想回忆了，充满了辛酸和泪水，财力、人力消耗殆尽，期间还遇过骗子，也遇过没医德的医生，使劲儿地让吃激素药，整个人胖到 120 斤，头发也掉了，真难以想象那段日子是怎么过来的……

2013 年 6 月 3 日，我初识张大夫。第一次看病，张大夫问了我很多问题，我都答不上来，当时大夫就说了一句："你去看我的书吧。"后来才知道张大夫的名言："你懂得越多，我治得越好。"现在经张大夫治疗一年多了，家里人也支持，每次回家他们都能看到病变处的变化。如果换以前的医生，他们是断然不同意在一个医生处看一年多的。太多感谢的话就不重复了，在这里有几点想与大家共勉：

（1）我们是病人，也是自己的医生，只有我们自己知道得多，才能全力配合医生的治疗。

（2）其实病不可怕，是我们自己把自己封闭了。

我坚信，在我不屈不挠地坚持下，在大夫的细心指导下，今年，我一定会举着锦旗出现在山西中西医结合医院四层张英栋大夫的门口。（笔者按：这篇内容与前面一篇情况相似，但内容更形象，请互相参考。）

【居室潮湿】这一天，我搬了新家，我很开心，因为终于有了自己的小天地。可是，这一天成为我噩梦的开始。我睡的房间有洗漱池，所以比较潮湿，到了冬天，这个地方就像一个大冰窖。可是，我一点儿也没在意这些，因为我终于有了属于自己的卧室。直到有一天，我发现自己的小腿上出现一个红点，当时也没有在意，可是慢慢地，它越变越大，越来越厚，而且非常痒，这时我才意识到问题的严重性，于是马上到医院进行检查，结果是银屑病。

之后，我与它进行了长达 10 年的斗争！我去过北京、上海，用过无数的偏方，可是它一直反反复复。而我从医生那里得到的答案统统是“这个病不可能根治，就算现在好了，总有一天也会复发”。这个病摧毁的不单单是我的皮肤，还有我的精神！

2014 年 2 月，这个病再一次全面爆发，全身到处都有。在绝望中，我无意的一次上网看到了张英栋大夫，从网站中我了解到张大夫主治银屑病，而且是中药调理治疗，文章中介绍的中医学病理更是一针见血。于是，我抱着试一试的态度去了山西中西医结合医院。

看到张大夫，我有一种莫名的亲切感，让人不由得心安。来到大夫面前，我还没开口，他就问我："平时出不出汗?""啊?"我心里很是疑惑，出不出汗和这个病有什么关系。我回答说："背上出汗，其他地方不出。"张大夫又问了我的精神状态，吃喝拉撒，为我把脉，看舌苔、舌根，并向我讲述了为什么会得病，等等。张大夫让我回家多晒太阳，多运动，让全身出汗。这时，我才了解到张大夫的"广汗法"，也才注意到原来我一直都不出汗，而且在盛夏也基本不出汗。

出了医院，我立即去书店买了一本张大夫写的书——《银屑病——我对"给邪出路"的临证探索》，细细地研读起来。我才发现原来的医生不是把病向外排，而是为它们"盖了点儿土"，只是现在看不见了，终有一天他们还会出现，并且会越来越"茂盛"。而张大夫的"广汗法"就像是为它们打开了一扇大门，让它们统统跑出来，没有了根源，自然就不会再生长了。了解了这些，我对自己的病治愈又重新燃起了希望。

看病后的第二周，我的上身开始出汗，身上的皮损开始变红，但是小腿还是没有反应。第四周，我的全身开始出汗，但是上身出汗多，张大夫说要控制上身的出汗量，要做到全身出微汗，维持时间要长，出汗要均匀。第六周，我能全身均匀地出微汗，身上大块皮损也在逐渐扩散，身上特别痒。第八周，我出现了胃疼，这是我一直都有的一个毛病，张大夫说想要病好，就要调理好全身，让身体处于健康的状态下，才不会生病。在此之后，张大夫为我调理了我的胃病和痛经的症状。之后的几个月，我保持全身出汗，并且精神好、吃得好、睡得好。直到现在，我就剩下小腿上的一块皮屑，其他地方已经完全好了。

10 年的银屑病，在我几乎要绝望的时候，是张大夫给了我希望，而张大夫不单是良师，更是我们的益友。在张大夫的引导下，我一定会坚持学习，坚持运动，我坚信终有一天我会痊愈的！

✲ 健康感悟 ✲

【给健康一点儿时间】

笔者按： 如果说得病是个好事，是我们生命过程中必需的调剂，你也许会不屑、反对，甚至恼怒。下面请读这篇《给健康一点儿时间》，或许会引发你思考：医学的目标是什么？医生的作用是什么？患者的最终目标又是什么？……这些根本性的问题，似远实近，值得每个人深思。

得了病，我们都在急于摆脱。

摆脱什么？

生命是一个过程，疾病这个侧枝本身就是生命之树的一部分。

“摆脱了风，又迎来雨”的方式，

说白了就是自寻烦恼。

给健康一点儿时间，
这是疾病的提醒，提携，
“想一次不如做一次，做一次不如错一次”，
疾病是错误的小结，
是正确的起点，
我们不怕犯错，只怕执迷不悟。

给健康一点儿时间，
疾病是个刻薄的监督者，
越是在你中意的地方让你出丑的病，就越刻薄，
它逼着你改变，
让你马上意识到自己的问题，
但不是让你急于去文过饰非，
掩盖一个问题，是对自己犯罪，
与其掩盖，不如让它存在着，
督促着生命的自我完善。

给健康一点儿时间，
医生的话你可以表面上听，实际上置若罔闻，
但是生命的警告你也不听吗？
生命的法则就是“有问题，表现出来，然后去改问题”，
在不断的微调中学会正常、适度地生活。

给健康一点儿时间，

只有病能让你做到，

如果你还不给，

她去了又回，

如果你给了，

她才会一去不返。

你把它当作敌人，它会牢牢地刺入你的身体，

你把她当作朋友，她却会翩然而去，不顾及你的思念。

让她走，还是留下来，

只有你最有发言权。

无论如何，

请给健康一点儿时间，

而不是给疾病一堆时间……

【不要和健康讨价还价】

笔者按：如果说得病是个好事，是我们生命过程中必需的调剂，你会恼怒；如果说疾病是个刺，必须给予足够的耐心，找到它来的方向，然后客气地请它出去，你又怎么想？

《不要和健康讨价还价》告诉你自己做得够不够不是自己说了算的……

经常，

会听到病者说：

“我已经如何如何了，

还要我怎么样呢？”

仿佛，

自己已经做得很好，

可是健康为什么还不来到？

健康是自己的，

是自己的错误让她走上了岔道，

难道一点点改变，

已经觉得自己做得很好？

比如一个跷跷板，

在错误上已经压了太多的砝码，

正确上刚刚放了一点点，

便开始叫嚣，

会平衡吗？

疾病就是个锥子，

如“头悬梁锥刺股”，

是身体的本能设了一道防线，

当你越界便会扎你一下，

没有疾病的痛，

你还会改变吗？

有了身体的痛，

你愿意足够地改变吗？

和健康讨价还价，

是在拿生命做交易，

你已经做得够好，

但是健康还没有来到，

只有一个答案：

还不够好！

与其抱怨和焦躁，

不如默默地耕耘，

春种除草秋收时，

恢恢天路自有道。

不要和健康讨价还价，

那是愚蠢的自己在与智慧的自己开玩笑。

人法地，地法天，天法道，道法自然——体味自己本身的规律，

好好地使用人体吧。

它是天地的杰作，

珍惜，

观察，

坦然，

改变，

耐心，

酝酿。

健康是个果，

不健康也是个果。

健康是一天，

不健康也是一天。

一辈子的账，

看你怎么算。

也许，

给生活一个停顿，

一个转折，

是对的，

你还可以继续讨价还价，

也可以学习顺着“她”。

【病，帮助你改变生活】

笔者按：病是警钟，你要学着听懂警钟善意的提醒，还是急于把警报关掉?《病，帮助你改变生活》告诉你，该怎么做。

你在摆脱疾病，

你在摆脱自我，

忘了病是自己生的，

需要自己重新认识生活。

从一个“婴儿”，

到需要大修，

你走过了太多。

一天天的积累，
可曾记得?

一天天的积累，
需要面对。

尊重带病的生活，
那是自己的错，
学会接受。

不要急于摆脱疾病，
迎接一个重新开始的自我。
病是身体问题的表现，
你要做的是学会生活。

【我想有一个病】

我想有一个病，
让生活停顿。

我想有一个病，
让愿望归零。

我想有一个病，

让梦被唤醒。

谁又没有病？
病太小，不能让我们停下来，
聆听心的声音。

投入病态的生活，
欲望催动着陀螺，
想要停下来，
难得。

能自动停下来的是智者，
可以被动停下来的是上天的垂青。
我想有一个病，
一个不会马上要命，但时刻警醒的病。

当我偏离正常的轨道，
她就像一根针，将我刺痛。
愚蠢时，我会诅咒她，
但不再愚蠢时，我便可以冷静，
冷静地将她看清——
是她让生活停顿，停下来让我感知生命，
是她让愿望归零，生命的愿望获得尊重，

是她让梦被唤醒，是否重要需要重新界定。

与其病后反省，
不如病前警醒，
我不是智者，
我想有一个病，
一个不会马上死去的病。
生命的路上多一个陪伴，
不该有的负担早些看轻，
让生命的路更长更稳。

【带病生存，谁说不幸福】

笔者按：什么是病？病是健康生活出现的一个侧枝，需要修剪后，让树更好地成长。可以说，人这一辈子，就是在主干和侧枝的调节中度过的。从某个角度讲，每个人都是带着“病”生存的……幸福，又是什么？

二十年前，我们用的是单车。那时，若是车坏了，都得推到街角转角处的修车老大爷那儿，看着他慢悠悠地拆下轮胎，在水中一点一点检查漏气的地方。再慢慢地磨好胶皮，涂上胶水，晾个半干，然后补上，再下水检查，确定不漏了才慢慢地装回去。你要是催得急，老大爷还会略低下头，从眼镜上方看你一眼，并说：“慢点才能补得好，才耐用。”

后来，我们用的是摩托车或汽车，那就简单了。哪儿坏了，开到修理厂，把坏的部位整个卸下来，换个全新的，谁还有工夫去修修补补啊。

科技确实改变了生活，快捷简单的生活方式也让人的欲望越来越多，心也越来越浮躁。人们开始对自己的身体任意驱使，不仅无暇保养，还不让生病。医院里随时都会听到这样的抱怨：怎么治了这么多天还没好？这些病患好像恨不得自己也能像变形金刚一样，可以手坏换手，头坏换头。

可是，即使科技怎样先进，至少在今天，我们人的身体还是遵循着补了又用、用坏再补的使用原则。

得病并不可怕，究其成因，不过就是人体正常的系统（如出汗）堵塞了，热不能及时散出去，身体就启用了某些应急通道来散热。

所以，当你看到“带病生存”时，不要着急。“带病生存”不能理解为“这病根本治不好，会复发”，也不能理解为“治不好，我得一辈子带着痛苦活下去”。

我理解的“带病生存”是一种生活方式。当病状消失，身体正常，我们就要长期地把这个状态保持下去，就像你的头发容易干枯，你会很注意选洗发水，还会给头发焗油做保养一样。得病的人就是某个系统容易堵的群体，只要花点儿功夫保证正常，就不会发病。如果能像女性对待自己的脸蛋和身材一样地关注健康，病想复发都困难啊！

我们的身体目前无望能在高科技的帮助下，把身体的零件换掉，以换取身体的正常，那就只能像那个受损的轮胎一样，修补好了，也请你爱惜地使用。其实，放眼身边，有几人又不是带病生存呢？有断过腿的，上下楼梯小心翼翼；有胃病的，不吃生冷食物，细嚼慢咽。大家不都活得好好的吗？

当然，保持正常也不容易：早睡早起，多晒太阳，食物偏温，适当运动。你看看，这哪是治病的药方啊，分明是健康长寿的秘诀啊！

就让我们把病当成一个严厉的监督者，监督我们尽快走上健康长寿之路。我们完全有可能比一般人活得更快乐，更长寿。得病的人都免费拥有一位这样的监督者，难道不是一种幸福吗？

【课后独立思考之权衡利弊】

笔者按：医生是病人的帮助者，而不是主宰者。可大多数病人却放弃了对身体的主控，把医生当成了万能的主，医生要对病人的身体负全责。这对医者是不公平的，同样，对你的身体也不公平。

无论是谁，只要是没学过医的，就会很自然地把自己的身体交给医生，不假思索，让他来掌控生杀大权。

无奈的是，人吃五谷杂粮，哪有不得病的？大到癌症，小到感冒，一生中见医生的次数越来越多，不由让人心中生出无力感。尤其是人到中年，事业、爱情尽在掌控，身体却在失控，确实是让人惶恐又沮丧。

怎样才能实现对自己身体的掌控呢？那就要学会权衡利弊。

张主任的广汗法，更多的是要求病人学会新的生活方式，以达到自愈的目标。广汗法提出了很多具体的做法：晒太阳，低强度运动，捂汗等。

我的学习体会是：不能不假思索，把以上的所有办法一股脑儿用上。用哪种办法？怎么用？用到什么程度？这些都需要权衡利弊而后行。

权衡利弊的标准就是：精神好不好。

如：今天阳光很好，可以9点后慢走出汗；可以11点，晒小腿出汗；可以中午服药后捂被子出汗。

若是你的精神和体能都很好，那你可以把以上三个都用上，达到老师所说的“正汗无限长”的境界。

若你头晚没睡好，估计慢走腿会软，那就放弃慢走，选择中午晒太阳。这个不要动，消耗体能不多。

若你晒太阳会出大汗，汗后浑身无力，那你就得暂时放弃太阳这个好东西，乖乖地回家捂被子出汗。这个最好控制汗的程度。

张主任对于我的实虚体质说过：“宁可无汗，也不大汗。”这也是针对我的病情权衡利弊后的决定。

阳光很好，若你没觉得身体有进步，请暂时放弃或减少晒的时间。运动很好，若你觉得更累，请暂停运动或减少时间。

由上可见，随时关注自己的身体状况，每天做出正确的选择，身体才会越来越好，才能实现对自己身体真正的掌控。即使你没有学过医，你也能为自己的健康做主。

【我说了＋你不做＝？】

笔者按：在门诊，看到很多患者问："大夫，我什么时候能好呀？大夫我什么时候就不用吃药了呀？大夫，我怎么喝药这么长时间了没反应呀？"试问："大夫说的你都做了吗？"

张英栋大夫的名言是什么？

（1）你懂得越多，我治得越好。

（2）做自己的医生。

以上两点，你懂吗？你觉得自己在什么时候能做到呢？

我说了＋你不做≠疗效。

常常抱怨自己被束缚，整天活得很压抑，静下心来仔细想想：自己的命运为什么要让别人主宰？那同样，自己的身体为什么要交给药物去控制？药到病除，你会觉得医生高明；没有疗效，你会觉得医生技术不过关。你在埋怨医生的同时，有没有想想自己做得如何呢？

我说了＋你不做＝放弃健康的主动权！

作为一个患者，你必须深刻明白，医生只是医生，不是你的保姆，他不可能对你的生活无微不至地照顾，他也只是从望闻问切看到你的一部分，他会根据自己看到的给予你合理的建议："无厌于日……使气得泄，若所爱在外"。

这个处方真正能吸收的有多少？你按医生开的生活处方做了吗？还是在依赖药物的同时，放弃了自己的努力？

请大声告诉我：我说了 + 你不做 = ？

【感谢那场病，来得那么早】

笔者按：甲亢、高血压、心脏病等慢性病，笔者治好过很多。“不死的病都是上天对你善意的提醒”，明白了这些，病人会慢慢地放下“心”的重担，同时药物和患者习性的改变又让“身”得到了休整，这样，这些“心身疾病”都渐渐地自己好了。“病最终是自己好的，只要医生不帮倒忙”。本文是患友自身觉醒的过程实录，用了艺术的表现，请让我们记住：“令人痛苦的疾病，成了今天劫后余生般的庆幸”。

乔布斯说：“疾病像一种人生责难，不由得人不思考。”

三年前的秋天，爱人病了。从不知何时起的日渐暴躁的脾气，到饭量一天天增加，人却一天天消瘦。我不知所措地看着他像小孩一样翻箱倒柜地找零食吃。最后，当他伸出的双手不可控制地发抖时，我们终于意识到：他病了

一场紧张的化验下来，结果证实了我们的猜测：甲亢。不大不小的病，却对我们的生活带来了巨大的冲击。爱人自诩强壮的身体垮了，走路都没力气。儿子被告诫不能再叫爸爸抱。我们家再也没买过成袋的米，都是几斤几斤地往回搬。喜爱的工作成了累赘，爱人勉强应付着。周围同

事羡慕的眼光成了怜悯，过去的功成名就成了笑话。

一天，一个看望他的朋友送来了一小盆仙人棒，绿色的刺棒上开着小小的红花，小巧玲珑，很是可爱。爱人突然就萌生了种花的念头。从花店搬了一大堆花回来，有的放屋里，有的放阳台上，整个家每个角落都有绿色植物。

我知道他没法上运动场了，是想给自己找点儿事做。有空就陪着他浇水、松土、捉虫，两人有一搭没一搭地聊着。渐渐地，看花竟成了我们空闲时固定的节目。茶余饭后，总要到阳台上弄弄花，坐一坐。

开始买回的花所剩无几了，被我们过于殷勤的浇水淋死了一大半。网上购来的双色茉莉只开了一次花，就被浇了过浓的肥料，烧得奄奄一息。君子兰整齐有序的叶子，在毫不处理的阳光下长得乱七八糟。更可乐的是，有一支插枝的三角梅，由于爱人过于心急，每隔几天就拔出来看看长根须了没有，搞得那株可怜的三角梅最终没成活。每每想起此事，我和爱人都会忍俊不禁。

慢慢地，终于可以静下心来，开始愿意等待花一点点地恢复元气，慢慢地生长。每一片绿叶的绽放都会让人惊喜。哪怕花期只有一周，也愿意慢慢地等上一整年。

慢慢地，开始愿意坐下来思考自己的过去，质疑自己的生活，用一种深刻的态度缓慢地过滤自己的人生：哪些值得，哪些不值得；哪些重要，哪些不重要。

慢慢地，开始学会倾听身体发出的警告，马上调整自己的行为。开始愿意安抚自己的身体，不再做人定胜天的努力。爱人感慨地说：“幸亏这场病来得那么早，我的底子还没坏透。要不，我真不知道会怎样。”

是啊，当时令人痛苦的疾病，成了今天劫后余生般的庆幸。现在，爱人恢复得很好，重现了往日生龙活虎的模样。但我知道，很多事情都不一样了：追求而不强求，努力而不竭力。我们都以更成熟、更理性的态度对待生活。

【阳光总在风雨后】

笔者按：疾病是积累出来的，健康也是一点一点积累的。给自己温暖，给自己时间去积累和沉淀……你收获的不仅是健康，还有阳光的生活。

五点四十的闹钟准时将我叫醒。抬头看了看窗外，天有点儿暗，已不像前一段时间那样大亮了。伸了伸懒腰，“温暖”的被窝让人全身通透，舒服极了（养成良好生活习惯，早睡早起）。

拿了温度计准备测量体温，5 分钟后测得体温 36.8℃。这时节上海不像北方那样冷，但早晚还是比较凉的（坚持测量基础体温很必要）。

忽然意识到，我们的身体也有喜欢的东西，原来它喜欢温暖，为什么自己以前不曾想到呢。思考之余，忽然感觉到身体很舒服，没有了紧巴巴的感觉。掀起衣服一看，皮损已经变薄了，中间已经“炸”开。原来给我身体喜欢的“温暖”，它就会给我带来惊喜（希望惊喜天天有）。

煮好小米红枣稀饭准备炒菜。第一次觉得烧饭的生活这么美好。以前我也天天煮饭，为何从未有过这样的感觉。以前我煮饭总告诉自己身体不好，只能吃这样的饭。重点总是放在病上，而忽略了生活本身的美好（忽略病，关注汗，着眼健康，未来一定是美好的）。

再回头一想，每天为了工作与他人吵来吵去，更觉得生活不阳光、不和谐。心都凉了，再大的太阳也温暖不了自己（心态很重要）。

我们都该活在温暖的世界里，身体和内心微微出汗，生活才能通透。疾病是积累出来的，健康也是一点一点积累的。给自己温暖，给自己时间去积累和沉淀，你收获的不仅是健康，还有阳光的生活。

【正汗与修行】

笔者按：从初识广汗法至今，已经一年有余。在学习与体会中，越发觉得广汗法不仅仅是治病的大法，更是治心的大法。广汗法强调正汗，而正汗和修行一样，都是要我们把本不属于自己的东西清除掉，把原本属于自己的找回来。

正汗和修行都是要先学会坦诚地面对和接受。疾病其实就是一篇关于因果的记叙文。我们只看到了皮肤的千疮百孔，却没有看到隐匿在生命中的贪婪、妄想、颠倒和执着，这些虚耗无时无刻不在劫掠我们自身的功德法财。平日里深夜一两点不睡觉，日晒三竿不起床，饭桌上胡吃海塞，电脑前目不转睛，夏天不离空调冷饮，冬天不愿衣着臃肿。在一种已经偏离了正常、和谐与平衡的，我们并不自知的生活事实中，正汗没有了，症状出现了，疾病登场了。其实，所有的症状只是丢失正汗后，我们身体本能发出的大声怨言。正汗的丢失，才使得寒邪有可乘之机。当我们努力去转变，重新找寻正汗的时候，我们又会突然发现，疾病除了带来不幸外，它确实还为我们带来了新的生活契机，让我们重新认识到正汗的可贵。这不幸中的有幸，仔细想想，也算是上天对我们的眷顾了。

正汗的关键是将所有不必要关注的东西统统放下。从一个红点到体无完肤，在疾病演变的数年间，我们曾经焦虑、恐惧、轻信、愤懑，甚至不敢直视自己。其实，这些毫无任何意义。与其这样，不如冷静下来，面对自己的身体和它好好“对话”。我们的身体有着自己的语言表达，“精神好不好，出汗匀不匀，皮损薄不薄”才是表达的关键。我们不要再把全部精力花费在错误的关注点上，而应把注意力用在理解正汗、寻求如何正汗的方式中，用在对于自己想法念头、意识形态的调整中。从错误的观念中跳出来，放下了错误的执着，我们会顿时觉得身心松快了许多，这时的我们实际已经赢得了一个良好的开端，为恢复健康搭建了一个可喜的平台。

正汗的过程中必须持戒，就像修行，必须首先学会远离、拒绝一些东西。“我以执身，身得自在；次第执心，心得通达。”我们在正汗的过程中同样有着身戒和心戒。“阳光最重要，运动不可少。心情须放松，恐惧得戒掉。穿衣务求暖，饮食助温散。起居随太阳，大道法自然。”这就是我们的律条。禁食一切寒凉，禁止关注无关表证，禁止熬夜消耗等，这就是我们的戒规。如果每一点都能很好地做到，实属不易。这需要有耐心、恒心和信心，需要投入精力和时间，多学习、多思考、多总结，偷懒是不行的，侥幸更是不行的，每一点都需要我们脚踏实地去坚持。我们所做的每一点都是在向健康的托盘中积累砝码。在“诸恶不作，众善奉行”的坚守中，健康的天平总会倾向于精进的人。

不论我们治什么、学什么、修什么，最终都要完成自我的超越。我们同样可以在修炼正汗的过程中来培养慈悲心、平常心、正觉心。当我们从乞者变为施者，从愚者变成智者的时候，疾病不再是一次痛苦的经历，而是新我觉知的起点。

【过敏与汗】

十多年前，我被确诊为过敏性体质。

“什么是过敏体质，我为什么会是过敏体质?”也许我们真的该独立思考一下：什么是过敏？什么是过敏体质？为什么会过敏？过敏就要压制身体的反应能力，不让反应吗？允许“过敏”的底线是什么？……

大夫解释道：“一般是将容易发生过敏反应和过敏性疾

病而又找不到发病原因的人归为过敏体质。说得通俗一些，就是机体的免疫系统出现了异常的反应。治疗手段很简单，远离过敏原。别吃过敏的食物，春天少出门，有花粉、灰尘多的地方别去，不能接触动物。”

我疑惑地问：“那无意中发生了过敏怎么办?”

大夫答：“吃盐酸西替利嗪片呀，特别省事，一天只吃一片。”

我又问：“常吃药会对我身体不利吧?”

大夫轻松答：“第一，副作用很小；第二，得病就得治，治病还怕吃药?”

我接着问：“可盐酸西替利嗪片是药不假，但并不治过敏体质的病啊!”

大夫不耐烦地说：“正因为找不到原因，所以无法治疗，只能缓解。”

我继续问道：“缓解的意思是不再发展，还是发展缓慢呢?”

大夫笑着说：“它跟随你一生的可能性很大，至于将来会发展到什么地步，这个会随个人体质与世界攻克这个难题而异。”

我无语了……

最后，大夫告诫我：“你体质太弱，免疫力下降，就容易是过敏体质，好好锻炼身体吧。”(这一句挺靠谱的。)

由于过敏，我含泪送走了一手喂养的比熊犬——点点，每天叫女儿起床上学的嘹哥——黑豆，还有与老公精心培育四季开花的盆栽，家里的绿叶没有了红花陪。从此，我小心翼翼地生活，“简单而又省事”，却索然无味。

生活像是跟我开玩笑，你喜欢什么偏偏就要夺走你什么，我居然对自己最喜爱的韭菜过敏。所谓的喜爱，就是不管你变成了什么样子，与谁同舞，我还是喜爱……纵然你进入我的肚子里变成了“魔鬼”，让我夜不能寐抓痒，几天就会有新的皮损，然后再慢慢变大、变红，一直到有了银屑，我还是十分想念你，最诱惑我的称呼“韭菜馅包子”。你饱满而白皙的皮肤下若影若现着翡翠的本色，汤汁在褶的入口处肆无忌惮地招摇着，独傲的香味沁人心脾……

但十多年了，我望而却步，在大群里无意聊起，张老师给我留言：“只要得汗，就可以吃韭菜！”

第二天一大早，试着少吃，晚上在被子里等着痒到来中安然入睡，随后的几天有意多吃，十几天下来，没有一点儿不适，也未增新的皮损！

然后，我又有了一只白色博美犬，一盆贴梗海棠……

我的新生活开始了！

【放下，你会重新拥有】

编者按：越来越高的离婚率，越来越高的患病率，我们到底怎么了？你相信吗，千千万万人都在按部就班的工作、成家、立业、生小孩，都在人云亦云的小房换大房，小车换豪车。其实，很多人根本就不知道自己想要什么。往往在所谓的功成名就之后，反而倍加空虚和寂寞。

今天醒得早了，我竟然梦到了十多年前，刚工作不久时和爱人坐着老式绿皮火车去皖南，在一个不知名的乡村小站下了车，享受着自然的美景，漫步在田野山水之间。那时候，虽然没有挣到什么钱，虽然房子、车子一无所有，却无比开心、沉浸与享受。

随着年龄的增长，人越来越“成熟”，去过的地方越来越多，啥都慢慢有了，在灯红酒绿的诱惑和功名利禄的“享受”下，除了无止境的“好还要更好之外”，慢慢失去了去体会那种简单而快乐的能力。

今天能够再次体会，真是无比幸福。

再想想近十年这种貌似越来越风光的“高级生活”，除了损坏的身体、扭曲的灵魂，竟什么都没给自己留下。感恩张英栋老师和大家，让我在十多年后，梦到了当初的自己，下面要去做的，就是慢慢找回那个年轻时的自己。

我们每个人都从自己生命的起点一路跋涉而来，途中难免患得患失，背上的行囊也一日重似一日，令我们无法看清前面的方向。在这场漫长的旅行中，有些包袱一念之间便可放下，有些则或许背负终年，更有些竟令人终其一生无法割舍。

朋友们，请放下包袱，漫步前行吧，获得了健康，有一颗大爱之心，利己利人，您仍然会重新拥有一切。

【周二了，我又要去“约会”】

编者按：微小的进步，好过野心勃勃遭遇失败……不要着急，成功自会像滚雪球一样越滚越大。

每个周二，我都有一个“约会”——用老公的描绘最为贴切：“从衣着（穿平底鞋）、雨伞及防寒服来定，老婆是游玩去；从带着书、纸笔和热水杯，感觉老婆是去听讲座；从精神头来定，显然是去会‘情人’。”

一般来说，去医院找大夫看病的心情都是忧心忡忡的——怕那些高科技的医疗设备所“出”的不治之症；怕白纸黑字是中文却想懂又看不懂；怕大夫口中的终身吃药的魔咒；更怕外科大夫开出的住院手术单……而我去看病，一个多小时的车程满载的却是兴奋——想着老病友会带来什么新的体会及新的知识；盼着我那点点技巧有人关注和认可；更想看看那些熟悉的陌生的笑脸；特别是张老师认真督导和热切鼓励……很多的话语会经常萦绕在我耳边：“别急，慢慢来，你做好了该做的，身体就会健康了，同时还会帮助长寿”；“复平的阶段不要松懈，到了复正时你可以稍稍松口气，持正时一定要坚持”……怎么这么像托尼·施瓦茨说的：“微小的进步，好过野心勃勃遭遇失败……不要着急，成功自会像滚雪球一样越滚越大。”

7 月 22 日，我第一次踏上这条求医路，转眼过去两个月了。每周一次“约会”，每次的体会不同，认知在慢慢积蓄，心情一次比一次放松，皮损越来越不关注，却好过之前的总在关注，都在一天天地变薄。

今天天公作美，绵绵细雨不湿身（和“微汗”的要求一样）。诊室外的走廊里，大家在热烈地讨论、交流。

“艳阳天”红色的上衣格外惹人注目，她侃侃而谈自己的心得：（1）以跺脚带动小腿抖动助出汗；（2）各项运动都不能带动手指、脚趾运动，可以尝试手指、脚趾抓紧放松法；（3）下蹲擦地式特别有助于小腿出汗难的患者。

我的“六小时九层被子捂热法”也给两个小腿从来没出过汗的病友带去了希望——午饭最好是带汤的热面条，饭后上床盖被子上身以舒服为主，下身九层棉被盖好，就可以安然地享受一小时左右的午休了。醒后（切不可过多喝水，如果捂的过程中上卫生间会散掉被子里的热气），随自己喜欢看书、玩手机、看电视，现在还可以加上新学的手指、脚趾同时抓紧放松练习。

在被子里坚持是最重要的。坚持也是值得的，小腿发热后，就可以开始小口饮用热开水及温酒，也可以喝张老师开的中药，一直坚持有汗两小时。

希望下次的“约会”，盼望着听到两位病友反馈的好消息。

【吃好、吃对，怎么判断?】

编者按：古人云：“谨言慎行”，说的是为人处世之道。现在大家都很关注健康，很关注饮食、运动、养生等方面。对于那么多的选择，你谨慎地挑选过吗？严谨地思考过吗？

张主任经常提到的一个词是“严谨”。我是这样理解的：对任何事情，都要尽可能全面地思考，权衡利弊后再决定。对待身体，就更要慎重。如夏天喝绿豆水可以清凉解毒，起到消暑的作用。这是一个南方最常见的消暑办法，但人人都适合吗？还有运动有益健康，但不是人人都能从中获益。我们单位有一对夫妇，狂爱打排球，可身体并未见强壮。男的日渐肥胖，天气一冷，鼻涕横流。女的动不动就感冒，无奈地抱怨：“这不天天运动了吗，怎么还天天得病？”

天气在变，人体在变，原来有益的东西不见得现在还有好处。20 岁时进行运动是增强体质，40 岁还做同样的运动，就可能是在消耗阳气了。可见，简单地说某种食物、某个方子能治什么病，肯定是不全面的。

仔细看张老师的书会发现，每一个方子的运用，必然经历以下几个步骤：

（1）查找病人的病因；

（2）观察病人当时的舌象和脉象；

（3）根据上述情况选用方子；

（4）观察病人服药后的情况；

（5）根据情况，决定是否调方或用原方。

由此可见，一张方子治万人确实是不可能的，不因人而异的方子都是笑话。我想这就是老师所说的严谨。

同样，对待养生的方法，对待食物，对待一切事情，也要一样谨慎。无所谓对与错，只有合不合适之别。对你不合适，说不定对别人合适，要因人而异。我们看问题多一个心眼，多一点审视，可能会因此过上更理性、更健康的生活。

第二部分

病急如何用方药——根治银屑病方药体系

广汗法"三通六顾"方药体系纲要

1. 治疗以通为核心，肌表的通以汗为标志，所以适度的、正常的汗应该是解决所有皮肤问题的关键之处。

辨：通是大法，《内经》有"疏其血气令条达"的名言。邪结攻之使通，正虚助之使通，可以说通是超越了六经、八纲、脏腑的中医通则。汗是通的一种体现，是皮肤问题治疗的核心。

2. 广汗法，是调动一切手段以达到正常出汗的方法。与其说是法，不如说是目的，是思路。

3. "三通六顾"是为广汗法诊治银屑病方药的应用规范而初步设立的。要活学活用，达到应用之妙，需要门诊长期学习、思考。任何的技术规范只是一个框架，要用到得心应手，要用得血肉丰满，不经过耐心地品味、感悟是不可能的。

4. "三通"简单讲就是表通、里通与气通，表通暂定主方为荆防败毒散，里通暂定主方为防风通圣丸，气通暂定主方为气通道方，即小柴胡汤与桂枝汤合方。

5. "六顾"的前"三顾"是管病、应急、着眼皮肤健康的，分别为：一顾缓急，二顾阴阳，三顾部位。

6. 一顾缓急，主要强调急病易治，不可误治。病急表示人体的反应能力强，表现为发病急骤、泛发全身、皮损散而小、红，治疗主要着眼肌表的郁闭和郁热的多少、强弱，治疗方药在麻黄汤、麻桂各半汤合升降散加减（即过敏 2 号）及大青龙汤变通中选择。

7. 二顾阴阳，主要强调阴证银屑病的辨别和治疗。相对于“一顾”，“二顾”治疗的都是缓证，缓证中有一类病发于局部、发展缓慢、皮损聚而硬结、色泽不阳的，属于缓证中的极端类型，称之为阴证。治疗以大剂通散或缓剂磨削。大剂通散方药在散结四神煎、散结四神通臂煎、旺盛气血方中选择，缓剂磨削方药在散结散、散结组合、鳖甲煎丸、大黄蛰虫丸、桂枝茯苓丸中选择。

8. 三顾部位，是“一顾”之后，与“二顾”同步考虑的问题。有相对固定部位便排除了全身泛发，相对于泛发为阳来讲，局部属于阴，“二顾”关注的情况是阴证重的极端情况。部位多可从经络、上下的特点来考虑。如头顶，可在吴茱萸汤、升降散、苍耳子散、选奇汤、东垣清暑益气汤等方中选择；面部，可在白虎汤、麻杏石甘汤、薏苡附子败酱散、桂枝大黄汤等方中选择；身体侧部，可在小柴胡汤、柴胡桂枝干姜汤、龙胆泻肝汤等方中选择；臂部，可在散结四神通臂煎、运脾方等方中选择；胸部，可在瓜蒌薤白桂枝汤、薏苡附子散等方中选择；背部，可在麻附细辛汤、葛根汤、苓桂术甘汤等方中选择；腹部，可在益气逐瘀汤、暖肝煎、大黄蛰虫丸、猪苓汤等方中选择；腰部，可在甘姜苓术汤、麻黄加术汤、五苓散等方中选择；小腿，可在散结四神煎、桂枝茯苓丸等方中选择。

9. 广汗法治疗银屑病“三通六顾”方药体系，关注点是有先后顺序的：急急是一顾，顽缠二三当，随时护三通，候气顾后三。

辨：三通随时可以合并入其他方中，以病为主要矛盾时治病。急病急治一顾，可以三周甚至三天内治好；缓病二三顾，治疗少则三月，多则数年，这时慢就是快，欲速则不达，需要与后三顾治人联系起来看；后三顾的核心在于“候气来复”——静待人体自愈能力的恢复。

10. 六顾的后“三顾”是治人的，不治而治，不求急功，慢剂缓调。

11. 四顾寒热。从四顾开始，思考的着眼点放在了人身上，先顾整体的寒热（本条着重强调上下的寒热，表里寒热的辨析已经贯穿于银屑病的整个治疗战略中，并且创立了“三明治”模型）。目前患者上热下寒者多见，有需从上下调整的，有需立足中焦调理的，方药在甘草泻心汤、乌梅丸、柴胡桂枝干姜汤、附子泻心汤、交泰丸、白虎汤合真武汤、保和丸合真武汤、温胆汤合四逆汤、柴胡加龙骨牡蛎汤中选择。

12. 五顾虚实，主要顾的是虚的情况（实为病实，虚为人虚），这一顾是涉及长效和疾病预后的重要环节。虚可以分几个系统考虑，如气血津液的供给不能持，如精气神的虚衰，以及阴阳水火的不足。以下仅就与广汗法治疗银屑病关系密切的方面作一介绍。如津虚，多见面部及唇口干燥，在麦门冬汤、竹叶石膏汤、葛根汤等方中选择；气虚，多见舌质胖淡，在补中益气汤、香砂六君子汤、阳热内蒸方、养津通阳方等方中选择；阳虚，多见少腹和背部怕冷，在四逆汤、肾气丸、温经汤等方中选择；神虚，多见精神不振、睡眠不佳，在封髓丹、酸枣仁汤、黄连阿胶汤、一味红参、麻附细辛汤、柴胡加龙骨牡蛎汤等方中选择；精虚，多见腰膝酸软，在六味地黄丸、杞菊地黄丸、薯蓣丸等方中选择。

13. 六顾脾胃，实际上在治疗中是一直要兼顾的，攻邪时注意“中病即止”，复正时时刻注意后天运化能力是否能接受，都是重视脾胃的体现。而在治疗的最后，可以单纯以疏调脾胃为大法，守住脾胃，待其自愈，方药在保和丸、疏肝和络饮、逍遥散、越鞠丸、小承气汤、运脾方、香砂六君子汤、补中益气汤等方中选择。

14. 外用中药同样有可参考的规范。一般来说，“无感温度泡澡”的方式最好，而达到这个目的用外循环动态恒温静浴仪最佳。恒温静浴得法可以起到“模拟微汗”的作用，对于所有的皮损都有益处，局部厚结者效果略差。外洗方同样应该遵从个体化的原则，粗略的规范如下：全身干燥，先选润燥止痒方；皮损不红，可加桂枝茯苓外洗方；局部瘀结，先试麻黄汤外洗方；瘙痒明显，可合止痒合剂外洗方；局部潮湿、渗液，可加三黄洗剂。

15. 外涂药也有规范，身上面积多者应该先“无感温度泡澡”，泡后马上涂药。从绿色、自然、安全的角度考虑，可以先外涂食用橄榄油打底。外涂的药物有温酒、硫黄软膏、马应龙麝香痔疮膏、京万红软膏、正骨水、西瓜霜喷剂、内蒙皮炎宁酊、艾洛松等，按照治疗的意图调配使用，现配现用。外涂的目的在于为正常的出汗创造条件，这是和其他的治疗方法不同的地方，也就是我们要用安全有效的外涂药组合帮助出汗，而不是减轻皮损。

此纲要会不定期根据临床情况进行修改与完善，以上版本制定时间为2014年8月30日。

笔者按：这部分的方药体系纲要、方药实录和病案实录，都是为举例而作，不能看成一成不变的。“死学是为了活用”，学的只是一个初步的规矩，具体的使用要“三因”制宜，随机应变。

为了减少主观判断的随意性，并且使广汗法的治疗体系让更多的人容易入门，笔者制订了本纲要。但纲要、规范，必须要不断地完善，与时俱进，才能够更好地为大家服务。所以，学习时就要明白，你学到的是初步的东西，要自己独立思考，积极体会，并且让自己的思考融入广汗法的体系进步中，那样才是最“经济”的进步方式。

提出正常的出汗是治疗银屑病的正确目标后，笔者也在不断地思考，试着去推翻，或者说不断地试着去推翻。结果发现，这个结论是正确的，至少目前认为它是千真万确的。如果有人能推翻它，我会感激他。笔者爱惜自己的研究成果，但是作为学者，我们应该更爱真理。如果有一天，我发现自己之前的成果是错误的，我会毫不犹豫地告诉大家。学说需要不断“自新”，才有活力。广汗法体系希望可以不断“自新”，所以欢迎大家来学习，来指正。

认为“正常的出汗是治疗银屑病的正确目标”是正确的，是笔者编写本章、推广广汗法的起点。其实，广汗法治疗的何止是银屑病，以正常不偏来对待疾病，实际上是治疗所有疾病的一个大法。汗作为一个重要的检测和治疗的指标，已经被当代医学忽略得太久了，重新认识汗的意义，也许就是中医复兴的转机之一。

笔者经常在说：《内经》讲的是理，是变易的，是战略，所以具有更多的指导意义；而《伤寒论》是针对某一种特定疾病的，对于《内经》道理的具体应用示范，只是一个例题。后世的人把《伤寒论》作为临证全书，实际上是既害了仲景，也害了自己。

同样，广汗法讲的是理，其在银屑病治疗上的应用，只是广汗法应用的一个例题，而本部分内容，是解析这个例题的一部分“手工课”的演示。

了解了这些，你也许就知道了本章内容的读法。

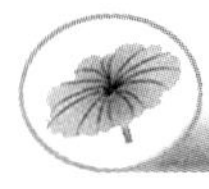

方药直录

一、桂枝（包括肉桂）类方

1. 桂枝汤

桂枝、赤芍、生姜各12克　甘草8克　大枣15克

2. 黄芪桂枝五物汤加白芍

生姜15克　桂枝12克　黄芪60克　白芍、大枣、赤芍各15克

3. 桂枝茯苓丸

牡丹皮12克　茯苓12克　桂枝90克　桃仁12克　赤芍12克

4. 小青龙汤

生麻黄、细辛、桂枝、南五味子、姜半夏、甘草、干姜、赤芍各3克

5. 小青龙加石膏汤

姜半夏3克　赤芍3克　干姜3克　甘草3克　桂枝3克　生麻黄3克　五味子3克　石膏24克　细辛3克

6. 小青龙汤去麻黄

姜半夏3克　赤芍3克　干姜3克　甘草3克　桂枝3克

苦杏仁6克　南五味子3克　细辛3克

7. 五苓散

茯苓、猪苓、桂枝、炒白术、泽泻各12克

8. 桂枝人参汤

党参30克　生白术30克　干姜30克　甘草30克　桂枝40克

9. 大青龙汤变通

生姜12克　生麻黄6克　桂枝12克　苦杏仁12克　大枣30克　石膏30克

10. 桃桂承气汤

桂枝9克　玄明粉3克　大黄3克　甘草6克　桃仁9克

11. 苓桂术甘汤

炒白术30克　茯苓60克　甘草30克　桂枝60克

12. 麻黄汤

生麻黄18克　桂枝12克　苦杏仁12克　甘草6克

13. 柴胡桂枝干姜汤

柴胡48克　干姜12克　桂枝18克　瓜蒌24克　黄芩18克　牡蛎12克　甘草12克

14. 葛根汤

葛根30克　生麻黄6克　桂枝12克　赤芍12克　甘草12克　生姜12克　大枣15克

15. 苍耳子散加减

细辛3克　黄连3克　炮甲珠3克　全蝎5克　桂枝90克

苍耳子10克　辛夷10克　川芎30克　吴茱萸6克　白芷10克　川乌3克

16. 风火相煽方

黄连、木香、连翘、生麻黄、荆芥、僵蚕、桂枝、生薏苡仁、川芎、石膏、滑石、川牛膝、苍术、大黄、黄芩、赤芍、独活、威灵仙、防风、羌活、藿香各3克

17. 过敏1号（早先的2号）方

生麻黄6克　桂枝6克　苦杏仁6克　赤芍6克　生姜9克　大枣12克　甘草3克　僵蚕9克　蝉蜕6克　片姜黄3克　大黄1克　益母草30克

18. 气通道方

姜半夏15克　赤芍12克　柴胡48克　大枣20克　党参18克　甘草18克　桂枝12克　黄芩18克　生姜18克

19. 旺盛气血方

姜半夏15克　川牛膝90克　赤芍12克　柴胡48克　大枣20克　党参18克　附子30克　茯苓12克　干姜30克　甘草18克　桂枝90克　黄芩18克　黄芪240克　牡丹皮12克　生姜18克　石斛120克　桃仁12克　远志90克

20. 温经汤

川芎、赤芍、甘草、当归、人参、阿胶、肉桂、牡丹皮各12克　半夏15克　麦门冬30克　吴茱萸18克

21. 乌梅丸方

党参6克　干姜10克　附子6克　黄连16克　细辛3克

黄柏 6 克　肉桂 6 克　乌梅 30 克　当归 4 克　川椒 4 克

22. 温经汤人参加阿胶

丹皮 12 克　阿胶 12 克　肉桂 12 克　当归 12 克　麦门冬 30 克　川芎 12 克　吴茱萸 18　姜半夏 15 克　甘草 12 克　赤芍 12 克　人参 12 克

23. 暖肝煎

小茴香、当归、乌药、降香、茯苓、枸杞子、肉桂、生姜各 12 克

24. 麻黄通阳方

生麻黄 18 克　淫羊藿 50 克　旱莲草 30 克　肉桂 12 克　苦杏仁 12 克　仙茅 10 克　甘草 6 克　女贞子 30 克

25. 桂枝茯苓外洗方

生地 30 克　牡丹皮 12 克　桂枝 90 克　桃仁 12 克　甘草 30 克　赤芍 12 克

26. 麻黄汤外洗方

生麻黄 15 克　桂枝 15 克　苦杏仁 15 克　甘草 15 克　侧柏叶 30 克

二、柴胡类方

1. 小柴胡汤

柴胡 48 克　黄芩 18 克　姜半夏 15 克　甘草 18 克　生姜 18 克　大枣 20 克　党参 18 克

2. 气通道方

姜半夏15克　赤芍12克　柴胡48克　大枣20克　党参18克　甘草18克　桂枝12克　黄芩18克　生姜18克

3. 旺盛气血方

姜半夏15克　川牛膝90克　赤芍12克　柴胡48克　大枣20克　党参18克　附子30克　茯苓12克　干姜30克　甘草18克　桂枝90克　黄芩18克　黄芪240克　牡丹皮12克　生姜18克　石斛120克　桃仁12克　远志90克

4. 小柴胡汤加沙参

沙参18克　姜半夏15克　大枣20克　甘草18克　黄芩18克　生姜18克　柴胡48克

5. 大柴胡汤

大黄12克　柴胡48克　黄芩18克　姜半夏15克　甘草18克　生姜30克　枳壳24克　白芍18克

6. 柴胡桂枝干姜汤

柴胡48克　干姜12克　桂枝18克　瓜蒌24克　黄芩18克　牡蛎12克　甘草12克

7. 四逆散

柴胡9克　赤芍9克　枳壳9克　甘草9克

8. 泻肝方

木通6克　龙胆草6克　柴胡、车前子、生地、生栀子、当归、甘草、黄芩、泽泻各9克

9. 补中益气汤

太子参、甘草、当归、生白术各6克 陈皮15克 生黄芪15克 升麻、柴胡各3克

10. 逍遥散

柴胡6克 生姜9克 甘草9克 薄荷2克 生白术、茯苓、当归、赤芍各12克

11. 丹栀逍遥散

薄荷2克 生白术12克 赤芍12克 柴胡6克 当归12克 茯苓12克 甘草9克 牡丹皮9克 生姜9克 生栀子9克

12. 疏肝活络饮

柴胡12克 郁金6克 首乌藤24克 牡蛎30克 厚朴6克 合欢皮15克 苍术6克 乌药9克 香附6克 石菖蒲6克

13. 过敏煎

柴胡、南五味子、乌梅、甘草、防风各15克

14. 祛风败毒散

柴胡5克 前胡5克 牛蒡子6克 连翘7克 荆芥6克 蝉蜕3克 僵蚕7克 薄荷6克 枳实5克 川芎8克 苍术6克 甘草3克 赤芍5克 独活6克 羌活8克

15. 普济消毒饮

黄芩5克 黄连5克 人参3克 陈皮2克 元参2克 甘草2克 连翘1克 牛蒡子1克 板蓝根1克 马勃1克 僵蚕1克 升麻1克 柴胡2克 桔梗2克

16. 荆芥连翘汤

荆芥6克　连翘6克　甘草6克　生地6克　赤芍6克　当归6克　川芎6克　黄芩6克　黄连6克　黄柏6克　生栀子6克　防风6克　白芷6克　薄荷6克　柴胡6克　枳壳6克　桔梗6克

17. 祛风败毒散去前胡倍川芎

僵蚕6克　蝉蜕6克　荆芥6克　连翘6克　羌活6克　独活6克　薄荷3克　柴胡6克　枳壳6克　甘草6克　桔梗6克　川芎12克

18. 荆防败毒散

荆芥6克　防风6克　甘草6克　茯苓6克　川芎12克　羌活6克　独活6克　柴胡6克　枳壳6克　桔梗6克

19. 人参败毒散

甘草6克　茯苓6克　川芎12克　羌活6克　独活6克　柴胡6克　枳壳6克　桔梗6克　人参2克

20. 益气逐瘀汤

川牛膝12克　川芎12克　赤芍12克　柴胡12克　生地12克　当归12克　甘草12克　红花6克　黄芪30克　桔梗12克　桃仁6克　枳壳12克

三、麻黄类方

1. 麻黄汤

生麻黄18克　桂枝12克　苦杏仁12克　甘草6克

2. 麻黄附子细辛汤

麻黄、附子、细辛各3克

3. 小青龙汤

生麻黄、细辛、桂枝、南五味子、姜半夏、甘草、干姜、赤芍各3克

4. 大青龙汤变通

生姜12克 生麻黄6克 桂枝12克 苦杏仁12克 大枣30克 石膏30克 甘草12克

5. 麻杏石甘汤

甘草6克 杏仁12克 麻黄18克 石膏30克

6. 小青龙加石膏汤

姜半夏3克 赤芍3克 干姜3克 甘草3克 桂枝3克 生麻黄3克 五味子3克 石膏24克 细辛3克

7. 葛根汤

葛根30克 生麻黄6克 桂枝12克 赤芍12克 甘草12克 生姜12克 大枣15克

8. 防风通圣丸加减（防牛方）

龙骨30克 生地12克 生麻黄6克 荆芥、蝉衣各6克 牡蛎30克 石决明30克 乳香、没药各5克 白蒺藜、当归各15克 白芍、丹参各12克 生石膏30克 大黄2克 苦参6克 赤芍12克 土茯苓15克 防风6克 何首乌12克

9. 防风通圣丸原方加苦参

生白术6克 生栀子3克 连翘18克 生麻黄6克 荆芥

6克　元明粉1克　薄荷6克　当归15克　川芎9克　石膏30克　滑石9克　桔梗9克　大黄2克　甘草3克　苦参6克　黄芩9克　赤芍12克　防风6克

10. 通宣理肺方

苏叶、前胡、生麻黄、细辛、苍耳子、桔梗、甘草、白芷各3克

11. 苍麻丸

苍术6克　生麻黄5克　桔梗10克　莱菔子10克

12. 麻黄通阳方

生麻黄18克　淫羊藿50克　旱莲草30克　肉桂12克　苦杏仁12克　仙茅10克　甘草6克　女贞子30克

13. 风火相煽方

黄连、木香、连翘、生麻黄、荆芥、僵蚕、桂枝、生薏苡仁、川芎、石膏、滑石、川牛膝、苍术、大黄、黄芩、赤芍、独活、威灵仙、防风、羌活、藿香各3克

14. 过敏1号方

生麻黄6克　桂枝6克　苦杏仁6克　赤芍6克　生姜9克　大枣12克　甘草3克　僵蚕9克　蝉蜕6克　片姜黄3克　大黄1克　益母草30克

15. 麻黄汤外洗方

生麻黄15克　桂枝15克　苦杏仁15克　生甘草15克　侧柏叶30克

四、其他温热类方

1. 真武汤

附子 15 克　生白术 12 克　生姜、茯苓、赤芍各 18 克

2. 乌梅丸方

党参 6 克　干姜 10 克　附子 6 克　黄连 16 克　细辛 3 克　黄柏 6 克　肉桂 6 克　乌梅 30 克　当归 4 克　川椒 4 克

3. 薏苡附子败酱散

生薏苡仁 30 克　败酱草 24 克　附子 15 克

4. 四逆汤

附子 30 克　干姜 30 克　甘草 30 克

5. 四逆汤翻倍

附子 60 克　干姜 60 克　甘草 90 克

6. 牵正散

僵蚕、全蝎、白附子各 6 克

7. 甘草泻心汤（用沙参）

沙参 18 克　甘草 24 克　姜半夏 15 克　大枣 30 克　干姜 18 克　黄芩 18 克　黄连 6 克

8. 甘草泻心汤

党参 18 克　甘草 24 克　姜半夏 15 克　大枣 30 克　干姜 18 克　黄芩 18 克　黄连 6 克

9. 桂枝人参汤

党参30克　生白术30克　干姜30克　甘草30克　桂枝40克

10. 肾着汤（甘姜苓术汤）

干姜60克　茯苓60克　甘草30克　生白术30克

11. 旺盛气血方

姜半夏15克　川牛膝90克　赤芍12克　柴胡48克　大枣20克　党参18克　附子30克　茯苓12克　干姜30克　甘草18克　桂枝90克　黄芩18克　黄芪240克　牡丹皮12克　生姜18克　石斛120克　桃仁12克　远志90克

12. 温经汤

川芎、赤芍、甘草、当归、人参、阿胶、肉桂、牡丹皮各12克　半夏15克　麦门冬30克　吴茱萸18克

13. 吴茱萸汤加乌梅

乌梅30克　吴茱萸18克　人参15克　生姜12克　大枣15克

14. 吴茱萸汤

吴茱萸18克　生姜12克　人参15克　大枣15克

15. 吴茱萸汤翻倍

吴茱萸36克　生姜24克　人参30克　大枣30克

16. 苍耳子散加减

细辛3克　黄连3克　炮甲珠3克　全蝎5克　桂枝90克　苍耳子10克　辛夷10克　川芎30克　吴茱萸6克　白芷10克

川乌3克

17. 上中下养阴散热方

沙参15克　淫羊藿10克　旱莲草30克　牡丹皮9克　僵蚕、蝉衣各6克　仙茅9克　麦门冬15克　赤芍9克　女贞子30克

18. 麻黄通阳方

生麻黄18克　淫羊藿50克　旱莲草30克　肉桂12克　苦杏仁12克　仙茅10克　甘草6克　女贞子30克

19. 养津通阳方

沙参15克　淫羊藿30克　旱莲草30克　牡丹皮9克　蝉衣6克　炮甲珠3克　鳖甲5克　僵蚕6克　鸡内金5克　仙茅10克　麦门冬15克　赤芍9克　龟板5克　女贞子30克

20. 阳热内蒸方

草果1克　淫羊藿30克　黄芪30克　当归15克　大枣15克

21. 朴姜夏草参汤（甘草误录为草果，无意中却取得过不错的温通效果）

厚朴30克　生姜30克　姜半夏30克　草果30克　党参30克

22. 四味羌活汤

苍术、甘草、防风、羌活各6克

23. 二仙汤

仙茅12克　仙灵脾15克　知母6克　黄柏12克　巴戟天

6 克　当归 9 克

24. 二陈汤

姜半夏 12 克　陈皮 12 克　茯苓 12 克　甘草 6 克　乌梅 9 克　生姜 6 克

25. 运脾方

苍术 6 克　陈皮 12 克　甘草 6 克　厚朴 6 克　鸡内金 6 克　枳壳 6 克

26. 枳术散变通

鸡内金 6 克　枳壳 6 克

27. 四甲散加三七

鳖甲 5 克　炮山甲 5 克　龟板 5 克　鸡内金 5 克　三七粉 15 克

五、其他类方

1. 麦门冬汤

大枣 25 克　麦门冬 70 克　党参 10 克　姜半夏 12 克　甘草 15 克

2. 黄连阿胶汤（朱雀汤）

黄连 18 克　阿胶 12 克　白芍 12 克　黄芩 18 克　鸡子黄 1 个

3. 小陷胸汤加减

黄连 6 克　姜半夏 15 克　瓜蒌 24 克　莱菔子 30 克　代赭石 24 克

4. 竹叶石膏汤

淡竹叶 9 克　石膏 30 克　姜半夏 15 克　甘草 9 克　知母 6 克

5. 甘麦大枣汤

大枣 30 克　浮小麦 80 克　甘草 30 克

6. 酸枣仁汤

川芎 9 克　茯苓 12 克　甘草 6 克　炒酸枣仁 15 克　知母 6 克

7. 桃桂承气汤

桂枝 9 克　玄明粉 3 克　大黄 3 克　甘草 6 克　桃仁 9 克

8. 百合地黄汤

百合 70 克　生地 30 克

9. 小承气汤

大黄 3 克　枳壳 10 克　厚朴 10 克

10. 调胃承气汤

大黄 6 克　玄明粉 6 克　甘草 6 克

11. 当归芍药散

生白术 12 克　川芎 24 克　赤芍 12 克　当归 15 克　茯苓 12 克　泽泻 15 克

12. 白虎汤

石膏 30 克　知母 6 克　甘草 12 克　大米熬汤

13. 猪苓汤

猪苓 12 克　滑石 12 克　泽泻 12 克　茯苓 12 克　生白术 12 克

14. 栀子豉汤

生栀子10克　淡豆豉10克

15. 葛根芩连汤

葛根24克　黄芩6克　黄连6克

16. 凉血活血汤

炒槐花30克　白茅根30克　紫草15克　丹参30克　鸡血藤30克　当归15克　牡丹皮15克

17. 平胃散

苍术、厚朴、甘草各6克　陈皮12克

18. 藿香正气方

生姜6克　苏叶6克　丹皮6克　焦神曲6克　厚朴6克　蒲公英12克　大腹皮6克　大枣6克　姜半夏6克　桔梗6克　苍术6克　甘草6克　白芷6克　藿香6克

19. 三仁汤加减

厚朴6克　木通3克　红花3克　竹叶2克　生薏苡仁15克　苦杏仁6克　白豆蔻仁5克　滑石9克　姜半夏12克

20. 六君子汤

茯苓、陈皮、炒白术、党参、姜半夏、甘草各12克

21. 熟四物

当归、白芍、川芎、熟地各9克

22. 保和丸加香砂

木香6克　连翘30克　焦山楂15克　茯苓12克　焦神曲15克　砂仁6克　莱菔子12克　陈皮12克　姜半夏12克

23. 四甲散

炮甲珠、鳖甲、鸡内金、龟板各5克

24. 治疗外感方

苏叶3克　金银花、连翘各6克　竹叶2克　荆芥、防风各9克　茯苓、陈皮各6克

25. 温清饮

黄连、栀子、黄柏、黄芩各6克　生地、当归、川芎、赤芍各12克

26. 加味温胆汤

生姜24克　黄连9克　生白术30克　连翘24克　枳壳10克　首乌藤15克　茯苓18克　鸡内金6克　竹茹9克　黄芪30克　当归12克　姜半夏15克　甘草6克

27. 枇杷清肺方

黄连6克　制桑白皮12克　甘草12克　黄芩9克　枇杷叶12克

28. 过敏煎

片姜黄3克　生地12克　蝉蜕9克　僵蚕12克　益母草30克　当归12克　川芎12克　熟大黄3克　赤芍12克

29. 熟六味

熟地24克　山药12克　山茱萸12克　茯苓9克　泽泻9克　牡丹皮9克

30. 甘露消毒饮

白豆蔻6克　藿香6克　茵陈12克　滑石12克　石菖蒲

6克　黄柏9克

31. 封髓丹

黄柏15克　砂仁9克　甘草6克

32. 生脉饮

太子参15克　麦门冬15克　五味子15克

33. 四妙散

川牛膝12克　苍术12克　黄柏12克　薏苡仁18克

34. 四君子汤

党参12克　茯苓12克　炒白术12克　甘草12克

35. 东垣清暑益气汤

党参2克　甘草1克　黄芪3克　当归2克　麦门冬2克　五味子2克　青皮1克　陈皮1克　焦神曲1克　葛根1克　苍术1克　生白术1克　升麻1克　黄柏1克　泽泻1克

36. 增液汤

生地30克　元参30克　麦冬30克

37. 银翘散

淡竹叶6克　牛蒡子6克　淡豆豉10克　薄荷6克　甘草6克　桔梗9克　荆芥9克　金银花10克　连翘10克　黄连6克

38. 全虫方加减

全蝎5克　黄柏12克　白鲜皮18克　皂角刺12克　炒槐花10克　白蒺藜12克　丹参30克　川牛膝12克　大黄2克　威灵仙12克

39. 抗玫方

生地24克　大青叶10克　白鲜皮18克　炒槐花10克　金银花12克　紫草15克　白蒺藜10克　苦参9克　赤芍10克　防风6克

40. 止痒合剂

首乌藤30克　白鲜皮30克　白蒺藜30克　当归15克　苦参、防风各12克

41. 泻黄散

防风6克　藿香6克　甘草15克　石膏24克　生栀子10克

42. 六一散

滑石30克　甘草5克

43. 升降散

蝉蜕6克　大黄6克　藿香3克　僵蚕9克

44. 四乌贼骨一芦茹丸

海螵蛸24克　茜草15克

45. 当归饮子

川芎12克　赤芍12克　当归12克　防风6克　甘草6克　何首乌9克　黄芪9克　荆芥6克　白蒺藜9克　熟地12克

46. 选奇汤

防风9克　甘草9克　黄芩6克　羌活9克

47. 香砂六君子汤

姜半夏12克　炒白术12克　陈皮12克　党参12克　茯苓12克　甘草12克　砂仁6克　香附6克

48. 散结组合

威灵仙 12 克　炮甲珠 2 克　皂角刺 12 克

49. 散结散

炮山甲 1 克　全蝎 2 克　水蛭 2 克

50. 白三联

白花蛇舌草 30 克　丹参 30 克　生山楂 30 克

51. 苦三联

白鲜皮 10 克　苦参 10 克　地肤子 10 克

52. 散结四神煎

鳖甲 12 克　川牛膝 90 克　黄芪 240 克　生姜 12 克　石斛 120 克　远志 90 克

53. 散结四神通臂煎

鳖甲 12 克　黄芪 40 克　桔梗 10 克　生姜 12 克　石斛 120 克　远志 90 克

54. 凉血组合

白茅根 24 克　炒槐花 18 克　牡丹皮 12 克

55. 四神煎（免煎变通）

川牛膝 90 克　黄芪 240 克　石斛 120 克　远志 90 克

56. 通肠油炸方

柏子仁 30 克　火麻仁 30 克　酸枣仁 30 克　桃仁 30 克　枳壳 15 克

六、外用方

1. 润燥（止痒防裂）外洗方

夜交藤150克　甘草100克　生地50克　生艾叶60克　当归60克　黄精60克　侧柏叶30克　杏仁10克　白及2克

2. 桂枝茯苓外洗方

生地30克　牡丹皮12克　桂枝90克　桃仁12克　甘草30克　赤芍12克

3. 麻黄汤外洗方

生麻黄15克　桂枝15克　苦杏仁15克　甘草15克　侧柏叶30克

4. 润燥软坚外洗方

乌梅50克　黄精50克　白及5克　陈皮15克

5. 温润洗方

生艾叶30克　露蜂房30克　甘草20克　黄精30克

6. 苦三联黄甘外洗方

苦参、地肤子、白鲜皮各30克　黄精30克　甘草50克

7. 止痒合剂外洗方

防风12克　当归15克　苦参30克　白鲜皮30克　白蒺藜30克　夜交藤30克

8. 寒温润洗方

侧柏叶30克　生艾叶30克　甘草50克　露蜂房10克

9. 解毒润燥外洗方

黄连5克　陈皮15克　乌梅30克　白及1克　露蜂房10克　甘草50克　黄精50克

10. 润燥解毒外洗方

熟地30克　何首乌30克　甘草50克　黄连15克

11. 外洗治渗出方

甘草30克　黄连10克　黄柏10克　龙胆草1克

12. 三黄洗剂

黄芩18克　黄连10克　黄柏30克　甘草30克

13. 外涂止痒方（酒调外用）

防风12克　当归15克　苦参12克　白鲜皮30克　白蒺藜30克　首乌藤30克　全蝎3克　薄荷6克

14. 头部外用散结方（酒调外用）

川乌4克　炮山甲3克　姜半夏6克

15. 外喷止痒方（水调冷藏外喷）

薄荷9克　姜半夏9克　川乌3克　炮山甲9克　苦参9克

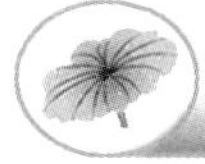

病案实录

笔者按：以下病案均是2012年3月到2014年9月底期间，在山西中医学院中西医结合医院的门诊病案，其口服药物均采用医院药房提供的免煎颗粒剂，外用药物是医院中药房提供的草药。参考这些病案时需要谨慎，不可盲目照搬。懂得原理后，斟酌试用才是科学的态度，请勿莽撞。

由于做整理工作的学生多名，故风格有异，但均遵循遵照原始记录、如实反映、不做修饰的原则，所以病案中的大白话比比皆是。文辞虽然不美，但是道理和记录却很真实，请读者海涵。

傅某某，男，13岁（附4人）。

笔者按：首先需要声明，这个患者正处于治疗当中。笔者一直反对有意挑选治疗很快、很成功的极端病案来证明治疗水平的高超。学习者需要学习的是常态化的诊疗，所以这里列举的病案都是随机选取的比较完整的病案。其次，这里为什么还要附四个病案呢？目的是让大家看到，每一位合格的中医，不仅在自己建立了临证规范的病种上有一些思考，而且对于没有建立起规范的疾病同样可以“以人为本”给予治疗，并且取得很好的治疗效果。特别是这里所附的四个病例，有痤疮，有哮喘，有白塞氏病，还有结肠炎，这个似乎都不是笔者最擅长的病种，但都取得了远较银屑病治疗更快更好的疗效，以此来说明某些银屑病治疗的艰巨性，希望引起后学者和患者的重视。

虽然银屑病病例中不乏几天或者几周就治愈的病例，但这并不能说明这个病就好治。这里，笔者指出了银屑病治疗（且可以根治）的大路，并且帮助大家走上这条正路。但是，如果你还不能意识到这条路的好处，或者已经意识到但还不能坚持走下来，那么我想告诫大家："有路不走，等于无路"，请大家谨记。不要动辄把患者该承担的责任推给医生，医生的作用是帮助患者指路、帮助患者上路、督促患者行路，以及路不好的时候偶尔帮助患者平路的，疾病的治疗、治愈、自愈更多依靠的是患者自己。

2013 年 12 月 23 日，初诊。

患者银屑病史 4 年，初得在春季，素体出汗不好，双下肢皮损最重，呈大片状分布，其他部位呈点状、块状分布。停用其他药物已半个月，皮损干且痒。大便一天一次，偶尔干。睡眠、饮食、精神正常。容易流鼻血，感冒的时候不发烧，但流鼻血。

左关细弦，右关缓滑；舌质淡暗，苔薄，舌下略瘀。

先不用口服药，待停药足 4 周后再开始口服中药，只用"无感温度泡澡"（具体方法见本书第三部分）。

外洗方：润燥方。

夜交藤 150 克　甘草 100 克　生地 50 克　生艾叶 60 克　当归 60 克　黄精 60 克　侧柏叶 30 克　杏仁 10 克　白及 2 克，6 剂。

蛇脂软膏，10 支，外抹。

嘱咐：流鼻血时不要用冷水拍，用温水助流鼻血。泡澡后，全身抹橄榄油 10 ~ 20 次，患处抹药膏 5 ~ 7 次。忌吃猪肉。

2013年12月30日，二诊。

精神、饮食、睡眠正常。大便一天一次，有时不通畅。最近出汗，皮损干，有时疼且痒（程度比之前轻）。

左关细弦，右关细缓；舌质暗，淡红。

继续外洗，在上方基础上加半夏15克、乌梅30克，7剂。

提醒：泡澡的时间可以长一些，千万不能吃凉的食物，多喝热汤。

2014年1月6日，三诊。

精神、饮食、睡眠正常，大便偶有两次，比之前通畅。头、后背出汗了，胳膊能出汗，大、小腿不怎么出汗。最近感冒，没发烧。肚子不难受。皮损颜色变薄、变淡，皮屑少。

左关细滑，右关缓滑；舌红，苔薄腻。

内服方：大青龙汤变通。

生姜12克　生麻黄6克　桂枝12克　苦杏仁12克　大枣30克　石膏30克　甘草12克　石斛60克，7剂，饭后服。

（笔者按：外洗方一直在使用，到有变化时再做说明。）

2014年1月13日，四诊。

精神、饮食、睡眠正常，大便偶有两次，小腿不怎么出汗，后背出汗多，小腿大片皮损变薄。

左关细弦，右关细缓；舌尖红，舌下淡，舌苔薄腻。

医嘱：不要乱吃东西，多吃萝卜。

内服方、外洗方同前。

2014年1月20日，五诊。

内服方在原方基础上加半夏30克，其余继续。

2014年2月17日，六诊。

精神、饮食、睡眠正常，大便每日1次。鼻子不通，出汗可以，小腿不出汗，设法让小腿出汗。

左关细弦，右关缓滑；舌尖红，舌苔薄白腻，舌下淡。

内服方：桂枝茯苓丸＋大青龙＋苍术、石斛。

牡丹皮12克　茯苓12克　桂枝90克　桃仁12克　赤芍12克　苍术6克　石斛60克　生姜12克　生麻黄6克　桂枝12克　苦杏仁12克　大枣30克　石膏30克　甘草12克，7剂，饭后服。

督灸，7盒，贴足三里、外脚踝。

2014年2月24日，七诊。

精神、饮食、睡眠均可，午饭与晚饭之间出汗较多，大便正常。腿部热，但不出汗。

左关细滑，右关滑有力；舌尖红，舌苔薄白腻，舌下暗红。

内服方：薏苡附子败酱散＋桂枝茯苓丸。

生薏苡仁60克　败酱草24克　附子15克　牡丹皮12克　茯苓12克　桂枝90克　桃仁12克　赤芍12克，7剂。

2014年3月10日，八诊。

精神、饮食、睡眠、出汗尚可，大便每日2次，不难受。口不苦不干。

双手关脉细滑；舌下淡，舌苔白腻，舌尖微红。

内服方：薏苡附子败酱散+桂枝茯苓丸+麻附细辛。

生薏苡仁60克　败酱草24克　附子15克　牡丹皮12克　茯苓12克　桂枝90克　桃仁12克　赤芍12克　麻黄3克　细辛3克，7剂。

2014年3月17日，九诊。

怀疑肺结核，学生普查时查出来的。

左关细弦，右关缓滑有力；舌苔薄腻，舌尖红，舌下红。

内服方不变，饭后服药，药后喝酒。

2014年3月24日，十诊。

嘱患者抽空查血沉，鼻血流得多，最多10分钟。腿上皮损在摊平。偶尔会打嗝。精神、饮食、睡眠都好，大便不太通畅，每日1~2次。出汗可以，不火。原来跑步会晕倒，现在身体变壮。

左关细弦，右关细滑；舌下淡红，舌尖红，舌苔白腻。

内服方：薏苡附子败酱散+桂枝茯苓丸+麻附细辛，加炮甲珠和生大黄。

生薏苡仁60克　败酱草24克　附子15克　牡丹皮12克　茯苓12克　桂枝90克　桃仁12克　赤芍12克　麻黄3克　细

辛3克　炮甲珠2克　大黄1克，7剂，饭后服，药后喝酒。

2014年3月31日，十一诊。

腿上的皮损面积变大且红。精神、饮食、睡眠都好，大便偶尔不通，不黏，每日1~2次。小便通。血沉没有问题，结核没有问题。不火。关注小腿出汗。

左关细滑，右关缓滑有力；舌尖红，苔薄腻，舌下淡红。

治法同前。

2014年4月17日，十二诊。

腿上干痒，不出汗，大便可以。

左关细弦；右关细缓，舌尖红，苔薄白腻。

内服方：清暑益气汤。

党参2克　甘草1克　黄芪3克　当归2克　麦门冬2克　五味子2克　青皮1克　陈皮1克　焦神曲1克　葛根1克　苍术1克　生白术1克　升麻1克　黄柏1克　泽泻1克，4剂。

2014年4月22日，十三诊。

大便通，每日1~2次，出汗可以。腿上皮损最厚且干，腿上无皮损的皮肤也不出汗。头上皮损变多，腿上起小红点一堆，不大。

左关细弦，右关细缓；舌苔白腻，舌尖微红，舌下淡。

内服方：清暑益气汤+藿香正气。

党参2克　甘草1克　黄芪3克　当归2克　麦门冬2克　五味子2克　青皮1克　陈皮1克　焦神曲1克　葛根1克　苍

术1克　生白术1克　升麻1克　黄柏1克　泽泻1克　生姜6克　苏叶6克　丹皮6克　厚朴6克　蒲公英12克　大腹皮6克　大枣6克　姜半夏6克　桔梗6克　白芷6克　藿香6克，7剂。

2014年4月28日，十四诊。

左关细弦滑，右关细缓滑有力；舌尖红，舌下红，略瘀。

内服方：清暑益气汤+藿香正气+白花蛇舌草。

党参2克　甘草1克　黄芪3克　当归2克　麦门冬2克　五味子2克　青皮1克　陈皮1克　焦神曲1克　葛根1克　苍术1克　生白术1克　升麻1克　黄柏1克　泽泻1克　生姜6克　苏叶6克　丹皮6克　厚朴6克　蒲公英12克　大腹皮6克　大枣6克　姜半夏6克　桔梗6克　白芷6克　藿香6克　白花蛇舌草24克，7剂。

2014年5月5日，十五诊。

左关细滑，右关细缓滑有力；舌尖微红，舌苔薄，舌下淡。

出汗腿上少，偶尔有肚子不适，晕车。

内服方：荆芥连翘汤。

荆芥6克　连翘6克　甘草6克　生地6克　赤芍6克　当归6克　川芎6克　黄芩6克　黄连6克　黄柏6克　生栀子6克　防风6克　白芷6克　薄荷6克　柴胡6克　枳壳6克　桔梗6克，5剂。

2014年5月12日，十六诊。

腿上皮损明显变薄，患者自述出汗可以，面部出汗略多。

左关细弦，右关滑有力；苔薄白腻，舌尖红，舌下淡玫红。患者述最近药特别苦。

内服方：上方（荆芥连翘汤）基础上加牡丹皮12克，5剂。

外洗方中加入熟地30克，4剂。

2014年5月19日，十七诊。

左脉细，右关缓；舌尖微红，舌苔薄白腻，舌下瘀。小腿皮损明显变薄。

内服方：荆芥连翘汤加牡丹皮12克，再加川牛膝12克，7剂。

外洗方：继续使用上方，如无变化则不做特殊说明。出汗变好，则泡澡次数可以减少，可隔日一次；如果没有变好，则可以适当增加次数，但最好在白天。

2014年5月26日，十八诊。

小腿皮损软多了，也可以出点儿汗，腹部偶尔疼痛。

左关细弦，右关细缓；舌尖红，舌下深红，舌苔白腻。

内服方：荆芥连翘汤加牡丹皮12克、川牛膝12克、苏木9克、元胡9克、陈皮15克，3剂。

2014年5月29日，十九诊。

左脉细滑；舌苔厚腻，舌下淡凝。

肚子不难受了。

内服方：荆芥连翘汤+平胃散。

荆芥6克　连翘6克　甘草6克　生地6克　赤芍6克　当归6克　川芎6克　黄芩6克　黄连6克　黄柏6克　生栀子6克　防风6克　白芷6克　薄荷6克　柴胡6克　枳壳6克　桔梗6克　苍术6克　厚朴6克　陈皮12克　牡丹皮12克　川牛膝12克　苏木9克　元胡9克，7剂。

2014年6月9日，二十诊。

左关细弦，右关洪滑有力；舌尖红，舌苔薄，舌下淡暗。小腿皮损明显变薄。

内服方：桂枝茯苓丸+荆芥连翘汤+平胃散。

牡丹皮12克　茯苓12克　桂枝90克　桃仁12克　赤芍12克　荆芥6克　连翘6克　甘草6克　生地6克　当归6克　川芎6克　黄芩6克　黄连6克　黄柏6克　生栀子6克　防风6克　白芷6克　薄荷6克　柴胡6克　枳壳6克　桔梗6克　苍术6克　厚朴6克　陈皮12克　川牛膝12克，7剂。

外洗方：润燥方+麻黄汤。

夜交藤150克　甘草100克　生地50克　生艾叶60克　当归60克　黄精60克　侧柏叶30克　杏仁10克　白及2克　生麻黄15克　桂枝15克　苦杏仁15克　侧柏叶30克，7剂。

2014年6月16日，二十一诊。

左关细弦滑，右关洪滑；舌苔薄白腻，舌尖微红，舌下暗红。

小腿能出汗。

内服方：继续用上方，川牛膝加量为15克，7剂。

外洗方：改为桂枝茯苓外洗方+麻黄汤外洗方。

生地30克　牡丹皮12克　桂枝90克　茯苓12克　桃仁12克　甘草30克　赤芍12克　生麻黄15克　苦杏仁15克　侧柏叶30克，7剂。

2014年6月23日，二十二诊。

小腿上可以出汗，皮肤有弹性了。

左关细，右关滑有力；舌尖红，舌苔薄白腻，舌下淡、暗，略瘀。

内服方：桂枝茯苓丸+荆芥连翘汤+散结散。

牡丹皮12克　茯苓12克　桂枝90克　桃仁12克　赤芍12克　荆芥6克　连翘6克　甘草6克　生地6克　当归6克　川芎6克　黄芩6克　黄连6克　黄柏6克　生栀子6克　防风6克　白芷6克　薄荷6克　柴胡6克　枳壳6克　桔梗6克　炮山甲1克　全蝎2克　水蛭2克　川牛膝15克，10剂。

外洗方：继续用2014年6月23日方，不做说明则继续用此外洗方。

2014年7月3日，二十三诊。

左关细弦，右关细滑；舌苔薄白腻。

腿上皮损明显变薄。

内服方：气通道方+荆芥连翘汤+散结散。

姜半夏15克　赤芍12克　柴胡48克　大枣20克　党参

18克　甘草18克　桂枝12克　黄芩18克　生姜18克　荆芥6克　连翘6克　生地6克　当归6克　川芎6克　黄连6克　黄柏6克　生栀子6克　防风6克　白芷6克　薄荷6克　枳壳6克　桔梗6克　炮山甲1克　全蝎2克　水蛭2克　川牛膝15克，12剂。

2014年7月21日，二十四诊。

头部有皮损。

左关细弦，右关浮滑；舌苔薄白腻。

内服方：吴茱萸汤+气通道方。

吴茱萸18克　生姜12克　人参15克　大枣15克　姜半夏15克　赤芍12克　柴胡48克　党参18克　甘草18克　桂枝12克　黄芩18克，3剂。

硫黄软膏，每日10次。

2014年7月24日，二十五诊。

左关细弦，右关细滑；舌苔白腻，舌下玫红。

内服方：散结四神煎+保和丸加香砂+吴茱萸汤。

鳖甲12克　川牛膝90克　黄芪240克　生姜12克　石斛120克　远志90克　木香6克　连翘30克　焦山楂15克　茯苓12克　焦神曲15克　砂仁6克　莱菔子12克　陈皮12克　姜半夏12克　吴茱萸18克　人参15克　大枣15克，每日一次，3剂。

少吃，多运动，多晒太阳。

2014年7月29日，二十六诊。

小腿能出汗，胳膊也能出汗。

左关细，右关缓；舌苔薄腻，舌尖微红。

口服方：继续用上方。

泡澡暂停。

硫黄软膏∶西瓜霜∶艾洛松按 7∶2∶1 的比例配制成混合膏，涂抹不出汗的地方，一天抹 10 次，继续捂小腿，药后喝温酒。

2014 年 7 月 31 日，二十七诊。

吃完药肚子难受，有一天晚上、早上都拉肚子，一直难受。腿上皮损明显变平，左小腿略硬。

左关细弦，右关缓滑；舌苔薄腻，舌尖微红，舌下淡，略暗。

内服方：散结四神煎 + 桂枝茯苓丸 + 吴茱萸汤。

鳖甲 12 克　川牛膝 90 克　黄芪 240 克　生姜 12 克　石斛 120 克　远志 90 克　牡丹皮 12 克　茯苓 12 克　桂枝 90 克　桃仁 12 克　赤芍 12 克　吴茱萸 18 克　人参 15 克　大枣 15 克，2 剂，吃两剂，休息 3 天。

2014 年 8 月 7 日，二十八诊。

左关细弦，右关细滑；舌苔薄白腻，舌下淡红，略瘀。

内服方：益气逐瘀汤 + 桂枝茯苓丸 + 吴茱萸汤翻倍。

川牛膝 12 克　川芎 12 克　赤芍 12 克　柴胡 12 克　生地 12 克　当归 12 克　甘草 12 克　红花 6 克　黄芪 30 克　桔梗 12 克　桃仁 6 克　枳壳 12 克　牡丹皮 12 克　茯苓 12 克　桂枝 90 克　吴茱萸 36 克　生姜 24 克　人参 30 克　大枣 30 克，7 剂，药后喝酒。

2014 年 8 月 14 日，二十九诊。

小腿可以出汗，继续保持，药后腹痛、呕吐。

左关细弦，右关缓滑；舌苔白腻，舌下玫红、深红。

内服方：益气逐瘀汤 + 桂枝茯苓丸 + 散结散。

川牛膝 12 克　川芎 12 克　赤芍 12 克　柴胡 12 克　生地 12 克　当归 12 克　甘草 12 克　红花 6 克　黄芪 30 克　桔梗 12 克　桃仁 6 克　枳壳 12 克　牡丹皮 12 克　茯苓 12 克　桂枝 90 克　炮山甲 1 克　全蝎 2 克　水蛭 2 克，5 剂，温酒送服。

2014 年 8 月 21 日，三十诊。

左关细弦，右关细滑；舌苔薄白，舌下淡微红。

出汗可以，感冒了。

内服方：气通道方 + 四逆汤。

姜半夏 15 克　赤芍 12 克　柴胡 48 克　大枣 20 克　党参 18 克　甘草 18 克　桂枝 12 克　黄芩 18 克　生姜 18 克　附子 30 克　干姜 30 克，6 剂。

硫黄软膏外用。

2014 年 8 月 28 日，三十一诊。

左关细弦，右关细滑；舌苔薄腻，舌下红，舌尖红。

出汗可以，小腿也出汗。

内服方：小柴胡汤 + 四逆汤 + 麻附细辛汤。

柴胡 48 克　黄芩 18 克　姜半夏 15 克　甘草 18 克　生姜 18 克　大枣 20 克　党参 18 克　附子 30 克　干姜 30 克　麻黄 3 克　细辛 3 克，6 剂。

2014 年 9 月 4 日，三十二诊。

左关细弦，右关细缓弱；舌下淡暗。

内服方：小柴胡汤 + 四逆汤 + 四妙散。

柴胡 48 克　黄芩 18 克　姜半夏 15 克　甘草 18 克　生姜 18 克　大枣 20 克　党参 18 克　附子 30 克　干姜 30 克　川牛膝 12 克　苍术 12 克　黄柏 12 克　薏苡仁 18 克，5 剂。

笔者按：本医案的记录整理截至 9 月，但是患儿的治疗还在继续。10 月前后，因为患者不配合运动等“生活处方”的执行，与孩子的奶奶沟通后，让孩子停药反思一个月。患儿在“面壁思过”一个月后，继续接受治疗。

虽然笔者希望尽量还原治疗的真实过程，但由于病案整理工作尚未能规范化、体系化，读者只能透过字里行间去探求过程的真实性，以及患者体内的变化和笔者思路的调整。

儿童的特点，对于治疗是把“双刃剑”。一方面，儿童机体较成人会略好，加之心理负担少，有助于治疗的推进；另一方面，儿童缺乏主动配合治疗的能力，会给治疗带来一些困难。医者如何权衡，“取其利，避其害”，是临证的艺术所在。

附 1　傅某某，女，19 岁，傅某某的姐姐，三期痤疮。

2014 年 7 月 21 日，初诊。

月经已来 7 年，经期第一天疼痛，吃饭反胃，偶尔嗓子疼。

左关细缓滑，右关细弦滑；舌淡红，苔薄白腻。

内服方：吴茱萸汤＋暖肝煎＋甘草泻心汤。

吴茱萸18克　生姜12克　人参15克　大枣15克　小茴香、当归、乌药、降香、茯苓、枸杞子、肉桂各12克　甘草24克　党参18克　姜半夏15克　干姜18克　黄芩18克　黄连6克，3剂，饭前服。

2014年7月24日，二诊。

吃上药，大便正常，原来一吃饭就上厕所，现在不再如此。身上烫，一直都是，少腹暖和。

左关细弦，右关细滑有力；舌尖微红，舌下淡暗红。

内服方：上方加白花蛇舌草24克，7剂，饭前服。

2014年7月29日，三诊。

肚子暖和，有点儿上火但不要紧，脸上比原来舒服。

左关细弦，右关缓滑；舌苔白腻，舌下略暗。

内服方：吴茱萸汤＋暖肝煎＋甘草泻心汤，加白花蛇舌草24克、炮甲珠2克，7剂，饭前服药，药前喝酒。

2014年8月7日，四诊。

左关细弦，右关细滑；舌质暗，舌苔薄腻。

来月经比原先舒服，腰后疼，量多。

散结散（炮山甲1克，全蝎2克，水蛭2克），酒送服，7剂。

2014年8月14日，五诊。

舌苔薄黄腻，舌下深红；左关细弦，右关弦滑。

肚子不难受。

内服方：桂枝茯苓丸＋白三联。

牡丹皮12克　茯苓12克　桂枝90克　桃仁12克　赤芍12克　白花蛇舌草30克　丹参30克　生山楂30克，7剂。

2014年8月21日，六诊。

面部出油减少。

左关细弦，右关缓滑；舌苔薄腻，舌下淡红。

内服方：桂枝茯苓丸＋散结散。

牡丹皮12克　茯苓12克　桂枝90克　桃仁12克　赤芍12克　炮山甲1克　全蝎2克　水蛭2克，12剂。

2014年9月16日，七诊。

有熬夜现象。

左关细弦，右关细缓有力；舌苔薄白，舌下略瘀。

正值高三复习阶段，治疗的“生活处方”会与学习的常态相冲突，嘱这次服药后，没有特殊情况，于高考完再就诊。

内服方：白三联＋逍遥散。

白花蛇舌草30克　丹参30克　生山楂30克　柴胡6克　生姜9克　甘草9克　薄荷2克　生白术、茯苓、当归、赤芍各12克，7剂。

附2　王某某，女，45岁，白塞氏综合征20余年，傅某某的老舅妈。

2014年5月19日，初诊。

嘴里经常烂，已有20多年。晚上睡不好觉就会起口疮，起的时候会口干。近来，外阴起疮10多天，眼睛不难受。肚子不适，不能吃凉的，吃凉的就会肚胀且疼，大便偏稀，每日一次。起了口疮后，大便会数日一次，偏干，身上冷，精神可以。

左关细滑，右关缓滑略弱；舌淡，舌尖边红点满布。

内服方：甘草泻心汤+封髓丹。

生甘草24克　党参18克　姜半夏15克　干姜18克　黄芩18克　黄连6克　大枣30克　黄柏15克　砂仁9克，3剂。

2014年5月22日，二诊。

眼睛难受，精神尚可，睡眠不好，睡后易醒，醒后难入睡。

左关弦细滑，右关缓滑；舌下淡，舌苔薄黄，微有裂纹。

内服方：甘草泻心汤+疏肝和络饮。

甘草24克　党参18克　姜半夏15克　干姜18克　黄芩18克　黄连6克　大枣30克　柴胡12克　郁金6克　首乌藤24克　牡蛎30克　厚朴6克　合欢皮15克　苍术6克　乌药9克　香附6克　石菖蒲6克　菊花9克　枸杞子12克，4剂。

2014年5月26日，三诊。

左关细弦，右关缓滑有力；舌淡，舌边齿痕，舌下淡，略瘀。

眼睛舒服点儿，大便每日2~3次，比原来次数多。

患者补述：多年来，睡眠不好。平素上火，每天下午牙疼一会儿，持续一小时。下午四点左右（申时，阳明主时），平素肚子凉，总是胀，大便通，一般大便黏。

内服方：甘草泻心汤＋朴姜夏草参汤（本来是用甘草的，但是阴差阳错，录协定方时录成草果，取效不错，也就将错就错了）。

甘草24克　党参18克　姜半夏50克　干姜18克　黄芩18克　黄连6克　大枣30克　厚朴30克　生姜30克　草果30克　菊花9克　枸杞子12克，3剂。

2014年5月29日，四诊。

左关弦滑，右关缓弱而滑；舌淡，舌下淡瘀。

眼睛感觉不清利，发干。口干，不太想喝水。大便每日2次，便通，不成形。精神疲乏，最近没有肚子凉、胀的感觉。患者补述：之前，吃过10多瓶强的松。

内服方：甘草泻心汤＋朴姜夏草参汤。

甘草24克　党参18克　姜半夏60克　干姜18克　黄芩30克　黄连6克　大枣30克　厚朴30克　生姜30克　草果30克　菊花9克，7剂。

2014年6月5日，五诊。

左关细弦，右关细缓滑；舌苔薄腻，舌淡。

吃饭不太好，嘴里不起口疮。精神疲乏，大便每日2～3次，不太成形。肚子不胀、不凉，睡觉比原来踏实，眼睛干，出汗可以，口不太苦。

内服方：甘草泻心汤＋朴姜夏草参汤＋柴桂姜。

甘草24克　党参18克　姜半夏60克　干姜18克　黄芩18克　黄连6克　大枣30克　厚朴30克　生姜30克　草果30克　柴胡48克　桂枝18克　瓜蒌24克　牡蛎12克，3剂。

2014年6月9日，六诊。

左关细弦，右关缓滑；舌淡红，舌下淡。

肚子不胀，出汗较以前明显。睡觉和上次一样，大便每日1～2次，不太成形，比上次强。外阴不难受，眼睛和外阴仍干，不疼。最近一直没有口疮，手足不再凉。

内服方：上方（甘草泻心汤+朴姜夏草参汤+柴桂姜）加百合30克，7剂。

2014年6月16日，七诊。

又起口疮了，不严重。睡眠不好，入睡不好，但比就诊前好。手脚不凉，肚子不胀。大便偏稀，每日2次。

左关细弦滑，右关细缓滑；舌苔厚腻，舌下淡。

内服方：甘草泻心汤+朴姜夏草参汤+封髓丹。

甘草24克　党参18克　姜半夏70克　干姜18克　黄芩18克　黄连6克　大枣30克　厚朴30克　生姜30克　草果30克　黄柏15克　砂仁9克　酸枣仁15克　夏枯草15克，3剂。

2014年6月19日，八诊。

口疮好了，睡觉好，肚子不难受。大便每日1次，偏稀，且黏。外阴也好了，仍有点儿干。舌苔薄，舌下淡。

内服方：甘草泻心汤+朴姜夏草参汤+封髓丹。

甘草24克　党参18克　姜半夏70克　干姜18克　黄芩

18克　黄连6克　大枣30克　厚朴30克　生姜30克　草果30克　黄柏15克　砂仁9克　酸枣仁10克　夏枯草15克，4剂。

2014年6月23日，九诊。

左关细弦，右关缓滑有力；舌苔薄腻，舌下淡暗。

睡眠不好，入睡不好，觉得心里火，嘴里没有问题，肚子不胀。

内服方：甘草泻心汤+酸枣仁汤。

甘草24克　党参18克　姜半夏15克　干姜18克　黄芩18克　黄连6克　大枣30克　酸枣仁15克　川芎9克　知母6克　茯苓12克　合欢皮15克　太子参12克，9剂。

2014年7月3日，十诊。

肚子不胀，嘴里有口疮，不要紧，外阴没有问题，眼睛还是干，睡觉好多了。原来来月经胸疼，这次没有任何不适。久站，腿有点儿肿。

左关细弦，右关缓滑有力；舌苔薄腻，舌下淡，略瘀。

内服方：甘草泻心汤+酸枣仁汤+逍遥散。

甘草24克　党参18克　姜半夏15克　干姜18克　黄芩18克　黄连6克　大枣30克　川芎9克　茯苓12克　炒酸枣仁15克　知母6克　柴胡6克　生姜9克　薄荷2克　生白术、当归、赤芍各12克　合欢皮15克　太子参12克　菊花9克，7剂。

2014年7月10日，十一诊。

左关细弦滑，右关细弦弱；舌下淡、红、略瘀，舌边齿痕，舌苔薄燥。

眼睛干，嘴里仍有口疮，但不严重。外阴好，睡眠可以，饮食不好。

内服方：甘草泻心汤+酸枣仁汤+逍遥散+栀子豉汤。

甘草24克　党参18克　姜半夏15克　干姜18克　黄芩18克　黄连6克　大枣30克　川芎9克　茯苓12克　炒酸枣仁15克　知母6克　柴胡6克　生姜9克　薄荷2克　生白术、当归、赤芍各12克　生栀子10克　淡豆豉10克　合欢皮15克　太子参12克　菊花9克　木瓜6克，3剂。

2014年7月14日，十二诊。

左关细弦，右关缓滑；舌苔薄，舌下淡，舌体变小。脚不凉了。

医嘱：继续少吃，晚上喝两大杯水。晚上7点以后别喝水，关注小便和睡眠情况。

内服方：甘草泻心汤+酸枣仁汤+逍遥散+栀子豉汤。

甘草24克　党参18克　姜半夏15克　干姜18克　黄芩18克　黄连6克　大枣30克　川芎9克　茯苓12克　炒酸枣仁15克　知母6克　柴胡6克　生姜9克　薄荷2克　生白术、当归、赤芍各12克　生栀子10克　淡豆豉10克　合欢皮15克　太子参12克　菊花9克　木瓜6克　覆盆子10克，3剂。

2014年7月17日，十三诊。

左关细弦，右关细滑有力；舌苔薄。

嘴里仍有一点儿口疮，但不疼。外阴好了，眼睛也好了，精神、饮食、睡眠都强很多了，大便每日最少2次。

内服方：甘草泻心汤+酸枣仁汤+栀子豉汤+四逆汤。

甘草24克　党参18克　姜半夏15克　干姜18克　黄芩18克　黄连6克　大枣30克　川芎9克　茯苓12克　炒酸枣仁15克　知母6克　生栀子10克　淡豆豉10克　附子30克　菊花9克　木瓜6克　覆盆子10克，3剂。

2014年7月21日，十四诊。

左关细弦滑，右关缓滑；舌苔白腻。

昨天晚上没睡着，一分钟都没有睡。平日睡得好的时候，晚上起夜1~2次。

内服方：封髓丹+甘草泻心汤+酸枣仁汤+四逆汤。

黄柏15克　砂仁9克　甘草6克　党参18克　姜半夏15克　干姜18克　黄芩18克　黄连6克　大枣30克　川芎9克　茯苓12克　炒酸枣仁15克　知母6克　附子30克　菊花9克　覆盆子10克，3剂。

2014年7月24日，十五诊。

左关细弦，右关细滑有力；舌苔薄，舌下淡。

睡觉比以前好，起夜少了，身上暖和，肚子舒服，眼睛干。

内服方：封髓丹+甘草泻心汤+酸枣仁汤+运脾方。

黄柏15克　砂仁9克　甘草6克　党参18克　姜半夏15克　干姜18克　黄芩18克　黄连6克　大枣30克　川芎9克　茯苓12克　炒酸枣仁15克　知母6克　苍术6克　陈皮12克　厚朴

6 克　鸡内金 6 克　枳壳 6 克，4 剂。

2014 年 7 月 28 日，十六诊。

最近生了点儿气，影响吃饭、睡觉。刚吃药，睡觉还行，夜起次数减少，浑身软。

左关细弦滑，右关细缓滑；舌苔略厚、腻。

内服方：逍遥散 + 封髓丹 + 甘草泻心汤 + 酸枣仁汤 + 运脾方。

柴胡 6 克　生姜 9 克　甘草 9 克　薄荷 2 克　生白术、茯苓、当归、赤芍各 12 克　黄柏 15 克　砂仁 9 克　党参 18 克　姜半夏 15 克　干姜 18 克　黄芩 18 克　黄连 6 克　大枣 30 克　川芎 9 克　炒酸枣仁 15 克　知母 6 克　苍术 6 克　陈皮 12 克　厚朴 6 克　鸡内金 6 克　枳壳 6 克，3 剂。

2014 年 7 月 31 日，十七诊。

左关细弦，右关细缓；舌苔白，舌下淡。睡觉好些了。

内服方：逍遥散 + 甘草泻心汤 + 酸枣仁汤 + 运脾方。

柴胡 6 克　生姜 9 克　甘草 9 克　薄荷 2 克　生白术、茯苓、当归、赤芍各 12 克　党参 18 克　姜半夏 15 克　干姜 18 克　黄芩 18 克　黄连 6 克　大枣 30 克　川芎 9 克　炒酸枣仁 15 克　知母 6 克　苍术 6 克　陈皮 12 克　厚朴 6 克　鸡内金 6 克　枳壳 6 克，6 剂。

2014 年 8 月 7 日，十八诊。

左关弦细，右关弦弱；舌淡，舌下淡瘀。

嘴里又起了一个口疮，吃饭不好。

内服方：小柴胡汤＋四逆汤＋逍遥散＋甘草泻心汤＋酸枣仁汤＋运脾方。

柴胡48克　黄芩18克　姜半夏15克　甘草18克　生姜18克　党参18克　附子30克　干姜30克　柴胡6克　薄荷2克　生白术、茯苓、当归、赤芍各12克　黄连6克　大枣30克　川芎9克　茯苓12克　炒酸枣仁15克　知母6克　苍术6克　陈皮12克　厚朴6克　鸡内金6克　枳壳6克，4剂。

2014年8月14日，**十九诊**。

精神尚可，睡眠尚可，口疮新起。

左关细缓，右关弦细；舌苔白腻，舌下淡。

内服方：四逆汤＋真武汤＋甘草泻心汤＋酸枣仁汤＋运脾方。

附子30克　干姜30克　甘草30克　生白术12克　生姜、茯苓、赤芍各18克　党参18克　姜半夏15克　黄芩18克　黄连6克　大枣30克　川芎9克　炒酸枣仁15克　知母6克　苍术6克　陈皮12克　厚朴6克　鸡内金6克　枳壳6克，4剂。

2014年8月18日，**二十诊**。

不火，精神、睡眠尚可。

左关细弦，右关缓滑；舌苔薄，舌边略有齿痕，舌下淡。

内服方：四逆汤＋当归芍药散＋甘草泻心汤＋酸枣仁汤＋运脾方。

附子30克　干姜30克　甘草30克　生白术12克　川芎24克　赤芍12克　当归15克　茯苓12克　泽泻15克　党参18克　姜半夏15克　黄芩18克　黄连6克　大枣30克　炒酸枣仁15克　知母6克　苍术6克　陈皮12克　厚朴6克　鸡内金6克　枳壳6克，2剂。

2014年8月21日，二十一诊。

左关细弦，右关细缓滑；舌苔薄，舌质略胖，舌边微有齿痕，舌下淡、青。

不火，精神、睡觉尚可，吃饭不好。

内服方：四逆汤+当归芍药散+酸枣仁汤。

附子30克　干姜30克　甘草30克　生白术12克　川芎24克　赤芍12克　当归15克　茯苓12克　泽泻15克　炒酸枣仁15克　知母6克，3剂。

2014年8月25日，二十二诊。

舌尖微红，舌质不胖，舌下淡，略暗；左关细弦，右关细缓滑。

精神好，睡眠尚可，食欲转好，大便正常，眼睛还是干，手脚暖暖的，嘱以后要早起量体温。

内服方：四逆汤+当归芍药散+酸枣仁汤。

附子30克　干姜30克　甘草30克　生白术12克　川芎24克　赤芍12克　当归15克　茯苓12克　泽泻15克　炒酸枣仁15克　知母6克　焦山楂15克，3剂。

2014年8月28日，二十三诊。

左关沉细弦，右关细缓；舌质淡。体温35.3℃。

内服方：四逆汤+当归芍药散+酸枣仁汤。

附子30克　干姜30克　甘草30克　生白术12克　川芎24克　赤芍12克　当归15克　茯苓12克　泽泻15克　炒酸枣仁15克　知母6克　焦山楂30克，3剂。

2014年9月4日，二十四诊。

左关细弦，右关细缓滑有力；舌淡，舌苔薄白。

体温36.3℃~36.4℃，睡眠略差，精神可以。

内服方：四逆汤+当归芍药散+酸枣仁汤。

附子30克　干姜30克　甘草30克　生白术12克　川芎24克　赤芍12克　当归15克　茯苓12克　泽泻15克　炒酸枣仁15克　知母6克　焦山楂30克　合欢花24克，3剂。

2014年9月16日，二十五诊。

左关细弦缓，右关细弦；睡眠、精神好，有口疮。

内服方：甘草泻心汤+当归芍药散+酸枣仁汤。

甘草24克　党参18克　姜半夏15克　干姜18克　黄芩18克　黄连6克　大枣30克　生白术12克　川芎24克　赤芍12克　当归15克　茯苓12克　泽泻15克　炒酸枣仁15克　知母6克　焦山楂30克　合欢花24克，6剂。

2014年9月23日，二十六诊。

仍有口疮。舌质略胖，舌苔薄白腻，舌下淡略瘀；左关细弦缓，右关弦缓。

内服方：小柴胡汤 + 甘草泻心汤 + 当归芍药散 + 酸枣仁汤。

柴胡48克　黄芩18克　姜半夏15克　甘草18克　生姜18克　大枣20克　党参18克　干姜18克　黄连6克　大枣30克　生白术12克　赤芍12克　当归15克　茯苓12克　泽泻15克　川芎24克　炒酸枣仁15克　知母6克　焦山楂30克　合欢花30克，5剂。

2014年9月30日，二十七诊。

口疮还在疼。左关弦滑，右关细弦略弱。舌苔薄腻，舌下略瘀。

内服方：甘草泻心汤 + 当归芍药散 + 酸枣仁汤 + 香砂六君子。

甘草24克　党参18克　姜半夏15克　干姜18克　黄芩18克　黄连6克　大枣30克　生白术12克　川芎24克　赤芍12克　当归15克　茯苓12克　泽泻15克　炒酸枣仁15克　知母6克　炒白术12克　陈皮12克　砂仁6克　香附6克　焦山楂30克　合欢花30克，5剂。

笔者按：从"抓大放小"的原则来看，患者精神、睡眠、饮食等有了很明显的改变，口疮还会偶尔有，这与季节、气候、情绪等有关系。治疗还在继续，患者非常认同笔者"一年比一年好"的总体治疗目标，这是治疗慢性、顽固性疾病必须遵守的，希望更多的患者可以明白。

附 3　郭某某，男，26 岁，王某某之子，20 年来大便稀，诊断为“溃疡性结肠炎”。

2014 年 7 月 14 日，初诊。

20 年来，一直大便稀，一天至少便 3 次，便前和便时疼痛，便完后不疼。睡觉不好，入睡不好，睡眠时间短，精神不太好，肚子胀，很少不火。

左关细弦，右关缓弱；舌下淡、暗，略瘀。

内服方：乌梅丸 + 甘草泻心汤。

党参 6 克　干姜 10 克　附子 6 克　黄连 16 克　细辛 3 克　黄柏 6 克　肉桂 6 克　乌梅 30 克　当归 4 克　川椒 4 克　甘草 24 克　姜半夏 15 克　黄芩 18 克　大枣 30 克　元胡 10 克，3 剂，饭前服。

2014 年 7 月 17 日，二诊。

吃上药不火。吃完第 3 袋药，疼痛了一次，之后大便正常了。

左关细弦，右关细缓滑；舌苔薄腻，舌边微有齿痕。

内服方：乌梅丸 + 逍遥散。

党参 6 克　干姜 10 克　附子 6 克　黄连 16 克　细辛 3 克　黄柏 6 克　肉桂 6 克　乌梅 30 克　当归 4 克　川椒 4 克　柴胡 6 克　生姜 9 克　甘草 9 克　薄荷 2 克　生白术、茯苓、赤芍各 12 克，4 剂。

笔者按：20 年的病，7 剂药，两诊治好，听来有点儿难以置信，但确实是事实。

因为患者的母亲还在一直治疗，所以患者的情况我是能够随访到的。建立起信任后，患者一有问题就会第一时间来找你。

给一些貌似疑难、顽固的疾病治疗取得“出乎意料”的效果越多，笔者越清晰地认识到：作为一名中医，应该有所专长，如果对于什么病都“蜻蜓点水”，不是不能取得好的效果，而是不容易形成可重复的、理性的规律，这对于中医的发展和群体化的进步无益。

个人的经历和时间是不能复制的。即使一个很有能力的人，如果任凭自己的精力向四处散射，很难在某方面取得突破。

附4　孙某某，男，50岁，王某某的同事，哮喘顽固多年，吃西药难以控制。

2014年9月4日，初诊。

阴雨天，哮喘严重。平常不容易上火，大便正常，每日一次。

左关细弦，右关洪滑有力；舌苔白腻，舌下淡，玫红。

内服方：小青龙汤+香砂六君子汤+升降散。

生麻黄、细辛、桂枝、南五味子、姜半夏、甘草、干姜、赤芍各3克　炒白术12克　陈皮12克　党参12克　茯苓12克　砂仁6克　香附6克　蝉蜕6克　大黄2克　藿香3克　僵蚕9克，4剂。

嘱咐：学习广汗法，将锻炼方法进行改善。

2014 年 9 月 9 日，二诊。

比原来出汗多，大便比原来多且稀，一天一次，比原来舒服。哮喘药慢慢减。

左关细弦，右关细缓；舌质胖，苔薄白腻，舌下略红。

希望：（1）胃比原来舒服；（2）身上比原来暖和；（3）微微出汗。

内服方：小青龙汤 + 香砂六君子汤 + 升降散。

生麻黄、细辛、桂枝、南五味子、姜半夏、甘草、干姜、赤芍各 3 克，炒白术 12 克　陈皮 12 克　党参 12 克　茯苓 12 克　砂仁 6 克　香附 6 克　蝉蜕 6 克　大黄 2 克　藿香 3 克　僵蚕 9 克　苏子 6 克，6 剂。

2014 年 9 月 16 日，三诊。

出汗没有原来多了，大便不太稀了，肚子不胀了，打嗝少了，身体感觉舒服了。

左关细弦，右关细缓；舌苔薄，舌下淡红。

内服方：小青龙汤 + 香砂六君子汤 + 升降散。

生麻黄、细辛、桂枝、南五味子、姜半夏、甘草、干姜、赤芍各 3 克　炒白术 12 克　陈皮 12 克　党参 12 克　茯苓 12 克　砂仁 6 克　香附 6 克　蝉蜕 6 克　大黄 3 克　藿香 3 克　僵蚕 9 克　白果 1 克，6 剂。

2014 年 9 月 23 日，四诊。

打饱嗝，大便不稀。舌苔薄腻，舌下略红；左关细，右关细滑。

内服方：小青龙汤+香砂六君子汤+升降散。

生麻黄、细辛、桂枝、南五味子、姜半夏、甘草、干姜、赤芍各3克　炒白术12克　陈皮12克　党参12克　茯苓12克　砂仁6克　香附6克　蝉蜕6克　大黄2克　藿香3克　僵蚕9克　白果1克　枳壳6克，6剂。

2014年9月30日，五诊。

仍旧打嗝，小便比原先多了，量少。睡眠不佳。

左关细弦，右关细滑有力；舌苔薄，舌下淡。

内服方：小青龙汤去麻黄+香砂六君子汤+升降散。

姜半夏3克　赤芍3克　干姜3克　甘草3克　桂枝3克　苦杏仁6克　南五味子3克　细辛3克　炒白术12克　陈皮12克　党参12克　茯苓12克　砂仁6克　香附6克　蝉蜕6克　大黄3克　藿香3克　僵蚕9克　白果1克　枳壳6克，8剂。

笔者按：小青龙汤小剂量使用，可谓是临证中的一个“利器”。但越是“利器”，越需要懂得应用之法。否则，力量越大，越容易出问题。五诊时，为什么去麻黄换成杏仁？而之后的治疗中为什么用五苓散？如果看过《银屑病经方治疗心法》一书的第一部分，相信你会明白的。

靳某某，男，8岁半，河南人。

2013年7月29日，初诊。

2013年3月，皮损全身爆发，在郑州诊治，只要不抹药就会出来，用过高温熏蒸。曾内服丹青胶囊、雷公藤，外用银敌。小时候，容易扁桃体发炎。已经停药 3 周多。大便有点儿黑，最近两天有点儿干。

左关细弦，右关细滑；舌下淡红，舌根厚白，偏于右侧。

内服方：甘草 24 克　黄芩 18 克　黄连 6 克　干姜 18 克　沙参 18 克　大枣 30 克　姜半夏 15 克　桃仁 10 克　元胡 6 克，7 剂。

外洗方：夜交藤 100 克　甘草 60 克　鸡血藤 50 克　黄精 60 克　乌梅 60 克，7 剂。

复方蛇脂软膏、橄榄油外用。

2013 年 8 月 5 日，二诊。

服药第二天，体温微热。第四天后，背新起小红疙瘩，体温正常。皮损颜色发红，饮食正常。有点儿痒，头上出汗多，四肢出汗，肚子不难受，大便不规律。

左脉细弦，右关有力滑数；舌下淡瘀明显，舌质红，苔白腻，不多。

内服方：甘草 24 克　黄芩 18 克　黄连 6 克　干姜 18 克　沙参 18 克　大枣 30 克　姜半夏 15 克　桃仁 18 克　元胡 6 克　炮甲珠 3 克，7 剂。

外洗方：夜交藤 100 克　甘草 60 克　鸡血藤 50 克　黄精 60 克　乌梅 60 克　益母草 30 克，7 剂。

复方蛇脂软膏、橄榄油外用。

2013 年 8 月 13 日，三诊。

家长描述皮损变薄、散开，感冒、咳嗽、低烧，今天是第四天了，没有用其他药。精神、饮食、睡眠不错，肚子不难受。平时嗓子容易肿。

左脉细弦，右关细滑；舌下淡红，苔根白腻。

嘱咐：少吃。

内服方：连翘 24 克　焦山楂 15 克　焦神曲 15 克　茯苓 12 克　姜半夏 15 克　莱菔子 12 克　陈皮 18 克　元胡 6 克　炮甲珠 3 克，14 剂。

外洗方：夜交藤 100 克　甘草 60 克　鸡血藤 50 克　黄精 60 克　乌梅 60 克　益母草 30 克　侧柏叶 30 克，14 剂。

复方蛇脂软膏、橄榄油外用。

2013 年 8 月 27 日，四诊。

身上痒，自己抓破了，有新出的小点点。睡觉、吃饭都好。昨晚拉肚子，但肚子不难受。有点儿火，嗓子不舒服。平时容易感冒，发烧最高可达 40℃。

左脉弦细，右脉细滑；舌苔白腻，舌根剥苔，舌下红，舌尖红。

内服方：连翘 15 克　焦山楂 15 克　焦神曲 15 克　茯苓 12 克　姜半夏 15 克　莱菔子 12 克　陈皮 18 克　元胡 6 克　炮甲珠 5 克　苍术 9 克　干姜 3 克　黄连 6 克，14 剂。

外洗方：夜交藤 100 克　甘草 60 克　鸡血藤 50 克　黄精

60克 乌梅60克 益母草30克 侧柏叶30克 苦参30克 露蜂房15克（这个剂量记录的时候较模糊），14剂。

2013年9月24日，五诊。

皮损褪得很好，小腿也能出汗了。

左脉细弦，右脉细滑；舌红，苔白腻。

内服方：保和丸加香砂。

木香6克 连翘30克 焦山楂15克 茯苓12克 焦神曲15克 砂仁6克 莱菔子12克 陈皮12克 姜半夏12克 炮甲珠5克 苍术9克 干姜3克 黄连6克 草果3克 生姜12克，12剂。

外用方：给山东患者赵某某外用的润燥方，可以给他用。

夜交藤150克 甘草100克 生地50克 生艾叶60克 当归60克 黄精60克 侧柏叶30克 杏仁10克 白及2克，12剂，隔天外洗。

（记录有误，缺了六诊的记录）。

2013年10月24日，七诊。

鼻子不利，自述“感冒”了。

左脉细弦，右脉缓滑；舌苔薄白，舌下淡红。

吃上牛羊肉，没有问题。

内服方：防风通圣原方＋桂枝茯苓丸。

生白术6克 生栀子3克 连翘18克 生麻黄6克 荆芥6克 元明粉1克 薄荷6克 当归15克 川芎9克 石膏30克

滑石9克　桔梗9克　大黄2克　甘草3克　苦参6克　黄芩9克　赤芍12克　防风6克　牡丹皮12克　茯苓12克　桂枝90克　桃仁12克　炮甲珠3克　细辛3克，14剂。

出汗可以，泡澡的药停用。

2013年11月28日，八诊。

小腿多黑印，上身出汗多，腿上可以出汗，但量少。大便好，精神好，偶尔流鼻血。

左脉细弦，右脉细缓；舌苔薄白，舌苔根腻，舌下淡红。

内服方：防风通圣原方+桂枝茯苓丸。

生白术6克　生栀子3克　连翘18克　生麻黄6克　荆芥6克　元明粉1克　薄荷6克　当归15克　川芎9克　石膏30克　滑石9克　桔梗9克　大黄2克　甘草3克　苦参6克　黄芩9克　赤芍12克　防风6克　牡丹皮12克　茯苓12克　桂枝90克　桃仁12克　炮甲珠3克　细辛3克　制附子3克，14剂，服一个月。

2014年1月7日，九诊。

皮肤干，上身可以出汗，下半身不出汗。12月某天，烧到39.3℃。

左关细弦，右关缓滑；舌苔薄白腻，舌下淡红，略瘀。

内服方：保和丸加香砂+桂枝茯苓丸。

木香6克　连翘30克　焦山楂15克　茯苓12克　焦神曲15克　砂仁6克　莱菔子12克　陈皮12克　姜半夏12克　牡丹

皮12克　桂枝90克　桃仁12克　赤芍12克　炮甲珠3克　细辛3克　制附子3克，10剂。

2014年2月13日，十诊。

吃了上方4剂就发烧了，1月份又烧，39℃。小腿出汗少，右侧大腿上有两点皮损。今年身体好多了，天气冷了出来都不怕。

左脉细弦，右关细弱；舌苔薄，舌苔中间白腻，舌下淡红。

嘱咐：定做羽绒裤。

内服方：保和丸加香砂+桂枝茯苓丸。

木香6克　连翘30克　焦山楂15克　茯苓12克　焦神曲15克　砂仁6克　莱菔子12克　陈皮12克　姜半夏12克　牡丹皮12克　桂枝90克　桃仁12克　赤芍12克　炮甲珠3克　细辛3克　生麻黄3克，14剂。

2014年3月27日，十一诊。

两个月前大腿上出现的痘还在，出汗好，精神、吃饭好。

左关细，右关弦滑；舌淡，苔薄白，舌下淡，瘀热。

内服方：桂枝茯苓丸。

牡丹皮12克　茯苓12克　桂枝90克　桃仁12克　赤芍12克　炮甲珠3克　细辛3克　生麻黄3克，14剂。

2014年5月27日，十二诊。

最近容易流鼻血。

左关细弦，右关缓滑；舌苔白，舌下深红，略凝。

内服方：桂枝茯苓丸＋散结散。

牡丹皮12克 茯苓12克 桂枝90克 桃仁12克 赤芍12克 炮山甲1克 全蝎2克 水蛭2克，14剂。

2014年7月8日，十三诊。

吃上药，流鼻血较多，两块皮损明显消退，胳膊上有一小点。

左关细弦，右关细缓；舌苔薄白，舌下淡暗。

内服方：运脾方＋桂枝茯苓丸。

苍术6克 陈皮12克 甘草6克 厚朴6克 鸡内金6克 枳壳6克 牡丹皮12克 茯苓12克 桂枝90克 桃仁12克 赤芍12克，14剂。

2014年9月16日，十四诊。

左脉细，右关缓；舌下淡红，略瘀，苔根白腻。

内服方：四甲散。

炮甲珠、鳖甲、鸡内金、龟板各5克，10剂。

笔者按：小孩皮损很厚，初期针对皮损的治疗效果很好，显示了广汗法在皮损方面的"速效"。到后期反复发烧，而没有误用药物去退烧，而是让身体在一个安全的温热状态下变得气血通达，对于根治会起到很好的辅助作用，显示了广汗法体系在"长效"方面的潜力。

陈某某，男，12 岁，山东人。

2012 年 3 月 13 日，初诊。

2012 年 2 月初起疹，初起时痒，现在不痒。最近小腿、胳膊上有新起的疹子，皮肤干燥，皮屑附着较紧。其姥爷曾患此病。平素出汗不多。大便一直干，曾服用保健品一周左右，现大便每日一次；小便不黄，自述不太爱喝水。左脉细弦滑，右脉缓滑有力；舌质淡红，苔薄，舌上有涎，舌下红而略瘀。

患者之前在山东当地治疗时，医生说他是湿气重；笔者判断他是体内不通。方用麻黄汤，以辛温发汗之法治疗银屑病。

麻黄 18 克（取药是按这个量取的，服药是从一袋开始服），桂枝 12 克，杏仁 10 克，炙甘草 6 克。（笔者按：当时的颗粒剂还是固定剂量，一袋麻黄应该是 3 克。）

麻黄从一袋开始服用，每服一次加一袋。第一天服药两次，第二天服三次。除麻黄外，其余按一次半剂吃。

上方加减，服用 8 剂。

配合外用方：

麻黄 30 克　夜交藤 120 克　芒硝 15 克　当归 30 克　侧柏叶 60 克，外洗。

注意：泡澡的时候，温度低一点儿，慢慢加热（笔者按：当时还没有“无感温度泡澡”的提法）。

嘱患者多喝羊肉汤。

2012年3月19日，二诊。（笔者按：当时，笔者初到医院，工作还没有进入正轨，所以有时间天天守着这个患者观察，安排人员帮他泡澡、推拿、拔火罐。）

患者自述吃饭略差，最近吃鱼虾多，痰多。皮损有少量新起小点，整体变薄。大便偏干。此时，患者麻黄日剂量已经加到72克。左脉细滑，右脉缓滑。方用保和丸加焦三仙，以消食和胃、健运中焦，中焦得健，则生化有源，正气足以抵御病邪。

连翘20克　山楂20克　神曲10克　炒麦芽20克　大黄9克　茯苓皮10克　姜半夏12克　陈皮12克　炒莱菔子10克，2剂。

2012年3月20日，三诊。

患者自述大黄吃到3袋时腹泻4次。皮肤偏干，手心发热。右关细滑有力，舌淡红润。继续以麻黄汤为主方，加用栀子豉汤、熟地、僵蚕、蝉衣、当归、赤芍，以辛温发汗法治疗。

麻黄12克　桂枝12克　杏仁10克　炙甘草6克　栀子10克　淡豆豉10克　熟地10克　僵蚕10克　蝉衣6克　大黄6克　酒当归10克　赤芍10克，饭后服。（笔者按：之前，患者一直在太原治疗，已经取得了第一阶段的成功。如果患者在太原再待下去，势必会着急，不如让患者母子先回家，缓图后效，反而会好些。）

上方加减，服用26剂。

嘱咐：一天一碗羊肉汤。

2012年4月16日，四诊。

患者自述精神尚可。小腿后侧、大胳膊下面不出汗，前胸、后背出汗多，且腿上不出汗的地方发热的时候有扎、痒的感觉。大部分皮损消退。大便好，不黏，此时大黄已停用。鼻子通了，没有黄鼻涕了。手心热。四肢外侧皮肤干燥。双手脉细，弦滑有力，舌下淡略瘀，舌略淡，苔薄白、水滑。此时，患者郁热仍然疏泄未及，方用桂枝茯苓丸、甘草泻心汤，以活血润燥、健脾除湿、疏泄郁热。

桂枝12克　茯苓10克　桃仁10克　赤芍10克　牡丹皮10克　甘草12克　炙甘草12克　干姜18克　黄连6克　黄芩20克　姜半夏18克　大枣10克　僵蚕10克　蝉衣6克　麻黄6克，30剂。

2012年6月5日，五诊。

患者自述服药期间胃有不适，上次的药还剩15剂，出汗好。左脉细弦，右脉缓滑，舌苔白腻，舌下淡瘀。方用补中益气汤、活络效灵丹，以补益中气、升举阳气、活血祛瘀、通络止痛。

生黄芪20克　升麻6克　柴胡6克　党参10克　当归10克　丹参10克　乳香12克　没药12克　炙甘草9克　白术10克　陈皮12克，15剂。一剂服用两天，缓图长效。

2012 年 10 月 25 日，**六诊**。

经过半年多的治疗，患者情况稳定。嘱患者继续通过饮食、运动，保持体内温通，停药自疗，巩固疗效，有情况马上就诊。

陈某某，女，39 岁，山东人。

2014 年 2 月 25 日，**初诊**。

自述腊月二十六发烧自服泰诺，后正月初九开始出现皮损，之前没长过。最早出现在颈部，后蔓延全身。精神压力较大，平时食欲尚可，但饮食不规律。睡觉多梦已有数年。平素怕冷，一般不出汗，大便略偏稀。月经一般提前 3 ~ 4 天，量多色深。左关细滑，右关缓，舌苔白腻，舌下淡。

患者平素怕冷且大便多偏稀，为典型阳虚，阳虚者多气虚，固摄无力，故月经老提前；患者又有瘀热，故量多色深。其根本在阳虚。方用麻黄附子细辛汤，以扶助阳气。

麻黄 3 克　附子 3 克　细辛 3 克，2 剂。

嘱患者适当运动，关注四肢出汗情况。

2014 年 2 月 27 日，**二诊**。

患者自述还是怕冷，出汗也无变化。饮食、睡眠都好，大便偏干。左关细弦，右关细弱，舌苔薄白腻。

大便偏干，说明阳气日渐恢复。方用麻黄附子甘草汤，继续扶助阳气。

麻黄3克　附子3克　甘草3克，5剂。

2014年3月6日，**三诊**。

患者自述饮食、睡眠、精神都好。怕冷较之前减轻，但她认为是天气暖和的缘故。因锻炼增加，出汗较之前好。患者补述一年四季手脚冷。左关细弦弱，右关细缓滑，舌苔薄白腻，舌下淡瘀。方用姜半夏加逍遥散，以燥湿化痰消痞、疏肝理气。

姜半夏45克　柴胡6克　生姜9克　甘草9克　薄荷2克　生白术12克　茯苓12克　当归12克　赤芍12克，2剂，饭后服。

2014年3月8日，**四诊**。

患者自述皮损不厚，身上暖和，睡眠也好。左关细弦，右关细缓滑，舌苔薄腻，舌下淡暗，略瘀。方用川芎加逍遥散、麻黄附子细辛汤，以理气助阳、温通水湿。

川芎30克　柴胡6克　生姜9克　甘草9克　薄荷2克　生白术12克　茯苓12克　当归12克　赤芍12克　麻黄3克　附子3克　细辛3克，7剂。

配合外涂方：蛇脂软膏、硫软膏、马应龙、艾洛松，四药等比例混匀，每日三次，只抹一半皮损，进行自体对比。

2014年3月13日，**五诊**。

患者自述运用外涂方后，脖子上的效果明显，胳膊上不明显。自觉前胸的皮损明显淡了，只剩薄薄一层。手仍冰凉。左关细缓，右关细弦，舌苔薄腻，舌下淡，略瘀。方用小柴胡汤、桂枝汤、炮甲珠，以和解少阳、调和营卫、活血散结、表固内通，则阳气内蒸而不骤泄。

柴胡48克　黄芩18克　姜半夏15克　甘草18克　生姜18克　大枣20克　党参18克　桂枝12克　赤芍12克　炮甲珠3克，加减服用26剂。

2014年4月8日，六诊。

患者左关细弦，右关缓弱，苔根略黄腻，舌下淡，略瘀。方用清暑益气汤加薏苡仁、炮甲珠，以健脾除湿、活血散结，服用13剂。

2014年4月22日，七诊。

患者自述精神可、饮食睡眠可、大便正常。小腿仍出汗少。不觉火，稍起溃疡，肚子不难受。皮损现仅腿上有一些，上半身几乎都没有了。左关细弦，右关细缓。舌下红略暗。方用栀子豉汤加炮甲珠、川牛膝、元明粉，以清上焦郁热、活血散结并引热下行。

生栀子10克　淡豆豉10克　炮甲珠3克　川牛膝12克　元明粉1克，加减服用12剂。

2014年5月6日，八诊。

患者自述精神、睡眠、饮食、二便均正常。皮损现仅腿上有极小极薄的7~8处，腿上出汗不好。左关细弦，右关缓滑略弱，舌尖微红，苔根厚腻，舌下淡红，纹理略差。

方用荆芥连翘汤加川牛膝，以疏散在上在表之火热，并引热下行，加减服用14剂。

2014年5月20日，**九诊**。

患者自述不觉凉、不觉火，出汗尚好。左关细弦，右关细缓，舌淡略暗，苔根腻。方用真武汤加生薏苡仁、川牛膝、藿香，以温阳利水、健脾除湿，并引热下行，加减服用15剂。嘱适当喝温酒。

2014年6月10日，**十诊**。

患者左关细，右关细缓弱，舌苔薄，舌下淡，略瘀热。方用小柴胡汤、桂枝汤加小麦，以和解少阳、调和营卫、固表，表得固，则阳气内蒸而不骤泄。

柴胡48克　黄芩18克　姜半夏15克　甘草18克　生姜18克　大枣20克　党参18克　桂枝12克　赤芍12克　生姜12克　小麦30克，8剂。

笔者按：100天的时间里，不仅解决了患者的皮损问题，也解决了患者素体怕冷及其他的体质情况，方子灵活变化，但是万变不离其宗——“正常出汗”和“整体健康”。

郭某某，女，15岁，病史一年。

2014年5月5日，**初诊**。

2013年4、5月份起疹，发烧39℃。初始都有豆子大小，发干。两周没吃中药了，一直外用涂剂。

嘱口服、外用药都停用，4 周后来诊。

2014 年 6 月 3 日，二诊。

头上和小腿上重，痒得厉害。容易脸蛋红，每天晚上脸红。初发是由于扁桃体。

左关细弦，右关细滑；舌苔白腻，舌下淡，淡瘀明显。

内服方：逍遥散 + 散结散 + 平胃散。

柴胡 6 克　生姜 9 克　甘草 9 克　薄荷 2 克　生白术、茯苓、当归、赤芍各 12 克　炮山甲 1 克　全蝎 2 克　水蛭 2 克　苍术、厚朴各 6 克　陈皮 12 克，7 剂。

外用方：润燥止痒方。

夜交藤 150 克　甘草 100 克　生地 50 克　生艾叶 60 克　当归 60 克　黄精 60 克　侧柏叶 30 克　杏仁 10 克　白及 2 克，外洗，7 剂。（笔者按：无感温度泡澡。）

复方蛇脂软膏，外用。

2014 年 6 月 16 日，三诊。

整体变薄了，手上好多了，痒得很厉害，新起小的、散的疹子。肚子不凉不胀，大便干，2～5 天一次。

左关细弦，右关细滑有力；舌下深红，舌苔薄白腻，舌质胖。

内服方：逍遥散 + 散结散 + 小承气汤。

柴胡 6 克　生姜 9 克　甘草 9 克　薄荷 2 克　生白术、茯苓、当归、赤芍各 12 克　炮山甲 1 克　全蝎 2 克　水蛭 2 克　大黄 3 克　枳壳 10 克　厚朴 10 克　火麻仁 30 克，7 剂。

泡澡和外用的方子同前。

2014 年 6 月 23 日，四诊。

出汗时间长了，范围大了，皮损薄了。（笔者按：正常出汗“四要素”，这是学习广汗法必须牢记的。看看这里缺了哪一项。）精神好，吃饭、睡觉好，大便 1 ~ 2 天一次。

左关细弦，右关细缓滑；舌苔白腻，舌下红，略瘀。

内服方：逍遥散 + 散结散 + 小承气汤 + 保和丸加香砂。

柴胡 6 克　生姜 9 克　甘草 9 克　薄荷 2 克　生白术、茯苓、当归、赤芍各 12 克　炮山甲 1 克　全蝎 2 克　水蛭 2 克　大黄 3 克　枳壳 10 克　厚朴 10 克　木香 6 克　连翘 30 克　焦山楂 15 克　焦神曲 15 克　砂仁 6 克　莱菔子 12 克　陈皮 12 克　姜半夏 12 克　火麻仁 30 克，9 剂。

泡澡方和外用方同前。

2014 年 7 月 3 日，五诊。

小腿上皮损基本消失（笔者按：一个月的时间皮损基本消失），头上仍有皮损。身上热，不冷。

左关细弦，右关缓滑有力；舌苔薄白腻，舌下淡，瘀明显。

内服方：吴茱萸汤 + 散结散 + 小承气汤 + 保和丸加香砂。

吴茱萸 18 克　生姜 12 克　人参 15 克　大枣 15 克　炮山甲 1 克　全蝎 2 克　水蛭 2 克　大黄 3 克　枳壳 10 克　厚朴 10 克　木香 6 克　连翘 30 克　焦山楂 15 克　茯苓 12 克　焦神曲 15 克

砂仁6克　莱菔子12克　陈皮12克　姜半夏12克　火麻仁30克，10剂。

停用外用药。

2014年7月14日，六诊。

头顶皮损明显变薄，出汗变好。大便1～2日一次，通畅，身上热。

左关细弦，右关细缓滑；舌苔薄白，舌淡胖。

内服方：吴茱萸汤+散结散+小承气汤+保和丸加香砂。

吴茱萸18克　生姜12克　人参15克　大枣15克　炮山甲1克　全蝎2克　水蛭2克　大黄3克　枳壳10克　厚朴10克　木香6克　连翘30克　焦山楂15克　茯苓12克　焦神曲15克　砂仁6克　莱菔子12克　陈皮12克　姜半夏12克　火麻仁30克，7剂。

2014年7月21日，七诊。

头上好多了，皮损都薄了。大便1～2日一次。

左关细弦，右关细缓滑有力；舌苔薄白腻，舌下淡红，略暗瘀。

内服方：吴茱萸汤翻倍+散结散+小承气汤+保和丸加香砂。

吴茱萸36克　生姜24克　人参30克　大枣30克　炮山甲1克　全蝎2克　水蛭2克　大黄3克　枳壳10克　厚朴10克　木香6克　连翘30克　焦山楂15克　茯苓12克　焦神曲15克　砂仁6克　莱菔子12克　陈皮12克　姜半夏12克　火麻仁

30 克，7 剂。

2014 年 8 月 4 日，八诊。

出汗可以，胳膊、腿上出汗还行。头上皮损减轻最明显，都不太厚。

左关细弦，滑，右关缓；舌苔薄白腻，舌下淡。

嘱咐：越往后，出汗越不能多。

内服方：吴茱萸汤翻 3 倍 + 散结散 + 小承气汤 + 保和丸加香砂。

吴茱萸 54 克　生姜 36 克　人参 45 克　大枣 45 克　炮山甲 1 克　全蝎 2 克　水蛭 2 克　大黄 3 克　枳壳 10 克　厚朴 10 克　木香 6 克　连翘 30 克　焦山楂 15 克　茯苓 12 克　焦神曲 15 克　砂仁 6 克　莱菔子 12 克　陈皮 12 克　姜半夏 12 克　火麻仁 30 克，7 剂。

2014 年 8 月 11 日，九诊。

服药后恶心、呕吐一次。头上皮损继续变薄，现在胳膊上还有少数几个。

左关细，右关弦滑；舌苔薄腻，舌下淡，略瘀。

嘱咐：这次服药后捂住胳膊。

内服方：散结四神通臂煎。

鳖甲 12 克　黄芪 40 克　桔梗 10 克　生姜 12 克　石斛 120 克　远志 90 克，4 剂，温酒顿服。

2014 年 8 月 18 日，十诊。

出汗时间短，小腿不出汗。头部基本好了。近几日，头晕头疼。运动方式有待改善。

左关细，右关缓；舌苔薄白，舌下略瘀。

内服方：散结四神煎＋四逆汤。

鳖甲12克　川牛膝90克　黄芪240克　生姜12克　石斛120克　远志90克　附子30克　干姜30克　甘草30克，3剂。

患者补述：上次没有喝酒。

2014年8月25日，十一诊。

全身都在出汗。精神好，头上皮损都平了，所有皮损都不厚了。

左关细弦，右关细滑；舌苔薄，舌下淡，略瘀，舌边微有齿痕。

内服方：四逆汤＋逍遥散。

附子30克　干姜30克　甘草30克　柴胡6克　生姜9克　薄荷2克　生白术、茯苓、当归、赤芍各12克，12剂。

笔者按：初期让皮损尽快减轻，也是医者的责任，但是不能影响整体的长远健康。本例患者运用安全的药物口服、泡澡、外用，很快达到了皮损减轻和出汗变好的效果。

本病案中还需要注意的一点是吴茱萸的用量，笔者在逐渐加量的原则下，曾经给两个患者最多用到了140克，便出现了本病案中用到54克出现的状况。人是有个体差异的，用药必须试探。该用大量的时候没用大量，与不该用大量的时候用了大量，都会对患者的机体造成损害，不可不慎。

还有一点强调的是，在运用其他口服和外用药物时来就诊的患者，笔者要求停药满4周后再来诊治。因为笔者认为很多药物是压制人体反应能力的，而笔者的治疗原则是鼓励人体的反应能力以正常的出汗方式来代替皮损。这的确是“换个方向”的治疗，如果不停药贸然给患者诊治，会出现越治皮损越重的情况，患者不会认为是停了原先的药物“反跳”导致的，却会认为是你的治疗有问题让皮损加重，所以接受广汗法治疗之前，必须停药满4周。

正确的广汗法治疗，是不应该让皮损加重的。

姜某某，女，8岁，山东人（附1人）。

笔者按：这个来自山东的小姑娘发病较急，范围较广泛，所以治疗效果较快。疗效不仅与方药有关，更与其发病类型、患者情绪及配合有关。

2014年6月23日，初诊。

病史两周，用了3天消银颗粒、甘草酸铵。刚开始，肘部出疹，已有一个多月。一个多月前发烧，烧退后全身起疹。胳膊、腿上不出汗。

左关细弦，右关细缓有力；舌下深红，舌苔白腻。

内服方：保和丸加香砂＋逍遥散。

木香6克　连翘30克　焦山楂15克　茯苓12克　焦神曲15克　砂仁6克　莱菔子12克　陈皮12克　姜半夏12克　柴胡6克　生姜9克　甘草9克　薄荷2克　生白术、当归、赤芍各

12 克，8 剂。

外洗方（无感温度泡澡）：润燥止痒方。

夜交藤 150 克　甘草 100 克　生地 50 克　生艾叶 60 克　当归 60 克　黄精 60 克　侧柏叶 30 克　杏仁 10 克　白及 2 克，8 剂。

复方蛇脂软膏，10 支。

2014 年 7 月 7 日，二诊。

自觉手上疹子快好了。

左关细弦，右关细缓滑；舌苔薄，舌下淡。

内服方：气通道方。

姜半夏 15 克　赤芍 12 克　柴胡 48 克　大枣 20 克　党参 18 克　甘草 18 克　桂枝 12 克　黄芩 18 克　生姜 18 克，7 剂。

外洗方：桂枝茯苓外洗方。

生地 30 克　牡丹皮 12 克　桂枝 90 克　桃仁 12 克　甘草 30 克　赤芍 12 克。

2014 年 7 月 14 日，三诊。

左关细弦，右关缓弱；舌苔白腻，舌下淡。

皮肤都软了，薄了。

内服方：气通道方 + 运脾方。

姜半夏 15 克　赤芍 12 克　柴胡 48 克　大枣 20 克　党参 18 克　甘草 18 克　桂枝 12 克　黄芩 18 克　生姜 18 克　苍术 6 克　陈皮 12 克　厚朴 6 克　鸡内金 6 克　枳壳 6 克，7 剂。

外洗方：桂枝茯苓外洗方，7 剂。

2014 年 7 月 21 日，四诊。

左关细弦，右关细缓滑；舌苔白腻，舌下深红。

喝了几次羊汤，皮损没有不好的变化，都不厚了。耳朵上有点儿干。

内服方：气通道方 + 草果。

姜半夏 15 克　赤芍 12 克　柴胡 48 克　大枣 20 克　党参 18 克　甘草 18 克　桂枝 12 克　黄芩 18 克　生姜 18 克　草果 3 克，7 剂。

外洗方：桂枝茯苓外洗方，7 剂。

2014 年 7 月 28 日，五诊。

左脉细弦，右关细缓；舌苔厚腻、白，舌下深红。出汗可以。

内服方：运脾方。

苍术 6 克　陈皮 12 克　甘草 6 克　厚朴 6 克　鸡内金 6 克　枳壳 6 克，7 剂。

2014 年 8 月 4 日，六诊。

尚有小点，出汗可以，停用外洗方（六诊开始主要以治内为主，已经完全不必考虑皮损的问题了）。

左关细弦，右关细滑；舌苔薄白腻，舌下淡，略瘀。

内服方：运脾方 + 保和丸加香砂。

苍术 6 克　陈皮 12 克　甘草 6 克　厚朴 6 克　鸡内金 6 克　枳壳 6 克　木香 6 克　连翘 30 克　焦山楂 15 克　茯苓 12 克　焦神曲 15 克　砂仁 6 克　莱菔子 12 克　姜半夏 12 克，7 剂。

2014 年 8 月 11 日，七诊。

舌苔薄腻，舌下略瘀；左关细，右关缓滑。

药后上火，起口疮，口干，二便正常。

内服方：运脾方 + 益气逐瘀汤。

苍术 6 克　陈皮 12 克　甘草 6 克　厚朴 6 克　鸡内金 6 克　枳壳 6 克　川牛膝 12 克　川芎 12 克　赤芍 12 克　柴胡 12 克　生地 12 克　当归 12 克　红花 6 克　黄芪 30 克　桔梗 12 克　桃仁 6 克，7 剂。

2014 年 8 月 18 日，八诊。

左关细弦，右关细缓；舌苔薄白腻。

内服方：疏肝和络饮 + 麻附细辛汤。

柴胡 12 克　郁金 6 克　首乌藤 24 克　牡蛎 30 克　厚朴 6 克　合欢皮 15 克　苍术 6 克　乌药 9 克　香附 6 克　石菖蒲 6 克　麻黄、附子、细辛各 3 克，5 剂。

2014 年 8 月 25 日，九诊。

左关细弦，右关细缓滑；舌苔薄白，舌下暗红，略瘀。

内服方：运脾方 + 益气逐瘀汤 + 龙胆草 + 黄连。

苍术 6 克　陈皮 12 克　甘草 6 克　厚朴 6 克　鸡内金 6 克　枳壳 6 克　川牛膝 12 克　川芎 12 克　赤芍 12 克　柴胡 12 克　生地 12 克　当归 12 克　红花 6 克　黄芪 30 克　桔梗 12 克　桃仁 6 克　龙胆草 1 克　黄连 2 克，12 剂。

2014 年 9 月 22 日，十诊。

左关细弦，右关细缓；苔根薄腻，舌下淡，略暗。

内服方：疏肝和络饮＋升降散。

柴胡12克　郁金6克　首乌藤24克　牡蛎30克　厚朴6克　合欢皮15克　苍术6克　乌药9克　香附6克　石菖蒲6克　蝉蜕6克　大黄6克　藿香3克　僵蚕9克，7剂，一剂吃两天。

附：王某某，男，18岁，姜某某的舅舅。

2014年7月7日，**初诊**。

患病一个月，无诱因，最初腰部出疹，从未治疗过，平常容易怕冷，上火。一直在上夜班。

舌淡，舌下淡、玫红；左关细弦，右关细缓有力。

内服方：麻附细辛＋气通道方＋运脾方。

麻黄、附子、细辛各3克　姜半夏15克　赤芍12克　柴胡48克　大枣20克　党参18克　甘草18克　桂枝12克　黄芩18克　生姜18克　苍术6克　陈皮12克　厚朴6克　鸡内金6克　枳壳6克，7剂。

外洗方（无感温度泡澡）：麻黄汤外洗方。

生麻黄15克　桂枝15克　苦杏仁15克　侧柏叶30克　生甘草15克，7剂。

2014年7月14日，**二诊**。

出汗可以，怕冷减轻一点儿，皮损薄了一点儿，睡觉没有问题（笔者按：用麻黄后，一定要关注睡眠的变化）。

左关细弦，右关缓滑有力；舌淡，苔薄白。

内服方：四逆汤＋麻附细辛＋气通道方＋运脾方。

附子30克　干姜30克　甘草30克　麻黄3克　细辛3克　姜半夏15克　赤芍12克　柴胡48克　大枣20克　党参18克　桂枝12克　黄芩18克　生姜18克　苍术6克　陈皮12克　厚朴6克　鸡内金6克　枳壳6克，5剂。

外洗方同前，7剂。

2014年7月21日，三诊。

左关细弦，右关细缓滑；舌淡，微有裂纹。

出汗、怕冷、睡眠状况均变好，小腿前面能出汗了，皮损变薄，吃上药有点儿上火，鼻子左侧起小疙瘩，不再喉咙疼、牙疼。

内服方：四逆汤+麻附细辛+气通道方+运脾方+莪术。

附子30克　干姜30克　甘草30克　麻黄3克　细辛3克　姜半夏15克　赤芍12克　柴胡48克　大枣20克　党参18克　桂枝12克　黄芩18克　生姜18克　苍术6克　陈皮12克　厚朴6克　鸡内金6克　枳壳6克　莪术5克，6剂。

外洗方同前，7剂。

2014年7月28日，四诊。

背上出汗少，腿出汗差，手心出汗多，最近有点儿上火。

左关细滑，右关缓滑；舌下深红，略瘀，舌苔薄腻。

内服方：四神煎+四逆汤+气通道方。

川牛膝90克　黄芪240克　石斛120克　远志90克　附子

30 克　干姜 30 克　甘草 30 克　姜半夏 15 克　赤芍 12 克　柴胡 48 克　大枣 20 克　党参 18 克　桂枝 12 克　生姜 18 克，4 剂，吃一周。

嘱咐：吃完这个药可以喝点儿白酒，关注小腿出汗（这就是“三联服法”）。

停用外洗方。

2014 年 8 月 4 日，五诊。

最近，怕冷明显减轻，出汗可以，小腿出汗也可以。胁肋处皮损仍略厚，但比原来薄多了，有点儿上火，面部起疙瘩。

左关细弦，右关缓滑；舌下淡红，舌苔薄腻。

内服方：散结四神煎 + 四逆汤 + 气通道方 + 散结散。

鳖甲 12 克　川牛膝 90 克　黄芪 240 克　生姜 12 克　石斛 120 克　远志 90 克　附子 30 克　干姜 30 克　甘草 30 克　姜半夏 15 克　赤芍 12 克　柴胡 48 克　大枣 20 克　党参 18 克　桂枝 12 克　炮山甲 1 克　全蝎 2 克　水蛭 2 克，3 剂，吃一周。

继续喝温酒、捂小腿。

2014 年 8 月 11 日，六诊。

左关细，右关缓滑；苔薄腻，舌下略瘀。

手心汗多，药后身痒，腿出汗变多，皮损变薄，头痒掉皮（笔者按：痒一定是坏事吗？这个问题不能简单判断。实际上，痒不是问题的重点，关键要看伴随痒的是皮损变薄还是变厚。痒的同时变薄，则为好；变厚，则不好）。

内服方：吴茱萸汤翻倍＋益气逐瘀汤＋散结四神煎＋四逆汤＋气通道方＋散结散。

吴茱萸36克　生姜24克　人参30克　大枣30克　川牛膝12克　川芎12克　赤芍12克　柴胡12克　生地12克　当归12克　甘草12克　红花6克　黄芪30克　桔梗12克　桃仁6克　枳壳12克　鳖甲12克　石斛120克　远志90克　附子30克　干姜30克　姜半夏15克　党参18克　桂枝12克　炮山甲1克　全蝎2克　水蛭2克，3剂，三联服法。

2014年8月18日，七诊。

小腿出汗可以，头部比原来薄了，手心多汗。

左关细弦，右关细缓滑。

内服方：吴茱萸汤＋散结四神煎＋旺盛气血方。

吴茱萸18克　生姜12克　人参15克　大枣15克　鳖甲12克　川牛膝90克　黄芪240克　石斛120克　远志90克　姜半夏15克　赤芍12克　柴胡48克　党参18克　附子30克　茯苓12克　干姜30克　甘草18克　桂枝90克　牡丹皮12克　桃仁12克，4剂，三联服法。

2014年8月25日，八诊。

出汗比原来变好。

左关细弦，右关细缓；舌苔薄，舌下淡暗，略青。

内服方：四逆汤＋吴茱萸汤＋散结四神煎＋旺盛气血方。

附子30克　干姜30克　甘草30克　吴茱萸18克　生姜

12克　人参15克　大枣15克　鳖甲12克　川牛膝90克　黄芪240克　石斛120克　远志90克　姜半夏15克　赤芍12克　柴胡48克　党参18克　茯苓12克　桂枝90克　牡丹皮12克　桃仁12克，7剂，三联服法。

要求：第一周4剂，第二周3剂。

2014年9月22日，九诊。

发烧38℃，持续2~3天，停药的时候发烧的，无诱因发烧。烧的时候大便稀，一天5~6次，不难受，烧完身上觉得轻松、有劲了。原先怕冷，现在身上热，体温比原先高了，出汗挺好，皮损都薄了（笔者按：正视发热，在笔者的很多患者身上产生了加速治愈的效果。杂病中“阳证易治阴证难”的情况需要重视。一般来讲，发热偏于阳证）。

舌苔薄，舌下淡略瘀，略红；左关细弦滑，右关细缓。

内服方：气通道方+三七。

姜半夏15克　赤芍12克　柴胡48克　大枣20克　党参18克　甘草18克　桂枝12克　黄芩18克　生姜18克　三七6克，10剂。

刘某某，男，7岁，西安人。

2013年7月11日，初诊。

2012年初，因为天气的原因，偶得感冒，发烧39℃，因为有发烧惊厥的病史，父母害怕再次发生，立刻带去医院输液。治疗大概有一周，感冒好了，但身上起了很多小红点。一开始，家长还以为是湿疹，没怎么在意，后来红点长满了前胸、后背，并蔓延到腿上，家长就带他去陕西省某医院去看，确诊为银屑病。

经过一段时间的治疗，全身的皮损消退了，只有腿上还顽固存在。因为小孩平时喜欢游泳，游泳后，皮损反而加重了，腿上变厚，家长从此就不再让他去游泳了。在网上看到张主任的一些治疗方法后，决定过来尝试治疗。由于第一次来，嘱咐家长停药一个月后再进行系统治疗，让他自己的身体摆脱前期药物治疗的干扰，注意饮食，勿吃冷饮。（家长述：孩子在家从来不喝热水，爱喝凉白开。）

2013年7月23日，二诊。

上次嘱咐停药一个月后再来治疗，但是小孩皮损处瘙痒难忍，家长就带来看了。看皮损情况，脖子上还有新出来的，家长说小孩一喝牛奶就出疹。

左关细，右关弦滑；舌淡，苔白腻，寒象比较明显。（告诉家长这次只管痒，皮损还会有新长出来的，不要管，只开了外用的药，嘱咐不要再喝牛奶了。）

外用药：藿香正气水和皮炎宁酊1:1喷皮损处，复方蛇脂软膏涂抹皮损处（痒了就抹，尽量不要抓）。

2013年8月5日，三诊。

已经停药一个月，身上皮损还是有点儿痒，大便一日一次，正常，精神还可以，睡觉也还好，口不干，食欲有时差。母亲说，他不怎么出汗，最近也不怎么上火。

左脉细弦，右脉细滑；舌苔白，舌下暗。

内服方：真武汤。

附子15克　生白术12克　生姜、茯苓、赤芍各18克　苍术10克　焦山楂24克　白花蛇舌草24克，3剂。

外洗方：生麻黄30克　杏仁30克　肉桂20克，甘草10克，3剂。

第一次用药，考虑到小孩皮损痒，有点儿阳性症状，但是身体总体偏凉，用真武汤试试能否打开体内的冰结。外洗泡澡采用温润的方法，以此试图减轻瘙痒的症状。

2013年8月8日，**四诊**。

自诉痒的感觉和以前一样，其他都还正常，只是肩部有新起的疹子。

左脉细弦，右脉细滑；舌下暗，舌尖红，有瘀象。

内服方：真武汤。

附子15克　生白术12克　生姜、茯苓、赤芍各18克　苍术10克　焦山楂24克　白花蛇舌草24克　丹参30克，4剂。

外洗方：生麻黄30克　杏仁30克　肉桂20克　甘草10克　夜交藤60克　侧柏叶30克，4剂。

嘱咐：继续关注痒的感觉。

2013年8月12日，**五诊**。

这次，感觉身上有一点儿痒，没有那么厉害了。精神明显好转。母亲说感觉皮损有散开的趋势。外用药洗完后，感觉身上有点儿干。

左脉弦滑，右脉滑有力，真武汤起效了；舌下淡，略瘀，苔根白腻，还是有湿。自诉不怎么出汗。

内服方：麻黄加术汤，以散湿通窍。

苍术 8 克　生麻黄 6 克　桂枝 4 克　杏仁 6 克　甘草 3 克，6 剂。（嘱咐：按照每天加 1 剂的量服用，即第一天 1 剂、第二天 2 剂、第三天 3 剂，以此类推。）

外洗以润燥止痒为主，改善皮肤干、痒的症状。

外洗方：当归 100 克　桃仁 20 克　甘草 50 克　夜交藤 60 克。

嘱咐：关注出汗情况。

2013 年 8 月 15 日，六诊。

这次来诊，母亲兴奋诉说，孩子的出汗情况明显好转，比以前要容易出汗了。

左脉细，右脉细滑；舌尖红，舌苔略腻，舌下略红。

略有火象，体内湿气减轻。上次服用方法并未对他的精神产生什么坏的影响，反而症状有所减轻。决定继续服用麻黄加术汤，改为 35 剂，按照 3 剂、4 剂循环服用。如果影响到睡眠，则减量服用，继续关注出汗情况。外洗方继续，嘱咐在泡澡时温度不能太高，以舒服为宜，防止受凉。

2013 年 8 月 29 日，七诊。

母亲说还有 6 剂药没有吃，服用此药对睡眠并没有影响，能够全身出汗。

左脉细，右脉细滑；舌苔白腻，舌下淡，略瘀。

麻黄加术汤一次服用 5 倍剂量尚未影响患儿精神和睡眠，继续服用并增加一些温润散结的药物。

内服方：苍术 32 克　生麻黄 24 克　桂枝 16 克　杏仁 24 克　甘草 12 克　当归 15 克　炮甲珠 5 克　鸡内金 5 克　鳖甲 3 克　姜半夏 9 克，10 剂。

外洗方：当归 100 克　桃仁 20 克　甘草 50 克　夜交藤 60 克　乌梅 30 克　苦参 20 克，10 剂。

2013 年 9 月 10 日，八诊。

麻黄加术汤加减服用一个月，精神还可以，吃饭、睡眠并未受到影响。主诉大便黏，口臭，在家用自行车踏步机进行锻炼，四肢不容易出汗。

左脉细弦，右脉细缓；舌下淡，舌苔薄白腻，舌质略红。判断体内有热，还伴随湿邪，处方增加清热化湿之药。

连翘 30 克　白花蛇舌草 15 克　苍术 32 克　生麻黄 24 克　桂枝 16 克　杏仁 24 克　甘草 12 克　当归 15 克　炮甲珠 5 克　鸡内金 5 克　鳖甲 3 克　姜半夏 9 克　佩兰 5 克，7 剂。

2013 年 9 月 17 日，九诊。

最近又出现新的情况，皮损比较干，睡觉可以，就是半夜特别痒，嘱咐让他每天抹橄榄油，增加次数，由原来的每日两次，变成每日 10 ~ 20 次。四肢还是不容易出汗。自诉如果快速剧烈运动，很快就会出很多汗，而且全身都有汗。其实，这并不符合出汗“四要素”的标准，强调要“慢热”，使阳气内蒸而不外发，出大汗就过了。

左脉细弦，右脉细滑；舌苔薄白腻，舌下淡。

内服方：桂枝茯苓丸 + 四甲散。

牡丹皮 12 克　茯苓 12 克　桂枝 90 克　桃仁 12 克　赤芍 12 克　炮甲珠、鳖甲、鸡内金、龟板各 5 克　焦山楂 30 克，7 剂。

外洗方：黄精 50 克　甘草 50 克　熟地 60 克　乌梅 30 克　苦参 20 克，15 剂。

此方加减服用半个多月，一定要“慢热”，快出大汗时就停下来，往身上扑粉抹橄榄油，不能着凉。

2013 年 10 月 10 日，十诊。

父亲述，他小时候嗓子发炎用过抗生素后，头部就不爱出汗了，现在只有头部容易出汗，身上一直是干燥的。患儿自诉，晚上皮损还是会痒，大便黏，不上火，吃饭还好。

左脉细弦，右脉细；舌淡红，舌下略暗，舌下瘀热，舌中根薄白腻。

内服方：平胃散 + 防风通圣加减。

苍术、厚朴、甘草各 6 克　陈皮 12 克　龙骨 30 克　生地 12 克　生麻黄 6 克　荆芥、蝉衣各 6 克　牡蛎 30 克　石决明 30 克　乳香、没药各 5 克　白蒺藜、当归各 15 克　白芍、丹参各 12 克　生石膏 30 克　大黄 2 克　苦参 6 克　赤芍 12 克　土茯苓15克　防风6克　何首乌12克，5剂。

外用方：麻黄汤。

生麻黄15克　桂枝15克　苦杏仁15克　甘草15克　侧柏叶30克，5剂。

前后服用半个月，大便容易拉稀，但是不难受，通畅了。皮损减轻，最厚的地方在腹部，边缘厚、中间薄。胳膊、腿出汗还是相对很少。

嘱咐：平时要少吃饭，在家好好休息。

2013年11月4日，十一诊。

母亲述，最近身上有少量新起的皮损，身体平常就不是很热，晚上喜欢踢被子。容易反胃，喉咙、牙不痛，平素容易喉咙疼痛。鼻尖容易出汗。

嘱咐：如果出汗多，里面的热就会少，身体就热不起来。衣服整体减少，胳膊、腿部注意保暖。

内服方：苍术4克　生麻黄3克　桂枝3克　川乌3克　细辛2克　赤芍3克，20剂。

按照每日增加一剂的量服用，前提是不影响精神和睡眠。

2013年11月7日，十二诊。

患者母亲说上次开的药最多一次吃到5袋，不影响睡眠和吃饭，精神可以。

左脉细弦，右脉缓弱；舌尖红，苔根白腻，舌下淡，暗红，略瘀。

内服方：苍术4克　生麻黄3克　桂枝3克　川乌3克　细辛2克　赤芍3克　鸡内金3克　红花2克，50剂。（按照每两个小时增加一袋服用。）

2013年12月18日，十三诊。

经过近六个月的治疗，孩子的情况很稳定，肩部、肘部、小腿外侧只有数片皮损，小腿出汗还是偏少。前一段时间，烧了2天，39.4℃～39.5℃，烧后出汗较均匀了，后脑勺也能出汗了，现在出汗可以。

嘱咐：平时多加注意，按照正确的生活习惯去做，就会慢慢变好，现开处方调理脾胃。

内服方：鸡内金9克　全瓜蒌6克　枳壳6克　炒莱菔子9克　桂枝9克　赤芍9克　甘草6克　生牡蛎9克　生龙骨9克　大枣12克，10剂。

牛某某，男，34岁（附2人）。

2013年7月16日，初诊。

病史7年，身上皮损不多，呈斑块状。2005年，焗油后导致头痒起疹。吃了一些不知名的药物后，前胸、腋下等身体多处变黑。不活动，大便就不好，早上起来跑跑步好一些。

左关细，右关缓；舌下瘀热。

内服方：柴胡9克　乌梅9克　枳壳6克　甘草6克　生

地12克　当归12克　川芎12克　赤芍15克　桃仁12克　红花6克　大黄2克　僵蚕9克，3剂。

2013年7月18日，二诊。

体内有火，大便略干。小腿无汗，皮损越往上越多，不喜欢冷。睡觉可以，做梦多。吃饭可以，精神可以。

左脉细，右脉弱；舌苔白腻，舌下瘀明显。

内服方：小青龙汤。

生麻黄、细辛、桂枝、南五味子、姜半夏、甘草、干姜、赤芍各3克　桃仁12克　红花6克　大黄2克　僵蚕9克，4剂。

2013年7月22日，三诊。

吃上药，拉肚子1~2次，出汗还是上多下少。

左脉细弦弱，右关滑；舌淡，舌下淡红，舌苔薄腻。

内服方：小青龙汤。

生麻黄、细辛、桂枝、南五味子、姜半夏、甘草、干姜、赤芍各3克　桃仁12克　红花6克　大黄2克　僵蚕9克　仙鹤草30克　桔梗10克，3剂。

2013年7月25日，四诊。

大便还行，嗓子有点儿疼。

左关细弦，右关缓滑；舌淡苔白腻，舌下红，略瘀热。

内服方：小青龙汤。

生麻黄、细辛、桂枝、南五味子、姜半夏、甘草、干姜、赤芍各3克　桃仁12克　红花6克　大黄2克　蝉衣6克仙鹤草30克　桔梗10克　白蒺藜6克　生石膏15克，3剂。

2013年7月29日，五诊。

嗓子略微不舒服，大便偏稀，出汗还是上多下少。

左关细弦，右脉细滑；舌下红，舌胖，舌边齿痕，舌苔薄腻。

内服方：小青龙汤（去半夏，加附子）。

生麻黄、细辛、桂枝、南五味子、附子、甘草、干姜、赤芍各3克　桃仁12克　红花6克　大黄2克　蝉衣6克　仙鹤草30克　桔梗10克　白蒺藜6克　丹皮9克，3剂。

2013年8月1日，六诊。

嗓子还是有点儿干，大便正常，出汗还是上多下少，腿上潮，晚上起夜2次。（笔者按：用麻黄后的起夜现象，需要注意。）

左脉细弦，右脉缓滑；舌下红，舌苔腻。

内服方：姜半夏15克　苏叶10克　厚朴9克　枳壳10克　茯苓12克　生姜36克　桃仁12克　红花6克　大黄2克　蝉衣6克　仙鹤草30克　桔梗10克　白蒺藜6克　丹皮9克，4剂。

2013年8月5日，七诊。

嗓子有点儿干，大便有点儿热，有时一日便两次。吃饭、睡觉好，晚上可能起来一两次。腰部以上出汗挺好，下身感觉好些。

左脉细缓，右脉弦滑；舌下深红，略瘀，舌尖红，苔根腻。

内服方：姜半夏15克　苏叶10克　厚朴9克　枳壳10克　茯苓12克　生姜36克　桃仁12克　红花6克　大黄3克　蝉衣6克　仙鹤草30克　桔梗10克　白蒺藜30克　丹皮9克　陈皮18克　代赭石18克，3剂。

2013年8月8日，八诊。

嗓子还是有点儿干，感觉有异物，而且有火。吃饭、睡眠都挺好，晚上起夜一次。大便正常，出汗仍然上身多，腿上感觉也出汗了。

左关细弦，右关缓；舌下瘀热，舌苔薄白。

内服方：逍遥散。

柴胡6克　生姜9克　甘草9克　薄荷2克　生白术、茯苓、当归、赤芍各12克　牡丹皮6克　生栀子6克　荆芥6克　防风6克　桔梗6克　仙鹤草30克　僵蚕6克　白蒺藜24克　蝉衣6克，4剂。

2013年8月12日，九诊。

嗓子疼，仍有异物感，而且有火。牙龈出血，睡觉多梦。精神挺好，晚上起夜一次。大便感觉黏，不利索，腿上潮。

左关细，右关细滑；舌下瘀热。

内服方：生大黄2克　僵蚕12克　蝉蜕6克　白蒺藜30克　巴戟天6克　炒酸枣仁24克　生栀子9克　柴胡18克，3剂。

2013年8月15日，十诊。

嗓子干、疼，有异物感。大便黏减轻，牙龈出血，睡眠不太好，晚上有时起夜。精神还行，出汗还是下面少，肚子不难受。

左关细，右脉缓滑；舌下瘀热，舌苔薄腻。

内服方：生大黄2克　僵蚕12克　蝉蜕6克　白蒺藜30克　巴戟天6克　炒酸枣仁24克　生栀子9克　柴胡18克　连翘30克　降香12克　黄柏9克　砂仁6克，7剂。

2013年8月26日，十一诊。

喉咙不太难受了，家里装修感觉头疼、肚子疼，最近还是有点儿拉肚子，感觉有火。

左关细弦，右关缓滑；舌苔薄腻，舌下深红。

内服方：茵陈五苓散。

茵陈30克　茯苓、猪苓、桂枝、炒白术、泽泻各12克。

2013年8月29日，十二诊。

肚子不疼了，受凉会肚子疼，大便三天两次，偏黏稀，小便多，运动就出汗，睡眠还行。

左脉细，右脉弱；舌下略红，舌苔薄，舌质略瘀。

内服方：当归18克　赤芍30克　川芎12克　茯苓15克　泽泻12克　生白术18克　牡丹皮18克　元胡6克　炮山甲5克，4剂。

2013年9月2日，十三诊。

精神可以，腰部以上容易出汗。

左关细弦，右关细缓；舌下红，舌质胖，舌苔薄腻。

内服方：当归18克　赤芍30克　川芎12克　茯苓15克

泽泻12克　生白术18克　牡丹皮18克　元胡6克　炮山甲5克　柴胡6克　枳壳6克　甘草6克，8剂。

2013年9月12日，十四诊。

自述最近比较累，活动少，头部加重了。（笔者按：皮损是警报，或者说，皮损是你健康生活的老师。）

左关细弦，右关细滑；舌红，略暗。

内服方：当归18克　赤芍30克　川芎12克　茯苓15克　泽泻12克　生白术18克　牡丹皮18克　元胡6克　炮山甲5克　柴胡6克　枳壳6克　甘草6克　白花蛇舌草24克，3剂。

2013年9月23日，十五诊。

上面容易出汗，下面偏冷，有一点儿火，不明显。精神、睡眠好。

左脉细弦，右关细滑；舌苔薄腻，舌边齿痕，舌下深红。

内服方：熟四物+桂枝茯苓丸。

当归、白芍、川芎、熟地各9克　牡丹皮12克　茯苓12克　桂枝90克　桃仁12克　赤芍12克　川牛膝12克　炮山甲5克，6剂。

2013年9月30日，十六诊。

上火，喉咙疼，大便偏干。睡眠、出汗均可。

左关细弦，右关细滑弱；舌下深红，舌苔薄腻。

内服方：熟四物+桂枝茯苓丸。

当归、白芍、川芎、熟地各9克　牡丹皮12克　茯苓12克桂枝90克　桃仁12克　赤芍12克　川牛膝12克　炮山甲5克　山豆根12克　白花蛇舌草24克，9剂。

2013年10月10日，十七诊。

背上皮损减少，头上不少。上火，喉咙疼减轻。出汗尚可，一活动就出汗。

左关细弦，右关细滑；舌苔薄燥，舌下瘀热。

内服方：防风通圣丸加减＋四甲散。（笔者按：防风通圣丸加减，是笔者在一本书里面学到的，当初命名它为防牛方。歌曰：防牛方中四先煎，苦参首乌五物全，荆防蒺藜麻黄蜕，土黄神草保胃安。）

龙骨30克　生地12克　生麻黄6克　荆芥、蝉衣各6克　牡蛎30克　石决明30克　乳香、没药各5克　白蒺藜、当归各15克　白芍、丹参各12克　生石膏30克　大黄2克　苦参6克　赤芍12克　土茯苓15克　防风6克　何首乌12克　炮甲珠、鳖甲、鸡内金、龟板各5克，5剂。

2013年10月15日，十八诊。

皮肤干，有几块大点儿的皮损明显；大便上次黏，这次变好，身体明显冷。

左关细弦，右关细滑；舌红，舌下瘀。

内服方：养阴通阳方＋防风通圣丸加减。

沙参15克　淫羊藿30克　旱莲草30克　牡丹皮9克　蝉衣6克　炮甲珠3克　鳖甲5克　僵蚕6克　鸡内金5克　仙茅10克　麦门冬15克　赤芍9克　龟板5克　女贞子30克　龙骨

30克　生地12克　生麻黄6克　荆芥6克　牡蛎30克　石决明30克　乳香、没药各5克　白蒺藜、当归各15克　白芍、丹参各12克　生石膏30克　大黄2克　苦参6克　土茯苓15克　防风6克　何首乌12克，5剂。

2013年10月21日，十九诊。

从上次吃药开始，喉咙明显疼痛且干。身上不热，精神好，入睡快，睡眠质量可以，但梦多。大便不能保证每天一次。出汗可以，腿上潮。小腿觉得最厚，看起来也不太厚。吃饭好。

左脉细弦，右脉细滑；舌下深红，舌质红。

内服方：养阴通阳方+防风通圣丸原方去生白术。

沙参15克　淫羊藿30克　旱莲草30克　牡丹皮9克　蝉衣6克　炮甲珠3克　鳖甲5克　僵蚕6克　鸡内金5克　仙茅10克　麦门冬15克　赤芍9克　龟板5克　女贞子30克　生栀子3克　连翘18克　生麻黄6克　荆芥6克　元明粉1克　薄荷6克　当归15克　川芎9克　石膏30克　滑石9克　桔梗9克　大黄2克　甘草3克　苦参6克　黄芩9克　防风6克　白茅根18克，3剂。

2013年10月24日，二十诊。

喉咙疼，口干，嗓子疼痛。整体皮肤都干，臀沟那里干明显。大便不适。

左关细弦，右关细滑；舌下暗，瘀热。

内服方：防风通圣丸原方+生六味（生地代熟地的六

味地黄丸方）。

生白术6克　生栀子3克　连翘18克　生麻黄6克　荆芥6克　元明粉1克　薄荷6克　当归15克　川芎9克　石膏30克　滑石9克　桔梗9克　大黄2克　甘草3克　苦参6克　黄芩9克　赤芍12克　防风6克　丹参100克　生地24克　生山药12克　山萸肉12克　茯苓9克　泽泻9克　牡丹皮9克，5剂。

2013年10月29日，二十一诊。

身体有点儿冷，做梦多，夜尿两次，入睡好，皮肤仍干。

左脉细，右脉细缓；舌下淡暗、瘀，舌苔薄白，舌上胖。

内服方：防风通圣丸原方+生六味+阳热内蒸方。

丹参180克　制附子9克　肉桂3克，5剂。

2013年11月5日，二十二诊。

身体还是冷，不火。

左关细弦，右关细滑；舌苔薄，舌下红，有瘀热。

内服方：桂枝茯苓丸+真武汤+防风通圣丸原方。

牡丹皮12克　茯苓12克　桂枝90克　桃仁12克　赤芍12克　附子15克　生白术12克　生姜、茯苓各18克　生栀子3克　连翘18克　生麻黄6克　荆芥6克　元明粉1克　薄荷6克　当归15克　川芎9克　石膏30克　滑石9克　桔梗9克　大黄2克　甘草3克　苦参6克　黄芩9克　防风6克　丹参240克，5剂。

2013年11月12日，二十三诊。

身体不冷，上周感冒发烧一直没有泡，上方还剩2剂。

左关细弦，右关细滑；舌下淡，红热，舌苔薄腻。

内服方：桂枝茯苓丸+真武汤+防风通圣丸原方。

牡丹皮12克　茯苓12克　桂枝90克　桃仁12克　赤芍12克　附子15克　生白术12克　生姜、茯苓各18克　生栀子3克　连翘18克　生麻黄6克　荆芥6克　元明粉1克　薄荷6克　当归15克　川芎9克　石膏30克　滑石9克　桔梗9克　大黄2克　甘草3克　苦参6克　黄芩9克　防风6克　丹参360克　僵蚕12克　青蒿6克　鳖甲5克，5剂。

2013年11月19日，二十四诊。

身体不冷，胳膊、腿上可以出汗。上周流鼻血几分钟，略影响吃饭，嗓子不难受了，觉得痰多了。

左脉细，右脉缓滑；舌下瘀减轻，舌苔薄腻。

内服方：真武汤去附子+防风通圣丸原方。

生白术12克　生姜、茯苓、赤芍各18克　生栀子3克　连翘18克　生麻黄6克　荆芥6克　元明粉1克　薄荷6克　当归15克　川芎9克　石膏30克　滑石9克　桔梗9克　大黄2克　甘草3克　苦参6克　黄芩9克　防风6克　麦门冬30克　姜半夏18克　丹参360克，5剂。

2013年11月26日，二十五诊。

泡澡舒服，但泡完痒，于是抹油。嘴唇暗黑减轻，黑斑也减轻，自认为重金属中毒。小药丸吃了4～5个月，吃上以后特别火、口干，大便可以，肚子不难受。

左关细弦，右关缓滑；舌质淡红，瘀不明显，舌苔薄。

内服方：真武汤。

附子15克　生白术12克　生姜、茯苓、赤芍各18克　麦门冬30克　丹参420克，5剂。

外洗方：麻黄外洗方+止痒合剂。

生麻黄15克　桂枝15克　苦杏仁15克　甘草15克　侧柏叶30克　防风12克　当归15克　苦参30克　白鲜皮30克　白蒺藜30克　夜交藤30克，7剂。

2013年12月3日，二十六诊。

睡眠多梦，精神不如上周。休息不太好，入睡快而醒得早。饮食尚可，出汗，胳膊、腿上潮，屁股上的皮损比原来薄了。

左关细缓，右关弦滑，舌淡，舌下瘀大减，纹理差。

内服方：真武汤+麻黄附子细辛汤。

附子15克　生白术12克　生姜、茯苓、赤芍各18克　麻黄、细辛各3克　煅磁石30克　黄连6克　麦门冬30克　丹参500克，5剂。

2013年12月10日，二十七诊。

精神不佳，因事情多而睡眠少，平时犯困。吃饭好，大便正常，吃上次药后恶心想吐。皮肤黑色部分变淡、散开。

左关细弦，右脉弦滑；舌下红，略暗。

内服方：逍遥散。

柴胡6克　生姜9克　甘草9克　薄荷2克　生白术、茯苓、当归、赤芍各12克　丹参500克，5剂。

外洗方：桂枝茯苓方。

生地30克　牡丹皮12克　桂枝90克　桃仁12克　甘草30克　赤芍12克。

2013年12月17日，二十八诊。

精神尚可，多梦，喝药有点不舒服，有一次吐了一点儿。

左关细弦，右关细滑。

内服方：保和丸。

木香6克　连翘30克　焦山楂15克　茯苓12克　焦神曲15克　砂仁6克　莱菔子12克　陈皮12克　姜半夏12克　鬼箭羽9克，6剂。

2013年12月24日，二十九诊。

精神尚可，睡觉多梦，最近鼻涕多，不是清涕，鼻子不通。吃饭好，大便不太通畅，每日出汗3～4次。

左关细弦，右关细缓；舌苔薄，舌下淡瘀。

内服方：保和丸。

木香18克　连翘30克　焦山楂15克　茯苓12克　焦神曲15克　砂仁6克　莱菔子12克　陈皮12克　姜半夏12克　鬼箭羽9克　炮甲珠2克，6剂。

外洗方：桂枝茯苓方。

生地30克　牡丹皮12克　桂枝90克　桃仁12克　甘草30克　赤芍12克，7剂。

2013年12月31日，三十诊。

出汗，希望出汗的时间再多一些。

左关细弦，右关细缓；舌苔薄腻，舌下淡。

内服方：保和丸去半夏+麻附细辛。

木香18克　连翘30克　焦山楂15克　茯苓12克　焦神曲15克　砂仁6克　莱菔子12克　陈皮12克　麻黄3克　附子3克　细辛3克　鬼箭羽9克　炮甲珠2克，7剂。

2014年1月7日，三十一诊。

出汗尚可，吃饭好，肚子没有不舒服。自述身上黑的地方部分已经露出正常肤色，有点儿火，上周六感冒，体温37.5℃。

左关细弦，右关细缓；舌苔薄，舌下略瘀热。

内服方：保和丸。

木香18克　连翘30克　焦山楂15克　茯苓12克　焦神曲15克　砂仁6克　莱菔子12克　陈皮12克　姜半夏12克　鬼箭羽9克　炮甲珠2克　夏枯草12克　桃仁6克　红花6克，6剂。

2014年1月14日，三十二诊。

精神、饮食正常，睡觉易醒，出汗还行，胳膊、腿上都能出汗。

双手关脉细弦；舌苔薄腻，舌下淡红，略瘀。

内服方：保和丸。

姜半夏60克　木香18克　连翘30克　焦山楂15克　茯苓12克　焦神曲15克　砂仁6克　莱菔子12克　陈皮12克　鬼箭羽9克　炮甲珠2克　夏枯草12克　牡丹皮15克，6剂。

2014年1月21日，三十三诊。

睡觉凑合，胃里不太舒服，大便干，最近出汗好些。

左关细弦，右关细缓；舌苔薄腻，舌下深红，瘀热。

内服方：逍遥丸+保和丸。

柴胡6克　生姜9克　甘草9克　薄荷2克　生白术、茯苓、当归、赤芍各12克　木香6克　连翘30克　焦山楂15克　焦神曲15克　砂仁6克　莱菔子12克　陈皮12克　姜半夏12克　炮甲珠2克　牡丹皮15克，9剂。

2014年2月18日，三十四诊。

精神行，容易困，吃饭、睡觉好，大便每日1~2次，偏干，出汗少。

左关细弦，右关细缓；舌苔薄，舌下瘀热不明显了。

内服方：逍遥丸+保和丸加香砂。

柴胡6克　生姜9克　甘草9克　薄荷2克　生白术、茯苓、当归、赤芍各12克　木香6克　连翘30克　焦山楂15克　焦神曲15克　砂仁6克　莱菔子12克　陈皮12克　姜半夏12克　炮甲珠2克　牡丹皮15克　生麻黄3克　大黄2克　忍冬藤15克，7剂。

2014 年 2 月 25 日，三十五诊。

精神尚可，睡眠起夜 1 ~2 次，吃饭好，出汗下部偏少，大便每日 2 ~3 次。

左关细弦，右关细滑；舌下瘀热。

内服方：五苓散 + 保和丸加香砂。

茯苓、猪苓、桂枝、炒白术、泽泻各 12 克　木香 6 克　连翘 30 克　焦山楂 15 克　焦神曲 15 克　砂仁 6 克　莱菔子 12 克　陈皮 12 克　姜半夏 12 克　炮甲珠 3 克　牡丹皮 15 克　生麻黄 3 克　大黄 2 克　忍冬藤 15 克，7 剂。

2014 年 3 月 4 日，三十六诊。

出汗不多，睡眠可以，白天会困。

左关细弦，右关细滑有力；舌苔薄，舌下瘀。

内服方：五苓散 + 真武汤。

茯苓、猪苓、桂枝、炒白术、泽泻各 12 克　附子 15 克　生白术 12 克　生姜、赤芍各 18 克　炮甲珠 3 克　牡丹皮 30 克，7 剂。

2014 年 3 月 11 日，三十七诊。

起夜少了，一般一次。精神、吃饭好，入睡快，一活动就出汗。

左关细弦，右关细滑；舌苔薄腻，舌下淡红略暗，减轻。

内服方：五苓散 + 真武汤。

茯苓、猪苓、桂枝、炒白术、泽泻各 12 克　附子 15 克生白术12克　生姜、赤芍各18克　炮甲珠3克　牡丹皮30克　覆盆子15克　丹参30克，7剂。

2014年3月20日，三十八诊。

鼻子里面疼痛。

左关细弦，右关细滑；舌苔黄腻，舌下瘀热。

内服方：柴桂姜汤。

柴胡48克　干姜12克　桂枝18克　瓜蒌24克　黄芩18克　牡蛎12克　甘草12克　炮甲珠3克　牡丹皮30克　覆盆子15克　丹参30克，7剂。

2014年3月27日，三十九诊。

精神一般，睡眠还行，吃饭好，大便每日一次，出汗上多下少，口干，喝水后小便多。

左关细弦，右关缓滑；舌下淡，瘀热，舌苔薄腻。

内服方：五苓散。

茯苓、猪苓、桂枝、炒白术、泽泻各12克　乌梅30克　土茯苓30克　炮甲珠3克　牡丹皮30克　覆盆子15克　丹参30克，6剂。

2014年4月3日，四十诊。

精神还行，多梦，大便有点儿干。

左关细弦，右关缓；舌淡苔薄腻，舌下淡红，略瘀。

内服方：桃桂承气汤+五苓散。

桂枝9克　玄明粉3克　大黄3克　甘草6克　桃仁9克　茯苓、猪苓、桂枝、炒白术、泽泻各12克　丹参30克　黄柏

9克　乌梅30克　土茯苓30克，6剂。

2014年4月10日，四十一诊。

左关细弦，右关细弱；舌苔薄腻，舌下红变淡。

内服方：小柴胡+桂枝茯苓丸。

柴胡48克　黄芩18克　姜半夏15克　甘草18克　生姜18克　大枣20克　党参18克　牡丹皮12克　茯苓12克　桂枝90克　桃仁12克　赤芍12克，6剂。

硫软膏中加酒，外用，可以抹10次左右。

2014年4月17日，四十二诊。

最近腿上痒，抹油止痒。活动后出汗，大便一天一次，不怎么火。

左关细弦，右关细缓滑；舌下瘀热减，舌淡苔薄。

内服方：全虫方。

全蝎5克　黄柏12克　白鲜皮18克　皂角刺12克　炒槐花10克　白蒺藜12克　丹参30克　川牛膝12克　大黄2克　威灵仙12克，5剂。

2014年4月24日，四十三诊。

左关细弦，右关缓滑；舌苔薄腻，舌下淡红。

内服方：全虫方。

全蝎5克　黄柏12克　白鲜皮18克　皂角刺12克　炒槐花10克　白蒺藜12克　丹参30克　川牛膝12克　大黄2克　威灵仙12克　水蛭3克，5剂。

2014 年 4 月 29 日，四十四诊。

腿上皮损还是厚一点儿。

左关细弦，右关细缓滑；舌苔薄，舌下深红明显减轻。

内服方：全虫方。

全蝎 5 克　黄柏 12 克　白鲜皮 18 克　皂角刺 12 克　炒槐花 10 克　白蒺藜 12 克　丹参 30 克　川牛膝 12 克　大黄 2 克　威灵仙 12 克　水蛭 5 克，5 剂。

2014 年 5 月 8 日，四十五诊。

出汗可以。

左关细弦，右关细缓滑；舌苔薄，舌下淡红，且润。

内服方：全虫方 + 荆芥连翘汤。

全蝎 5 克　黄柏 12 克　白鲜皮 18 克　皂角刺 12 克　炒槐花 10 克　白蒺藜 12 克　丹参 30 克　川牛膝 12 克　大黄 2 克　威灵仙 12 克　荆芥 6 克　连翘 6 克　甘草 6 克　生地 6 克　赤芍 6 克　当归 6 克　川芎 6 克　黄芩 6 克　黄连 6 克　生栀子 6 克　防风 6 克　白芷 6 克　薄荷 6 克　柴胡 6 克　枳壳 6 克　桔梗 6 克　水蛭 5 克，5 剂。

2014 年 5 月 15 日，四十六诊。

肘部皮损较厚、较干，大便不太成形。

左关细弦，右关缓滑；舌淡，舌下瘀略减。

内服方：全虫方 + 熟四物。

全蝎 5 克　黄柏 12 克　白鲜皮 18 克　皂角刺 12 克　炒槐花 10 克　白蒺藜 12 克　丹参 30 克　川牛膝 12 克　大黄 2 克

威灵仙12克　当归、白芍、川芎、熟地各9克　水蛭5克　枳壳10克　苏木10克，5剂。

2014年5月22日，四十七诊。

出汗不匀，精神有些累，睡眠易醒，大便还是不成形。

左关细弦，右关细缓滑；舌苔薄，舌下玫红，略瘀。

内服方：水蛭5克　炮甲珠2克　全蝎5克，6剂。

外涂止痒方：防风12克　当归15克　苦参12克　白鲜皮30克　白蒺藜30克　首乌藤30克　全蝎3克　薄荷6克，2剂。

2014年5月29日，四十八诊。

对于止痒，上方效果似乎不明显。

左关细弦，右关细滑；舌苔薄，舌下红，略瘀。

内服方：水蛭5克　炮甲珠3克　全蝎5克，6剂。

外涂止痒方：防风12克　当归15克　苦参12克　白鲜皮30克　白蒺藜30克　首乌藤30克　全蝎3克　薄荷6克，2剂。

2014年6月5日，四十九诊。

不火，拿酒送药，有的地方变薄了。

左关细弦，右关细缓滑；舌淡，舌下瘀热。

内服方：水蛭5克　炮甲珠3克　全蝎5克，7剂。

外涂止痒方：防风12克　当归15克　苦参12克　白鲜皮30克　白蒺藜30克　首乌藤30克　全蝎3克　薄荷6克，5剂。

2014年6月12日，五十诊。

鼻子干，嗓子有点儿不适。

左关细弦；舌下红略暗，舌苔薄。

内服方：水蛭5克　炮甲珠3克　全蝎3克，4剂。

2014年6月19日，五十一诊。

左关细弦弱，右关细缓；舌苔薄腻，舌下深红，略暗。

内服方：水蛭5克　炮甲珠2克　全蝎5克，5剂。

2014年6月24日，五十二诊。

左关细弦，右关细滑有力；舌苔薄白腻，舌下淡红。

内服方：水蛭5克　炮甲珠2克　全蝎3克　川牛膝6克，8剂。

2014年7月3日，五十三诊。

左关细弦，右关细缓滑有力；舌苔薄腻，舌下淡暗，略瘀。

内服方：水蛭5克　炮甲珠2克　全蝎3克　鸡内金6克，6剂。

2014年7月10日，五十四诊。

左关细弦，右关缓滑有力；舌苔薄腻，舌下淡红，略暗。（注意：小腿要出汗。）

内服方：水蛭5克　炮甲珠2克　全蝎3克　鳖甲6克，6剂。

2014年7月17日，五十五诊。

左关细弦滑，右关细缓滑；舌苔薄，舌下淡红，略暗。

内服方：水蛭5克　炮甲珠2克　全蝎3克　鳖甲6克　僵蚕3克，6剂。

硫软膏抹5～10次，硬结减少。

2014 年 7 月 24 日，五十六诊。

左关细滑，右关缓滑；舌下淡红。

内服方：水蛭 5 克　炮甲珠 2 克　全蝎 3 克　鳖甲 12 克　僵蚕 3 克，6 剂。

2014 年 7 月 31 日，五十七诊。

左关细弦，右关细缓滑；舌下瘀减。

内服方：水蛭 5 克　炮甲珠 2 克　全蝎 3 克　鳖甲 12 克　僵蚕 3 克　生姜 3 克，6 剂。

2014 年 8 月 7 日，五十八诊。

左关细，右关缓滑；舌淡，舌下微红。

内服方：水蛭 3 克　炮甲珠 2 克　全蝎 3 克　鳖甲 12 克　僵蚕 3 克　生姜 3 克，6 剂。

2014 年 8 月 14 日，五十九诊。

出汗尚可，近日睡眠不佳。

左关细，右关缓；舌苔薄，舌下淡，略瘀。

内服方：水蛭 3 克　炮甲珠 2 克　全蝎 3 克　鳖甲 12 克　僵蚕 3 克　麻黄 2 克，6 剂。

2014 年 8 月 21 日，六十诊。

左关细弦，右关细滑；舌苔薄，舌下淡暗，略瘀。

内服方：散结散 + 柴桂姜。

炮山甲 1 克　全蝎 2 克　水蛭 2 克　柴胡 48 克　干姜 12 克　桂枝 18 克　瓜蒌 24 克　黄芩 18 克　牡蛎 12 克　甘草 12 克，5 剂。

2014年8月28日，六十一诊。

左关细弦，右关细缓滑；舌淡，舌苔薄。

内服方：散结散+柴桂姜。

炮山甲1克　全蝎2克　水蛭2克　柴胡48克　干姜12克　桂枝18克　瓜蒌24克　黄芩18克　牡蛎12克　甘草12克　僵蚕9克，5剂。

2014年9月4日，六十二诊。

最近睡眠不太好，多梦。

左脉细弦，右关细缓。

内服方：散结散+封髓丹+柴桂姜。

炮山甲1克　全蝎2克　水蛭2克　黄柏15克　砂仁9克　甘草6克　柴胡48克　干姜12克　桂枝18克　瓜蒌24克　黄芩18克　牡蛎12克　僵蚕9克，4剂。

2014年9月9日，六十三诊。

睡眠好了。

左关细弦，右关细缓弱；舌下略瘀，舌苔薄腻。

内服方：封髓丹+酸枣仁汤+柴桂姜。

黄柏15克　砂仁9克　甘草6克　川芎9克　茯苓12克　炒酸枣仁15克　知母6克　柴胡48克　干姜12克　桂枝18克　瓜蒌24克　黄芩18克　牡蛎12克　僵蚕9克，6剂。

2014年9月16日，六十四诊。

左关细弦，右关细缓；舌苔薄腻，舌下淡暗，略瘀。

内服方：四甲散。

炮甲珠、鳖甲、鸡内金、龟板各5克，酒送，4剂。

2014年9月30日，六十五诊。

左关细弦，右关细缓有力；舌苔薄，舌下暗，略瘀。

内服方：四甲散。

炮甲珠、鳖甲、鸡内金、龟板各5克　三七5克，6剂。

笔者按：该患者应该是由重金属制剂中毒导致，这些药在中药里面属于偏性较强的药物，也可以认为是“恶药”。

笔者经常强调“良病切莫恶药医”。银屑病是个好病，千万不要用潜在危害较大的药物来治疗。

重金属治疗，的确会引起色素沉着的不良反应，这种情况笔者见过多例，经笔者治疗，都得到了不同程度的好转。本例中的牛某某改善比较明显。

如果不谈该患者医治的是什么病，单单把初诊到统计病例时的日期做个数学运算，你会很惊讶，怎么已经吃药这么久了。好在该患者经常会安慰笔者——他们在安慰笔者的时候，经常会举身边亲人经笔者治疗后效果很好的例子。本病案后附的两个例子，一个是血压低和过敏性哮喘，一个是手足冷严重合并严重失眠，都不是银屑病，都经过一些“名”中医治疗，效果不太明显。经牛某推荐，她们认同了笔者的治疗理念，来到笔者这里治疗，没有想到取得了较快、较好的疗效，这为牛某坚持治疗坚定了信心。

附 1　闫某，女，31 岁，血压低，牛某某的妻子。

2014 年 4 月 3 日，初诊。

生完孩子发现，血压低，低压不到 60mmHg，高压 100mmHg，胸闷。

左关细，右关细弱；舌质胖，苔薄腻，舌下淡，略瘀。

内服方：清暑益气汤。

党参2克　甘草1克　黄芪3克　当归2克　麦门冬2克　五味子2克　青皮1克　陈皮1克　焦神曲1克　葛根1克　苍术1克　生白术1克　升麻1克　黄柏1克　泽泻1克，5 剂。

2014 年 4 月 10 日，二诊。

左关细弦，右关细滑有力，舌苔薄白腻，舌下淡，略瘀。

低压 70mmHg，高压 105mmHg。胸闷好多了，喘气偶尔会不利。

内服方：清暑益气汤。

党参2克　甘草1克　黄芪3克　当归2克　麦门冬2克　五味子2克　青皮1克　陈皮1克　焦神曲1克　葛根1克　苍术1克　生白术1克　升麻1克　黄柏1克　泽泻1克　生薏苡仁15克　藿香6克，5 剂。

2014 年 4 月 17 日，三诊。

精神可以，嗓子有点儿疼，没有喘不上气的感觉。

左关细弦，右关细缓；舌尖红，舌苔薄腻，舌下淡暗。

内服方：清暑益气汤。

党参2克　甘草1克　黄芪3克　当归2克　麦门冬2克　五味子2克　青皮1克　陈皮1克　焦神曲1克　葛根1克　苍术1克　生白术1克　升麻1克　黄柏1克　泽泻1克　生薏苡仁15克　藿香6克　川牛膝12克　附子3克，5剂。

2014年4月24日，四诊。

上述症状基本消失。

左关细弦，右关缓。

内服方：红参1克　红小豆适量，熬汤服用。

2014年9月2日，又初诊他病。

4年来，上呼吸道逢秋过敏，天气不好就觉得憋闷。

左关细弦，右关缓；舌质胖，舌苔腻，齿痕明显。

内服方：小青龙汤+升降散去大黄。

生麻黄、细辛、桂枝、南五味子、姜半夏、甘草、干姜、赤芍各3克　蝉蜕6克　藿香3克　僵蚕9克，2剂。

2014年9月4日，二诊。

痒不甚。

左关细弦，右关缓弱；舌苔薄腻，舌下淡。

内服方：小青龙汤+升降散去大黄+香砂六君子。

生麻黄、细辛、桂枝、南五味子、姜半夏、甘草、干姜、赤芍各3克　蝉蜕6克　藿香3克　僵蚕9克　炒白术12克　陈皮12克　党参12克　茯苓12克　砂仁6克　香附6克，4剂。

2014年9月9日，三诊。

左关细弦，右关细缓；舌苔薄腻，舌质偏胖。

上火，哮喘好了，鼻子不通。

内服方：小青龙汤＋升降散去大黄＋香砂六君子＋麻附细辛汤。

生麻黄、细辛、桂枝、南五味子、姜半夏、甘草、干姜、赤芍各3克　蝉蜕6克　藿香3克　僵蚕9克　炒白术12克　陈皮12克　党参12克　茯苓12克　砂仁6克　香附6克　附子3克　五味子15克，5剂。

2014年9月16日，四诊。

以前一下雨就喘，现在不喘了。

左关细弦，右关缓；舌苔薄腻，舌下淡暗，略瘀。

内服方：小青龙汤＋升降散去大黄＋香砂六君子。

生麻黄、细辛、桂枝、南五味子、姜半夏、甘草、干姜、赤芍各3克　蝉蜕6克　藿香3克　僵蚕9克　炒白术12克　陈皮12克　党参12克　茯苓12克　砂仁6克　香附6克　地龙6克，4剂。

2014年9月23日，五诊。

左关细弦，右关细缓；舌质略暗、略胖。

内服方：小青龙汤＋升降散去大黄＋香砂六君子。

干姜、赤芍各3克　蝉蜕6克　藿香3克　僵蚕9克　炒白术12克　陈皮12克　党参12克　茯苓12克　砂仁6克　香附6克　地龙6克，3剂。

附2　**姚某某，女，41岁。牛某某病友的妻子，其丈夫**

在笔者处治疗一年以上，堪称“老大难”，也许他也会经常地找理由坚持治疗。他找到的理由之一就是：他的妻子病也很重、很难治，在笔者手里却治疗效果很好，几乎是一诊有一诊的效果。

2014 **年** 6 **月** 19 **日，初诊**。

两年前，剧烈而持续地生气之后，逐渐四肢寒凉、麻木，睡眠不好。出现鼻炎、咽炎，口干舌燥。汗多，外有不通之郁热，大便干，数日一次。

左关细弦，右关弦滑有力；舌苔薄白腻，舌质整体瘀，很明显。

主要关注：手脚是否温暖。

内服方：大柴胡汤 + 桂枝茯苓丸。

大黄 12 克　柴胡 48 克　黄芩 18 克　姜半夏 15 克　甘草 18 克　生姜 30 克　枳壳 24 克　白芍 18 克　牡丹皮 12 克　茯苓 12 克　桂枝 90 克　桃仁 12 克　赤芍 12 克，3 剂。

2014 **年** 6 **月** 24 **日，二诊**。

吃了 3 剂，晚上拉了 3 次，大便不干，便后难受，后来就不难受了。嗓子之类的症状减轻。犯困，睡觉好像不错，吃饭没有问题。

左关细弦，右关细弦滑；舌质暗红，下略瘀，瘀减。

腿比原来暖和一些，手脚一阵一阵出汗，怕风。

内服方：四逆散 + 四物汤 + 逍遥散。

柴胡 9 克　赤芍 9 克　枳壳 9 克　甘草 9 克　当归、白芍、川芎、熟地各9克　生姜9克　薄荷2克　生白术、茯苓各12克，6剂。

2014年7月3日，三诊。

左脉细弦，右关细滑。舌质淡暗，舌下瘀明显。

腿特别冷，大便略好。

内服方：气通道方。

姜半夏15克　赤芍12克　柴胡48克　大枣20克　党参18克　甘草18克　桂枝12克　黄芩18克　生姜18克，5剂。

2014年7月8日，四诊。

上肢略温，有一只脚比原来暖和些。自觉手暖和，他觉也暖和。入睡不好，睡觉不稳。大便两天一次。

左关细弱，右关细滑。

内服方：柴桂姜。

柴胡48克　干姜12克　桂枝18克　瓜蒌24克　黄芩18克　牡蛎12克　甘草12克，6剂。

2014年7月15日，五诊。

左关细弦，右关略紧；舌下瘀减轻很多，舌质淡，略有青色。

这次月经来了，痛经减轻。

内服方：柴桂姜。

柴胡48克　干姜12克　桂枝18克　瓜蒌24克　黄芩18克　牡蛎12克　甘草12克　红花6克，6剂。

2014 年 7 月 22 日，六诊。

左关细弦，右关缓滑有力；舌质深红，瘀减，舌下淡，有瘀象。

手脚原来寒疼，现在左手脚变热，有晨僵现象。

内服方：柴桂姜。

柴胡 48 克　干姜 12 克　桂枝 18 克　瓜蒌 24 克　黄芩 18 克　牡蛎 12 克　甘草 12 克　红花 9 克，6 剂。

2014 年 7 月 29 日，七诊。

舌淡，略有瘀斑，舌下瘀减明显，有齿痕；左关细弦，右关细缓。

吃药后没有明显反应，出湿疹了，自己消失。身体右边凉，最近口干舌燥，下次希望舌头不干。

内服方：气通道方 + 四逆汤。

姜半夏 15 克　赤芍 12 克　柴胡 48 克　大枣 20 克　党参 18 克　甘草 18 克　桂枝 12 克　黄芩 18 克　生姜 18 克　附子 30 克　干姜 30 克　红花 9 克，5 剂。

2014 年 8 月 5 日，八诊。

左关细弦，右关细缓弱；舌淡，瘀减轻，舌苔薄。

大便量少、色黑，口干、舌燥。左脚疼，精神差。

内服方：益气逐瘀汤。

川牛膝 12 克　川芎 12 克　赤芍 12 克　柴胡 12 克　生地 12 克　当归 12 克　甘草 12 克　红花 6 克　黄芪 30 克　桔梗 12 克　桃仁 6 克　枳壳 12 克，5 剂。

2014 年 8 月 12 日，九诊。

手脚不热不凉，原先又凉又疼。睡得晚，有咽炎，嗓子有点儿疼。大便有点儿干，两天一次不是太困难。

左关沉弦，右关细缓；舌下淡，略瘀。

内服方：益气逐瘀汤 + 升降散。

川牛膝 12 克　川芎 12 克　赤芍 12 克　柴胡 12 克　生地 12 克　当归 90 克　甘草 12 克　红花 6 克　黄芪 30 克　桔梗 12 克　桃仁 6 克　枳壳 12 克，4 剂。

2014 年 8 月 19 日，十诊。

手足变温，流了两次鼻血。服药期间，大便每日 10 次左右，自述身体比以前敏感了。

左关细弦，右关缓；舌质略暗，舌边有瘀斑，舌下略瘀。

内服方：四逆汤 + 益气逐瘀汤 + 升降散。

附子 30 克　干姜 30 克　甘草 30 克　川牛膝 12 克　川芎 12 克　赤芍 12 克　柴胡 12 克　生地 12 克　当归 36 克　红花 6 克　黄芪 30 克　桔梗 12 克　桃仁 6 克　枳壳 12 克　蝉蜕 6 克　大黄 6 克　藿香 3 克　僵蚕 9 克，4 剂，隔天服。

2014 年 8 月 26 日，十一诊。

左关细弦，右关弦滑而缓；舌暗，舌右侧黑斑明显，舌上隐隐有散在瘀色。

内服方：四逆汤 + 益气逐瘀汤 + 逍遥散。

附子 30 克　干姜 30 克　甘草 30 克　川牛膝 12 克　川芎

12克　赤芍12克　柴胡12克　生地12克　当归36克　红花6克　黄芪30克　桔梗12克　桃仁6克　枳壳12克　生姜9克　薄荷2克　生白术12克　茯苓12克，4剂。

熬油方：酸枣仁30克　柏子仁30克　桃仁30克　火麻仁30克　枳壳15克，1剂。

2014年9月2日，十二诊。

左关细弦，右关缓；舌上有散在瘀斑。

内服方：四甲散。

炮甲珠、鳖甲、鸡内金、龟板各5克，5剂，酒送服。

2014年9月9日，十三诊。

全身出汗多，手脚不凉。不吃油，大便也不错，吃上也不难受。

左关细弦，右关细缓滑。

内服方：阳热内蒸方。

草果1克　淫羊藿30克　黄芪30克　当归15克　大枣15克，6剂。

2014年9月16日，十四诊。

出汗少了，手脚暖和了。大便有时黏，每日一次。

左关细，右关缓滑有力。

内服方：阳热内蒸方。

草果1克　淫羊藿30克　黄芪30克　当归15克　大枣15克，6剂。

2014 年 9 月 23 日，十五诊。

汗多，怕风，一运动就出汗。

左关细缓，右关细弦。

内服方：阳热内蒸方 + 益气逐瘀汤。

草果 1 克　淫羊藿 30 克　黄芪 30 克　当归 15 克　大枣 15 克　川牛膝 12 克　川芎 12 克　赤芍 12 克　柴胡 12 克　生地 12 克　甘草 12 克　红花 6 克　桔梗 12 克　桃仁 6 克　枳壳 12 克，4 剂。

2014 年 9 月 30 日，十六诊。

舌苔薄，舌质淡，瘀减，舌下略凝；左关细，右关细缓。

鼻炎、痛经等好了，面部严重的色斑也明显变淡。

内服方：阳热内蒸方 + 益气逐瘀汤。

草果 1 克　淫羊藿 30 克　黄芪 30 克　当归 15 克　大枣 15 克　川牛膝 12 克　川芎 12 克　赤芍 12 克　柴胡 12 克　生地 12 克　甘草 12 克　红花 6 克　桔梗 12 克　桃仁 6 克　枳壳 12 克　附子 3 克，6 剂。如果上焦有热，用量翻倍。

张某某，女，36 岁。

笔者按：此例患者貌似在治疗银屑病，实际上更多关注的是甲状腺功能减退的问题。初始的几诊还会关注皮损的变化，到后面每次门诊第一句话都是“精神怎么样”。

幸运的是，笔者用很短的时间就减掉了被某些西医判断为“需要终身服药”的治疗甲减的西药，如优甲乐，单用中医的方法调理，患者便获得了很好的效果。

相信患者会配合得越来越好，争取早日停掉中药，进入完全的自疗阶段。

2013年10月21日，初诊。

病史10年。这次犯病，3年之内没有好过。

左关细弦，右关细缓；舌下暗瘀，舌苔薄白腻，舌尖红。

甲减发现半年，夏天也不出汗，大便每天一次，不干，睡觉不稳，爱做梦，吃饭可以。全身不出汗，胳膊和大腿内侧皮损厚且干燥，小腿痒明显，有大片皮损。

内服方：防风通圣丸原方+养津通阳方。

生白术6克　生栀子3克　连翘18克　生麻黄6克　荆芥6克　元明粉1克　薄荷6克　当归15克　川芎9克　石膏30克　滑石9克　桔梗9克　大黄2克　甘草3克　苦参6克　黄芩9克　赤芍12克　防风6克　沙参15克　淫羊藿30克　旱莲草30克　牡丹皮9克　蝉衣6克　炮甲珠3克　鳖甲5克　僵蚕6克　鸡内金5克　仙茅10克　麦门冬15克　龟板5克　女贞子30克，7剂。

外洗方：润燥止痒方。

夜交藤150克　甘草100克　生地50克　生艾叶60克　当归60克　黄精60克　侧柏叶30克　杏仁10克　白及2克，7剂（冷热交替会特别痒）。

复方蛇脂软膏，10 支。

2013 年 10 月 29 日，二诊。

左脉细，右脉缓，没有数象；舌苔白，腐腻，舌下瘀明显。

上火了，不烧，明显不痒了。

内服方：保和丸方加香砂 + 养津通阳方 + 甘草泻心汤。

木香 6 克　连翘 30 克　焦山楂 15 克　茯苓 12 克　焦神曲 15 克　砂仁 6 克　莱菔子 12 克　陈皮 12 克　姜半夏 12 克　沙参 15 克　淫羊藿 30 克　旱莲草 30 克　牡丹皮 9 克　蝉衣 6 克　炮甲珠 3 克　鳖甲 5 克　僵蚕 6 克　鸡内金 5 克　仙茅 10 克　麦门冬 15 克　赤芍 9 克　龟板 5 克　女贞子 30 克　甘草 24 克　党参 18 克　干姜 18 克　黄芩 18 克　黄连 6 克　大枣 30 克，2 剂。

外洗方：麻黄汤外洗方。

生麻黄 15 克　桂枝 15 克　苦杏仁 15 克　侧柏叶 30 克　生甘草 15 克，2 剂。

2013 年 10 月 31 日，三诊。

左脉细滑，右关弱；舌下瘀热。

明天来月经，所以此次来调方子。

这两天不太火，早晨口干，大便偏稀，每日两次，不难受。

甲减，精神可以，最近容易犯困，身上比原来热一点儿，不燥。大小腿内侧没有皮，但是红，稍微鼓一点儿。

内服方：保和丸方加香砂 + 养津通阳方 + 甘草泻心汤

+麻附细汤（方子中去半夏）。

木香6克　连翘30克　焦山楂15克　茯苓12克　焦神曲15克　砂仁6克　莱菔子12克　陈皮12克　沙参15克　淫羊藿30克　旱莲草30克　牡丹皮9克　蝉衣6克　炮甲珠3克　鳖甲5克　僵蚕6克　鸡内金5克　仙茅10克　麦门冬15克　赤芍9克　龟板5克　女贞子30克　甘草24克　党参18克　干姜18克　黄芩18克　黄连6克　大枣30克　生麻黄3克　制附子3克　细辛3克，5剂。

2013年11月5日，四诊。

左关细，右关细滑；舌苔薄燥腻，舌下略瘀。

月经来，黑血块多，月经第5天，快完了，这次没有痛经，血色不黑了。原来黑，量大，比较舒服，白天不冷，但自觉凉，晚上自觉热乎。精神、吃饭好，睡觉这两天多梦，大便每日一次，色黑，不出汗。

原来在××医院光疗、汗蒸过。

内服方：保和丸方加香砂+养津通阳方+甘草泻心汤。

木香6克　连翘30克　焦山楂15克　茯苓12克　焦神曲15克　砂仁6克　莱菔子12克　陈皮12克　沙参15克　淫羊藿30克　旱莲草30克　牡丹皮9克　蝉衣6克　炮甲珠3克　鳖甲5克　僵蚕6克　鸡内金5克　仙茅10克　麦门冬15克　赤芍9克　龟板5克　女贞子30克　甘草24克　党参18克　干姜18克　黄芩18克　黄连6克　大枣30克　夏枯草18克，2剂。

因处于经期，外洗方暂停用。

2013年11月7日，五诊。

左关细，右关缓；舌下淡，略瘀，舌苔白。

不火，月经结束，这次月经量大，痛快。身上不冷不热，多梦，睡觉不好，皮损最厚的地方是大腿。

内服方：养津通阳方+保和丸方加香砂。

沙参15克　淫羊藿30克　旱莲草30克　牡丹皮9克　蝉衣6克　炮甲珠3克　鳖甲5克　僵蚕6克　鸡内金5克　仙茅10克　麦门冬15克　赤芍9克　龟板5克　女贞子30克　木香6克　连翘30克　焦山楂15克　茯苓12克　焦神曲15克　砂仁6克　莱菔子12克　陈皮12克　姜半夏12克　灵磁石30克，5剂。

外洗方：麻黄汤外洗方，2剂。

2013年11月12日，六诊。

皮损都不厚，偶尔恶心，自觉火。舌上略有涎，睡觉好，不做梦了。

左脉细弦，右脉缓滑有力；舌苔薄，舌下淡暗。

内服方：养津通阳方。

沙参15克　淫羊藿30克　旱莲草30克　牡丹皮9克　蝉衣6克　炮甲珠3克　鳖甲5克　僵蚕6克　鸡内金5克　仙茅10克　麦门冬15克　赤芍9克　龟板5克　女贞子30克　灵磁石30克　生姜24克，2剂。

外洗方：麻黄汤外洗方，2剂。

2013 年 11 月 14 日，七诊。

出汗，晚上可以。越往下，穿得越多。

左关细弦，右关细缓；舌苔薄腻，舌下略瘀。

内服方：养津通阳方。

沙参 15 克　淫羊藿 30 克　旱莲草 30 克　牡丹皮 9 克　蝉衣 6 克　炮甲珠 3 克　鳖甲 5 克　僵蚕 6 克　鸡内金 5 克　仙茅 10 克　麦门冬 15 克　赤芍 9 克　龟板 5 克　女贞子 30 克　灵磁石 30 克　生姜 36 克　炒莱菔子 12 克　焦山楂 12 克，5 剂。

外洗方：麻黄汤外洗方。

2013 年 11 月 19 日，八诊。

腿上一般是热的，精神好，吃饭很好。大便每日一次，舌上有涎。出汗不好。

左脉细弦，右关细滑；舌苔薄，舌上有涎，舌下瘀。

内服方：养津通阳方。

沙参 15 克　淫羊藿 30 克　旱莲草 30 克　牡丹皮 9 克　蝉衣 6 克　炮甲珠 3 克　鳖甲 5 克　僵蚕 6 克　鸡内金 5 克　仙茅 10 克　麦门冬 15 克　赤芍 9 克　龟板 5 克　女贞子 30 克　灵磁石 30 克　生姜 36 克　丹参 50 克，2 剂。

2013 年 11 月 21 日，九诊。

左关细弦，右关细滑有力；舌苔白腻，舌下略瘀、热。

身上暖和，小腿不热。出汗，腿上不行。

内服方：养津通阳方。

沙参 15 克　淫羊藿 30 克　旱莲草 30 克　牡丹皮 9 克　蝉

衣6克　炮甲珠3克　鳖甲5克　僵蚕6克　鸡内金5克　仙茅10克　麦门冬15克　赤芍9克　龟板5克　女贞子30克　灵磁石30克　生姜36克　丹参100克　羌活3克　焦神曲18克，5剂。

2013年11月26日，十诊。

晚上有点儿燥热，腿上比原来暖和，腿上偶尔可以出汗，不冷。有直接变平的地方，小腿外侧变得快，口不干。

左脉细弦，右脉细缓滑；舌苔白腻，略燥，舌上有涎，舌下略瘀。

内服方：真武汤去附子。

生白术12克　生姜、茯苓、赤芍各18克　灵磁石30克　生姜36克　丹参100克　姜半夏15克　羌活3克　焦神曲18克，2剂。

外洗方：麻黄汤外洗方。

生麻黄15克　桂枝15克　苦杏仁15克　甘草15克　侧柏叶30克　肉桂30克，2剂。

2013年11月28日，十一诊。

精神好，出汗好。昨天在家里运动，腿上出汗了。周二来月经了，刚来的时候肚子有点儿坠，后来没有事。吃上这个药不火，稍微口干，不严重。

左脉细，右关细滑；舌苔薄白燥，舌下淡，略瘀。

内服方：真武汤去附子。

生白术12克　生姜、茯苓、赤芍各18克　灵磁石30克生姜36克　丹参100克　姜半夏15克　枳壳6克　苏木6克　人参6克　沙参6克，4剂。

优甲乐吃一年了，原来吃1片，月经完后可以减为半片。（笔者按：银屑病至此已经基本搞定，治疗的重点转到甲减上。）

2013年12月3日，十二诊。

左脉细，右关缓；舌苔白明显，舌下瘀明显。

出汗好，胳膊、腿上都能出汗。家里冷，可以不开洗的方子。精神、睡眠、饮食、大便好。整体皮损变薄。

优甲乐自己已经减为半片。

内服方：真武汤。

附子15克　生白术12克　生姜、茯苓、赤芍各18克　灵磁石30克　生姜36克　丹参100克　枳壳6克　苏木6克　人参6克　沙参6克，4剂。

2013年12月5日，十三诊。

精神好，吃饭不太好。睡觉可以，大便较少，通畅，每日一次。小腿出汗好，出汗不错。

左脉细弦，右关缓滑；舌苔薄白，略燥，舌下淡红，略瘀。

内服方：真武汤。

附子15克　生白术12克　生姜、茯苓、赤芍各18克　灵磁石30克　生姜36克　丹参100克　枳壳6克　苏木6克　人参6克　沙参6克　莱菔子12克　焦山楂15克，4剂。

出汗不错，不用泡澡。

笔者按：不用泡澡了，这是对患者治疗配合的一种肯定。临床上，出汗基本到位，就可以不用泡澡了。“无感温度泡澡”是在出汗不好时，为达到“模拟正常出汗”采取的一种措施。等自身出汗与“泡澡代汗”“接轨”的时候，就可以停掉了。

2013年12月10日，十四诊。

精神好，睡眠好，没食欲，大便一天一次。

出汗较好，小腿比大腿出汗慢，出汗少，小腿须保暖。

左关细滑，右关缓；舌苔薄白，舌下淡红，略瘀。

内服方：真武汤。

附子15克　生白术12克　生姜、茯苓、赤芍各18克　灵磁石30克　生姜36克　丹参100克　枳壳6克　苏木6克　人参6克　沙参6克　莱菔子12克　焦山楂15克，2剂。

服完2剂，调整优甲乐剂量为每天1/4片。

2013年12月12日，十五诊。

左关细，右关缓；舌苔薄、燥，舌下略瘀。

不火，精神好，有力量，吃饭好，昨晚睡觉不踏实，大便每日一次，出汗可以。

内服方：真武汤。

附子15克　生白术12克　生姜、茯苓、赤芍各18克　灵磁石30克　生姜36克　丹参120克　枳壳6克　苏木6克　人参6克　沙参6克　莱菔子12克　焦山楂15克，4剂。

2013 年 12 月 17 日，十六诊。

左关细缓，右关缓滑；舌苔薄白，略腻。

精神好，有力量，昨晚睡觉不踏实，大便每日一次，身上不干，出汗可以。

这次吃药，有点儿恶心。

优甲乐减量了，饭量也减了。

对于她的皮损变化，一个患友戏称：“100 元大钞换成零钱，看着挺多的，实际上是破开了。”

内服方：真武汤。

附子 15 克　生白术 12 克　生姜、茯苓、赤芍各 18 克　灵磁石 30 克　生姜 36 克　鬼箭羽 9 克　枳壳 6 克　苏木 15 克　人参 6 克　沙参 6 克　莱菔子 12 克　焦山楂 15 克，6 剂。

2013 年 12 月 24 日，十七诊。

甲状腺素检查正常。

左关细弦弱，右关缓；舌苔薄，舌下淡，瘀热。

最近有月经，不难受，精神好，吃饭行，大便每日一次，偏稀，通畅。

自觉月经变化是最明显的，量多，颜色红，不难受。

最近有皮屑，身上冷，出汗不够好，需要坚持用心出汗。

内服方：真武汤。

附子 15 克　生白术 12 克　生姜、茯苓、赤芍各 18 克　灵磁石 30 克　生姜 36 克　鬼箭羽 9 克　枳壳 6 克　苏木 15 克　人参 6 克　沙参 6 克　莱菔子 12 克　焦山楂 15 克　牡丹皮 12 克，

6 剂。

2013 年 12 月 31 日，十八诊。

左关细弦，右关缓；舌淡，苔薄。

精神可以，总是困，睡觉的时间不够。最近忙，有点儿感冒，不太想吃东西。前两天嗓子疼，最近不疼了，微有咳嗽。

内服方：真武汤。

附子 15 克　生白术 12 克　生姜、茯苓、赤芍各 18 克　灵磁石 30 克　生姜 36 克　鬼箭羽 9 克　枳壳 6 克　苏木 15 克　人参 6 克　沙参 6 克　莱菔子 12 克　焦山楂 15 克　牡丹皮 12 克　陈皮 15 克　生山楂 30 克，6 剂。

嘱咐：早睡，多动，增加出汗的时间。

2014 年 1 月 7 日，十九诊。

左关细弦弱，右关细缓弱；舌苔薄白，舌尖略红。

精神不太好，睡眠不好，吃饭可以，浑身无力，耳后乳突部疼，出汗可以，身上不冷。

内服方：真武汤去附子 + 疏肝和络饮。

生白术 12 克　生姜、茯苓、赤芍各 18 克　柴胡 12 克　郁金 6 克　首乌藤 24 克　牡蛎 30 克　厚朴 6 克　合欢皮 15 克　苍术 6 克　乌药 9 克　香附 6 克　石菖蒲 6 克　姜半夏 60 克　夏枯草 30 克　人参 9 克　甘草 6 克，5 剂。

2014 年 1 月 14 日，二十诊。

左关细弦，右关细弱；舌苔薄白，舌下略暗。

精神好，前天流鼻血，温热水洗脸继续流。睡觉好了，耳后乳突部不疼了，大便偏稀，有时不成形，一天一次，身上不冷。

内服方：真武汤去附子＋疏肝和络饮。

生白术12克　生姜、茯苓、赤芍各18克　柴胡12克　郁金6克　首乌藤24克　牡蛎30克　厚朴6克　合欢皮15克　苍术6克　乌药9克　香附6克　石菖蒲6克　姜半夏30克　夏枯草15克　人参9克　甘草6克，6剂。

2014年1月21日，二十一诊。

左关细弦滑，右关缓滑有力；舌苔薄白，舌尖微红，舌下淡红。

精神尚可，特别想睡觉，出汗可以。

内服方：真武汤去附子＋疏肝和络饮。

生白术12克　生姜、茯苓、赤芍各18克　柴胡12克　郁金6克　首乌藤24克　牡蛎30克　厚朴6克　合欢皮15克　苍术6克　乌药9克　香附6克　石菖蒲6克　姜半夏30克　夏枯草15克　人参12克　甘草6克，7剂。

2014年2月11日，二十二诊。

左关细弦，右关细缓弱；舌下淡，舌苔薄白，略燥。

停药两周，腿上起来点儿，出汗不好，睡觉不好，精神还行，吃饭可以，大便每日一次，偏干，偶尔咽部憋。

优甲乐用量1/4片，坚持过来了。

内服方：真武汤去附子＋疏肝和络饮。

生白术12克　生姜、茯苓、赤芍各18克　柴胡12克　郁金6克　首乌藤24克　牡蛎30克　厚朴6克　合欢皮15克　苍术6克　乌药9克　香附6克　石菖蒲6克　姜半夏45克　夏枯草15克　人参12克　甘草6克　麦芽30克，7剂。

2014年2月18日，二十三诊。

左关细弱，右关缓滑有力；舌尖微红，舌下淡玫红，舌苔白腻。

精神好，吃饭可以，入睡不好，大便每日一次，出汗可以。咳嗽有痰，痰黄黏，已持续10天。

内服方：保和丸加香砂。

木香6克　连翘30克　焦山楂15克　茯苓12克　焦神曲15克　砂仁6克　莱菔子12克　陈皮12克　姜半夏45克　夏枯草15克　竹茹6克　厚朴6克，2剂。

2014年2月20日，二十四诊。

左关滑，右关细弦；舌苔薄白腻，明显变薄，舌下瘀热，舌尖微红。

精神好，吃饭行，睡眠好，出汗可以。

微有咳嗽，微有痰，原来凌晨3点多就咳嗽，现在好转了。

优甲乐从明天开始停服。

内服方：保和丸加香砂。

木香6克　连翘30克　焦山楂15克　茯苓12克　焦神曲15克　砂仁6克　莱菔子12克　陈皮12克　姜半夏60克　夏枯

草15克　竹茹6克　厚朴6克　旋复花6克　牡丹皮9克　竹叶9克，4剂。

下次可用六君子汤。

2014年2月25日，二十五诊。

左关细弦，右关缓；舌尖红，舌下淡而瘀，舌中根白，略腻。

精神、睡眠好，饭量少，大便正常，出汗尚可，身上热。

内服方：香砂六君子。

姜半夏60克　炒白术12克　陈皮12克　党参12克　茯苓12克　甘草12克　砂仁6克　香附6克　夏枯草15克　竹茹6克　厚朴6克　旋复花6克　牡丹皮9克　竹叶9克　生牡蛎15克　黄芪30克，7剂。

2014年3月4日，二十六诊。

左关细弱，右关缓弱；舌苔薄白腻，舌下瘀热，舌上有小裂纹。

大便偏稀，睡眠、精神、饮食尚可，嘴发苦。出汗挺好，保持时间长，汗也不多。停服优甲乐两周，状态不错。

内服方：六君子汤。

茯苓、陈皮、炒白术、党参、甘草各12克　姜半夏60克　夏枯草15克　竹茹6克　厚朴6克　牡丹皮9克　竹叶9克　麦门冬60克　生牡蛎15克　黄芪30克　柴胡12克　黄芩6克，7剂。

2014年3月11日，二十七诊。

左关细弦，右关缓滑略弱；舌苔薄白，舌下淡，略瘀。

睡眠变好，精神可以，吃饭有点儿恶心，胸憋。月经来了第2天，来之前腰困，白天瞌睡，口干。停服优甲乐3周，精神好。

内服方：柴胡桂枝干姜汤。

柴胡48克　干姜12克　桂枝18克　瓜蒌24克　黄芩18克　牡蛎12克　甘草12克，2剂。

2014年3月13日，二十八诊。

左关细弦，右关细缓滑；舌下淡，略瘀，舌苔薄白腻，舌上涎少。

精神好，睡眠好，出汗好，大便好，不想吃饭。

内服方：柴胡桂枝干姜汤+莪术。

柴胡48克　干姜12克　桂枝18克　瓜蒌24克　黄芩18克　牡蛎12克　甘草12克　莪术12克，5剂。

2014年3月18日，二十九诊。

左关细弦，右关缓。

昨天检查都正常，精神好，有些口干。

内服方：柴胡桂枝干姜汤（瓜蒌改为天花粉）+莪术。

柴胡48克　干姜12克　桂枝18克　天花粉24克　黄芩18克　牡蛎12克　甘草12克　莪术12克，5剂。

2014年3月25日，三十诊。

左关细弦，右关细缓滑；舌苔薄白腻，舌下淡，瘀热。

特别能睡觉，精神不太好，身体犯困，身上不疼，有点儿累，腿上有汗，但是腿是凉的，睡眠因起夜而受影响。口渴，总觉得饿，想吃饭。

内服方：真武汤＋五苓散＋麻附细辛。

附子15克　生白术12克　生姜、茯苓、赤芍各18克　猪苓、桂枝、炒白术、泽泻各12克　麻黄3克　细辛3克，2剂。

2014年3月27日，三十一诊。

左关细弦，右关缓弱；舌苔薄白，舌下淡，略瘀热。

自觉出汗好就精神好，睡眠好。大便偏稀，每日一次，全身出汗，不口渴。

内服方：真武汤＋五苓散＋麻附细辛。

附子15克　生白术12克　生姜、茯苓、赤芍各18克　猪苓、桂枝、炒白术、泽泻各12克　麻黄3克　细辛3克，5剂。

2014年4月1日，三十二诊。

左脉细弦，右关缓弱。

精神不太好，出汗可以，吃饭、睡眠好，大便偏干。半夜睡觉，关节凉。

内服方：桃桂承气汤＋真武汤＋五苓散＋麻附细辛。

桂枝9克　玄明粉3克　大黄3克　甘草6克　桃仁9克　附子15克　生白术12克　生姜、茯苓、赤芍各18克　猪苓、炒白术、泽泻各12克　麻黄3克　细辛3克，2剂。

2014年4月3日，三十三诊。

左关细弦，右关细滑；舌苔薄白，舌下略瘀。

精神不好，感觉累，睡觉不踏实。大便稀，一日三次，不难受。有新起的小皮损半个指甲大，出汗可以，不火。

内服方：红景天＋真武汤＋五苓散＋麻附细辛。

红景天30克　附子15克　生白术12克　生姜、茯苓、赤芍各18克　猪苓、桂枝、炒白术、泽泻各12克　麻黄3克　细辛3克，4剂。

2014年4月8日，三十四诊。

左关细弦，右关缓滑有力；舌尖微红，舌上有涎。

精神还行，大便干，三日一次。月经当日来，有点儿腰困，前两天有点儿上火。

内服方：清暑益气汤＋桃桂承气汤。

党参12克　甘草6克　生黄芪15克　当归6克　麦门冬9克　五味子6克　青皮6克　陈皮6克　焦神曲6克　葛根9克　苍术9克　生白术9克　升麻6克　泽泻9克　黄柏9克　大枣3枚　生姜3片　桂枝9克　玄明粉3克　大黄3克　桃仁9克，2剂。

2014年4月10日，三十五诊。

左关细弦弱，右关细缓；舌苔薄有涎，舌下淡，略瘀。

精神好，大便偏稀，不难受，一天两次。上火嘴干，喝水少。

内服方：清暑益气汤＋桃桂承气汤＋藿香。

党参12克　甘草6克　生黄芪15克　当归6克　麦门冬9克　五味子6克　青皮6克　陈皮6克　焦神曲6克　葛根9克

苍术9克　生白术9克　升麻6克　泽泻9克　黄柏9克　大枣3枚　生姜3片　桂枝9克　玄明粉3克　大黄3克　桃仁9克　藿香5克，7剂。

2014年4月17日，**三十六诊**。

左关细弦，右关细缓滑；舌苔白，舌下淡，略红。

饮食、出汗尚可，精神、睡眠好，大便偏稀，每日3～5次。

内服方：乌梅丸+桃桂承气汤+藿香。

党参6克　干姜10克　附子6克　黄连16克　细辛3克　黄柏6克　肉桂6克　乌梅30克　当归4克　川椒4克　桂枝9克　玄明粉3克　大黄3克　甘草6克　桃仁9克　藿香5克，5剂，半勺蜂蜜、半勺醋加入药中。

2014年4月22日，**三十七诊**。

左关细滑，右关细缓；舌苔薄，舌上有涎，舌下红。

精神可以，不火，睡眠不踏实，大便每日1～2次。

内服方：乌梅丸+桃桂承气汤+藿香+黄芪+防风。

党参6克　干姜10克　附子6克　黄连16克　细辛3克　黄柏6克　肉桂6克　乌梅30克　当归4克　川椒4克　桂枝9克　玄明粉3克　大黄3克　甘草6克　桃仁9克　藿香5克　黄芪24克　防风6克，6剂，半勺蜂蜜、半勺醋加入药中。

2014年4月29日，**三十八诊**。

双手关脉细弦有力；舌苔薄白略燥，舌上白涎无，舌下淡略瘀。

总想睡觉，精神可以，出汗挺好，大便每日一次，上火，牙龈隐隐作痛。

内服方：乌梅丸＋桃桂承气汤＋藿香＋黄芪＋防风＋蒲公英。

党参6克　干姜10克　附子6克　黄连16克　细辛3克　黄柏6克　肉桂6克　乌梅30克　当归4克　川椒4克　桂枝9克　玄明粉3克　大黄3克　甘草6克　桃仁9克　藿香5克　黄芪24克　防风6克　蒲公英24克，7剂，半勺蜂蜜、半勺醋加入药中。

2014年5月6日，三十九诊。

左关细缓，右关细弦滑；舌苔薄黄略燥，舌质淡红，舌下淡，略瘀。

精神尚可，口苦，口干，吃饭好，大便每日1～2次，正常偏稀，睡觉好，牙龈出血。月经今天结束，上个月15日持续半个月，小肚子觉得凉。

内服方：祛风败毒散＋东垣清暑益气汤＋小茴香＋降香。

柴胡5克　前胡5克　牛蒡子6克　连翘7克　荆芥6克　蝉蜕3克　僵蚕7克　薄荷6克　枳实5克　川芎8克　苍术6克　甘草3克　赤芍5克　独活6克　羌活8克　党参2克　黄芪3克　当归2克　麦门冬2克　五味子2克　青皮1克　陈皮1克　焦神曲1克　葛根1克　生白术1克　升麻1克　黄柏1克　泽泻1克　小茴香12克　降香12克，2剂。

2014 年 5 月 8 日，四十诊。

左关细弦，右关细缓；舌苔薄，舌下淡红，略瘀。

精神好，口干、苦减轻，少腹不太凉。

内服方：祛风败毒散 + 东垣清暑益气汤 + 小茴香 + 降香 + 川楝子。

柴胡 5 克　前胡 5 克　牛蒡子 6 克　连翘 7 克　荆芥 6 克　蝉蜕 3 克　僵蚕 7 克　薄荷 6 克　枳实 5 克　川芎 8 克　苍术 6 克　甘草 3 克　赤芍 5 克　独活 6 克　羌活 8 克　党参 2 克　黄芪 3 克　当归 2 克　麦门冬 2 克　五味子 2 克　青皮 1 克　陈皮 1 克　焦神曲 1 克　葛根 1 克　生白术 1 克　升麻 1 克　黄柏 1 克　泽泻 1 克　小茴香 12 克　降香 12 克　川楝子 9 克，4 剂。

2014 年 5 月 13 日，四十一诊。

左关缓滑，右关细弦；舌苔薄，舌下淡，略瘀。

小肚子感觉不凉，但要保温，精神尚可。优甲乐停用 3 个月。

内服方：祛风败毒散 + 东垣清暑益气汤 + 小茴香 + 降香 + 川楝子 + 紫石英。

柴胡 5 克　前胡 5 克　牛蒡子 6 克　连翘 7 克　荆芥 6 克　蝉蜕 3 克　僵蚕 7 克　薄荷 6 克　枳实 5 克　川芎 8 克　苍术 6 克　甘草 3 克　赤芍 5 克　独活 6 克　羌活 8 克　党参 2 克　黄芪 3 克　当归 2 克　麦门冬 2 克　五味子 2 克　青皮 1 克　陈皮 1 克　焦神曲 1 克　葛根 1 克　生白术 1 克　升麻 1 克　黄柏 1 克　泽泻 1 克　小茴香 18 克　降香 12 克　川楝子 9 克　紫石英 24 克，7

剂，饭前服。

2014 年 5 月 20 日，**四十二诊**。

双手关脉细；舌苔薄白腻，舌下淡，略瘀。

精神好，出汗多，腿部出汗不多。前天发烧 37.9℃，发烧一天半，原来最高体温 37.2℃。有点儿咳嗽，有黄痰，肚子不凉。

内服方：止嗽散 + 逍遥散 + 保和丸加香砂。

桔梗、白前、紫菀、陈皮、荆芥、甘草、百部各 10 克　柴胡 6 克　生姜 9 克　甘草 9 克　薄荷 2 克　生白术、茯苓、当归、赤芍各 12 克　木香 6 克　连翘 30 克　焦山楂 15 克　焦神曲 15 克　砂仁 6 克　莱菔子 12 克　陈皮 12 克　姜半夏 12 克，2 剂。

2014 年 5 月 22 日，**四十三诊**。

左关细，右关缓；舌淡，舌尖微红。

精神好，咳嗽有白痰，流清鼻涕。

内服方：小青龙汤。

生麻黄、细辛、桂枝、南五味子、姜半夏、甘草、干姜、赤芍各 3 克　石膏 15 克，7 剂。

2014 年 5 月 29 日，**四十四诊**。

左关细缓，右关细弦；舌苔薄白腻，舌尖微红，舌下淡。

检测甲功高，大便不好，两天一次，还有点儿咳嗽，有痰偏黄，睡觉可以，精神稳定。这次月经来第三天，腰困，偶尔咳嗽、流鼻涕，颈部去年晒伤。

内服方：逍遥散+散结散。

柴胡6克　生姜9克　甘草9克　薄荷2克　生白术、茯苓、当归、赤芍各12克　炮山甲1克　全蝎2克　水蛭2克　牡丹皮9克　桑白皮9克，6剂，饭后服。

2014年6月5日，**四十五诊**。

左关细弦，右关细缓滑；舌苔薄白，舌下淡红。

精神可以，晚上瘙痒剧烈，全抓破了，腰偶尔困。

内服方：逍遥散+散结散。

柴胡6克　生姜9克　甘草9克　薄荷2克　生白术、茯苓、当归、赤芍各12克　炮山甲1克　全蝎2克　水蛭2克　牡丹皮9克　桑白皮9克　荆芥9克　何首乌30克，6剂，饭后服，一直用温水送服。不太痒了，可以用温酒送服。

2014年6月12日，**四十六诊**。

左关细弦，右关细缓滑；舌苔薄腻，舌下淡，略瘀。

精神好，牙床隐隐作痛，小便偏黄。

内服方：白虎汤+逍遥散+散结散。

石膏30克　知母6克　甘草12克　柴胡6克　生姜9克　薄荷2克　生白术、茯苓、当归、赤芍各12克　炮山甲1克　全蝎2克　水蛭2克，6剂，饭后服，大米熬水冲服。

2014年6月19日，**四十七诊**。

左关细弦，右关弦滑有力；舌苔薄，舌上有涎，舌下淡红，略瘀。精神好。

将马应龙、复方蛇脂、艾洛松以4:1:1比例配制，抹到脖子上和晒伤的地方。

内服方：白虎汤+逍遥散+散结散。

石膏30克　知母6克　甘草12克　柴胡6克　生姜9克　薄荷2克　生白术、茯苓、当归、赤芍各12克　炮山甲1克　全蝎2克　水蛭2克　竹茹6克，12剂，饭后服，大米熬水冲服。

2014年7月3日，四十八诊。

左关细弦，右关缓；舌苔薄白腻，舌下淡红润。

精神好，不觉得火，肚子不凉。

内服方：白虎汤+逍遥散+散结散。

石膏30克　知母6克　甘草12克　柴胡6克　生姜9克　薄荷2克　生白术、茯苓、当归、赤芍各12克　炮山甲1克　全蝎2克　水蛭2克　草果3克，7剂，饭后服，大米熬水冲服。

2014年7月10日，四十九诊。

左关细弦，右关缓弱；舌苔白，舌下淡红。偶尔有点儿恶心。

内服方：小柴胡汤+四逆汤。

柴胡48克　黄芩18克　姜半夏15克　甘草18克　生姜18克　大枣20克　党参18克　附子30克　干姜30克，5剂。

嘱咐：服药后，一出现问题就马上停药。

2014年7月17日，五十诊。

左关细弦，右关细滑；舌苔薄白，舌下淡红，且润。

吃上方没出现问题，就是辣嗓子。精神好，身上暖和，容易出汗。

内服方：小柴胡汤+四逆汤。

柴胡48克　黄芩18克　姜半夏15克　甘草18克　生姜18克　大枣20克　党参18克　附子30克　干姜30克　浮小麦50克，5剂。

嘱咐：服药后，一出现问题就马上停药。

2014年7月24日，五十一诊。

左关细缓，右关细弦；舌苔薄白，舌下淡，略瘀。

有点儿火，不烧，出汗可控。

内服方：小柴胡汤+四逆汤。

柴胡48克　黄芩18克　姜半夏15克　甘草18克　生姜18克　大枣20克　党参18克　附子30克　干姜30克　浮小麦50克　川乌3克，5剂。

嘱咐：服药后，一出现问题就马上停药。

2014年7月31日，五十二诊。

左关细弦，右关细缓弱；舌苔薄，舌下淡红，略瘀。

精神可以，有点儿火，没发烧。

内服方：小柴胡汤+四逆汤+东垣清暑益气。

柴胡48克　黄芩18克　姜半夏15克　甘草18克　生姜18克　大枣20克　党参18克　附子30克　干姜30克　黄芪3克　当归2克　麦门冬2克　五味子2克　青皮1克　陈皮1克　焦神曲1克　葛根1克　苍术1克　生白术1克　升麻1克　黄柏

1克　泽泻1克　浮小麦50克　川乌3克，5剂。

嘱咐：服药后，一出现问题就马上停药。

2014年8月7日，五十三诊。

左关细弦，右关细缓滑；舌苔薄白，舌下淡。

精神好，睡觉多，不火。

内服方：小柴胡汤+四逆汤翻倍+运脾方。

柴胡48克　黄芩18克　姜半夏15克　甘草18克　生姜18克　大枣20克　党参18克　附子60克　干姜60克　苍术6克　陈皮12克　厚朴6克　鸡内金6克　枳壳6克　浮小麦50克，4剂。

嘱咐：服药后，一出现问题就马上停药。

2014年8月19日，五十四诊。

左关细弦，右关缓弱；舌苔薄白，舌下淡。

身上容易冷，容易犯困，容易饿，睡眠可以，出汗上身偏多，甲功正常。

内服方：六味地黄+四逆汤翻倍+运脾方。

熟地24克　山药12克　山萸肉12克　茯苓9克　泽泻9克　牡丹皮9克　附子60克　干姜60克　甘草90克　苍术6克　陈皮12克　厚朴6克　鸡内金6克　枳壳6克　浮小麦50克，4剂。

2014年8月26日，五十五诊。

左关缓滑，右关细弦；舌苔薄白，舌下淡红。

精神好，睡眠昼夜颠倒，最近口不太干，晚上容易饿。

内服方：疏肝和络饮＋四逆汤。

柴胡12克　郁金6克　首乌藤24克　牡蛎30克　厚朴6克　合欢皮15克　苍术6克　乌药9克　香附6克　石菖蒲6克　附子30克　干姜30克　甘草30克，4剂。

2014年9月2日，五十六诊。

左关细，右关细缓；舌苔薄白，舌下淡，略瘀。

流鼻涕，有痰，嗓子疼，症状减轻。精神可以，体温37.6℃。

内服方：桂枝茯苓丸＋四逆汤。

牡丹皮12克　茯苓12克　桂枝90克　桃仁12克　赤芍12克　附子30克　干姜30克　甘草30克，4剂。

2014年9月9日，五十七诊。

左关细弦，右关缓弱；舌苔薄白腻，舌下略瘀。

精神不错，出汗可以，脸不红了，体温36.6℃，嗓子不疼，但哑。

内服方：四逆汤翻倍＋桂枝茯苓丸。

附子60克　干姜60克　甘草90克　牡丹皮12克　茯苓12克　桂枝90克　桃仁12克　赤芍12克，5剂。

石斛7份，泡水喝，每次30克。

2014年9月16日，五十八诊。

左关细弦弱，右关细缓弱；舌苔薄白，舌下淡瘀明显。

精神可以，例假来了腰困。

内服方：益气逐瘀汤＋桂枝茯苓丸。

川牛膝12克　川芎12克　赤芍12克　柴胡12克　生地12克　当归12克　甘草12克　红花6克　黄芪30克　桔梗12克　桃仁6克　枳壳12克　牡丹皮12克　茯苓12克　桂枝90克，5剂。

2014年9月23日，**五十九诊**。

左关细弱，右关细缓；舌苔薄白，舌下淡，略瘀。

精神不是很好，入睡困难。

内服方：姜半夏+封髓丹+酸枣仁汤。

姜半夏50克　黄柏15克　砂仁9克　甘草6克　川芎9克　茯苓12克　甘草6克　炒酸枣仁15克　知母6克，5剂。

2014年9月30日，**六十诊**。

左关细弦，右关细缓；舌苔薄，舌下淡，略瘀。

精神挺好，出汗、睡觉挺好。

内服方：香砂六君子+酸枣仁汤。

姜半夏50克　炒白术12克　陈皮12克　党参12克　茯苓12克　甘草12克　砂仁6克　香附6克　川芎9克　炒酸枣仁15克　知母6克，8剂。

张某，男，17岁，病史2周（附2人）。

2014年5月20日，**初诊**。

患者呈现全身散在小红斑点。2周前感冒，扁桃体肥大，未发烧，自服感冒胶囊和阿莫西林2日，后起全身散在小红斑点。至就诊时，扁桃体还是肥大，自述从小就有，是慢性肥大。大便每日 4～5 次，偏稀，但肚子不难受。出汗好。

左关细弦滑，右关细滑有力；舌下淡暗，略凝，舌尖红，苔薄白腻。

患者素体偏虚，阳虚难以温煦体内外之寒邪，方用升降散、麻桂各半汤以散寒。

内服方：升降散 + 麻桂各半汤。

生麻黄 3 克　桂枝 3 克　苦杏仁 3 克　赤芍 3 克　生姜 3 克　大枣 3 克　生甘草 3 克　僵蚕 9 克　蝉蜕 6 克　片姜黄 3 克　大黄 1 克　益母草 30 克。

外洗方：麻黄汤。

生麻黄 15 克　桂枝 15 克　苦杏仁 15 克　侧柏叶 30 克　生甘草 15 克。

2014 年 5 月 29 日，二诊。

9 日后复诊，患者自述小红斑点起得更多了，尤其是小腿。由于是学生，时间不自由，所以希望系统地吃药能安排在假期。现在重点治疗胳膊上的小点，希望通过外用能尽快消退。

硫软膏、马应龙、艾洛松以 3∶2∶1 的比例调配药膏。一日可以抹到 5 次。

2014 年 7 月 10 日，重新开始一诊。

两个多月后复诊，患者现在已经放假，可以开始系统地服药。自述外抹的药没有用。腿上的皮损较厚。出汗情况较好。

左关细滑，右关细有力；舌淡红。

浮小麦 50 克，加四神煎，5 剂（注：服后，小腿出汗不好的话，后两剂晚上一次顿服，酒送）。

润燥外洗方，6 剂，夜交藤缺药，改用首乌 150 克。

外涂药：硫软膏、马应龙、艾洛松以 3∶2∶1 的比例调配药膏。一日可以抹到 5 次。

2014 年 7 月 17 日，二诊。

一周后复诊，患者自述头上汗减少。身上皮损都变薄了。

左关细弦，右关细滑有力。

内服方：散结散 + 四神煎。

炮山甲 1 克　全蝎 2 克　水蛭 2 克　川牛膝 90 克　黄芪 240 克　石斛 120 克　远志 90 克，5 剂。（注：服后，小腿出汗不好的话，后两剂晚上一次顿服，酒送）。

外洗方：桂枝茯苓外洗方。

生地 30 克　牡丹皮 12 克　桂枝 90 克　桃仁 12 克　甘草 30 克　赤芍 12 克，6 剂。

外涂药：硫软膏、马应龙、艾洛松以 3∶2∶1 的比例调配药膏。一日可以抹到 5 次。

2014 年 7 月 24 日，三诊。

一周后复诊，患者自述皮损都变平了，还留下一些印迹。

左关细滑，右关缓滑；舌苔腻，略厚，舌下淡红，略暗。

内服方：散结散+四神煎。

炮山甲1克　全蝎2克　水蛭2克　川牛膝90克　黄芪240克　石斛120克　远志90克　木香6克　连翘30克　焦山楂15克　茯苓12克　焦神曲15克　砂仁6克　莱菔子12克　陈皮12克　姜半夏12克，5剂。

笔者按：患者来诊，是因为前一年他的母亲找我看过，对我的理论似懂非懂。

用药正值夏季，治疗效果又快又好。但是，患者正值高三，学习压力大，加之其眼神中的那种“叛逆”，我担心该患者的疗效不会持久。

但愿随着年龄的增长，他会真正地走上健康之路，从而远离疾病。

附1　李某某，女，45岁，张某之母。

2013年3月21日，初诊。

病史20年，下肢略重，没有全身起过，最严重的部位在小腿。皮肤干，不容易出汗，四肢皮损容易。月经3月没有来，身上不容易热，睡眠好，入睡快。

左脉沉细弦，右脉细缓；舌下淡玫红，舌苔薄。

内服方：桂枝9克　赤芍9克　甘草6克　木通6克　细辛3克　大枣9克　当归12克　吴茱萸12克　生姜18克　炒槐

花12克，4剂。

2013年3月25日，二诊。

身上略热，不明显，不火，药辣。

设法让皮损淡。

左脉细弦，右脉缓滑；舌苔薄腻，舌下淡。

内服方：桂枝9克　赤芍9克　甘草6克　木通6克　细辛3克　大枣9克　当归12克　吴茱萸12克　生姜18克　炒槐花12克　肉桂12克，4剂。（按：身上淡，喝点儿羊汤，让身上热。）

外洗方：吴茱萸30克　艾叶30克　熟地20克，3剂。

2013年3月28日，三诊。

身上不热，大便正常。

加入羊汤，没有特殊，还可以加入辣椒。

左脉细，右脉沉缓；舌淡，舌下淡，略瘀。

内服方：肉桂9克　赤芍9克　甘草6克　木通6克　细辛3克　大枣9克　当归18克　吴茱萸18克　生姜18克　鸡内金9克，4剂。

外洗方：吴茱萸30克　艾叶30克　肉桂20克，4剂。

身上淡，喝点儿羊汤，让身上热。

2013年4月1日，四诊。

不火，身上不热。吃饭好，没有喝羊汤。泡的时候，身上有点儿热。

左脉细弦滑，右脉关缓滑；舌下淡，舌苔薄。

内服方：赤芍9克　甘草6克　木通6克　细辛3克　大枣9克　当归18克　吴茱萸18克　生姜18克　鸡内金9克　肉桂12克　乌药12克　降香12克，7剂。

身上淡，喝点儿羊汤，让身上热。

药里面放黄酒。

外洗方：吴茱萸30克　艾叶30克　熟地20克　川椒30克，7剂。

2013年4月9日，五诊。

不火、不热、不出汗，最近有月经来，没有泡。喝黄酒，有点儿火，火得不厉害。精神可以，吃饭可以。月经第3天，第2天颜色深。

左脉细弦，右脉缓滑；舌下淡，舌苔薄。

内服方：赤芍9克　甘草6克　木通6克　细辛3克，大枣9克　当归18克　吴茱萸18克　生姜18克　鸡内金9克　桂枝12克　乌药12克　降香12克，3剂。（按：身上淡，喝点儿羊汤，让身上热，多喝点儿热汤，药里面放黄酒。）

洗的药下次开，抹的药一直没有开。

2013年4月11日，六诊。

精神好，身上暖和，就是不出汗。睡觉好，一般不心慌。

希望动起来，要学习出汗。

左脉细滑，右脉缓滑；舌苔薄且白腻，舌下淡，暗红。

内服方：赤芍9克　甘草6克　木通6克　生麻黄6克　苍术5克　细辛3克　大枣9克　当归18克　吴茱萸18克　生

姜18克　鸡内金9克　桂枝12克　乌药12克　降香12克，3剂。（按：身上淡，喝点儿羊汤，让身上热，多喝点儿热汤。药里面放黄酒。）

2013年4月16日，**七诊**。

精神好，吃饭好，睡觉好。通过跳舞开始出汗，每天出汗3小时。小腿也能出汗，小腿以上重，还是干的。

左脉细缓，右脉缓滑；舌淡红，舌下略瘀。

内服方：赤芍9克　甘草6克　木通6克　生麻黄6克　苍术5克　细辛3克　大枣9克　当归18克　吴茱萸18克　鳖甲5克　生姜18克　鸡内金9克　桂枝12克　乌药12克　降香12克，7剂。

外洗方：吴茱萸50克　艾叶30克　熟地20克　露蜂房10克，5剂。

2013年4月23日，**八诊**。

睡眠少，工作忙至晚12点半才睡。

左脉细弦，右脉缓滑；舌下淡暗，舌尖微红，舌苔薄。

外洗药先不开。喝上黄酒不热，可以换成白酒。腿上不热，穿棉裤。在痒处用加热的酒涂抹。

内服方：赤芍9克　生麻黄6克　当归18克　吴茱萸18克　鳖甲5克　生姜18克　鸡内金9克　桂枝12克　乌药12克　降香12克　牡丹皮18克　制附子3克，7剂。

2013年4月30日，**九诊**。

最近小腿有点儿痒，大腿上觉得变平。身上不冷，但是也不热。睡觉好，大便正常。

左脉细弦，右脉缓滑有力；舌淡，舌苔薄。

内服方：桂枝24克　肉桂12克　赤芍9克　生麻黄6克　当归18克　鳖甲5克　生姜18克　降香12克，7剂。

这周不要洗了，多晒。

2013年5月7日，十诊。

最近出汗好些，腿上差点儿，一天晒一个小时，小腿变薄。不火，睡觉好，精神好。

左脉细，右脉有力；舌淡。

内服方：桂枝48克　肉桂18克　赤芍9克　生麻黄6克　当归18克　鳖甲5克　川牛膝12克　生姜18克　降香12克，7剂。

原先一直饭前服药，可以改到饭后服。

2013年5月14日，十一诊。

出汗可以，小腿也出，也有汗。不火，精神好，睡觉、吃饭好，出汗比原来容易。

脉细弦，缓；舌淡，舌下淡，略瘀。

内服方：桂枝72克　肉桂18克　赤芍9克　生麻黄6克　当归18克　鳖甲5克　川牛膝12克　生姜18克　降香12克，7剂。

饭后服药。

不用洗，多晒。

2013年5月21日，十二诊。

晒得胳膊、腿上都变平了，中午太阳光最强的时候晒一两个小时。现在出汗比原来好，腿上略少，腿上晒完就捂上。

左脉缓滑，右脉细滑；舌苔薄白，舌边齿痕，舌下淡瘀。

内服方：真武汤。

附子15克　生白术12克　生姜、茯苓、赤芍各18克，7剂。

前5天每日一剂，第6天吃这次的两剂，第7天吃上次留下的两剂。

一般不火，继续晒。

2013年5月28日，十三诊。

最近没有太阳，腿上变化不大。不火，小腿不热，上身减一件衣服，小腿保暖。

左脉细，右脉缓；舌淡，舌下淡，略瘀。

内服方：真武汤。

附子15克　生白术12克　生姜、茯苓、赤芍各18克　红花3克，14剂，每日2剂。

2013年6月4日，十四诊。

腿上变薄，继续晒。胳膊上基本平了。一天吃两服药，不火，不热，不流鼻血。小腿出汗还是不行，脸上和胳膊上出汗。但不可用不透气的材质包裹皮肤，如皮料、塑料等材质。

左关细弦，右脉弱，沉取缓，舌淡。

内服方：真武汤。

附子15克　生白术12克　生姜、茯苓、赤芍各18克　红花3克　桂枝150克　降香12克　川牛膝18克　桔梗10克，10剂，每日1剂。

开10服，觉得火就停一下，全吃完没药了就歇两天。

2013年6月18日，十五诊。

吃上药不火，不流鼻血，也不烧。出汗比原来多，原来夏天不出汗，现在开始出汗。

左关弦弱，右关缓；舌淡。

内服方：真武汤。

附子15克　生白术12克　生姜、茯苓、赤芍各18克　红花3克　桂枝200克　降香12克　川牛膝18克　党参6克　桔梗10克　莪术6克，7剂，每日1剂。

2013年6月25日，十六诊。

左侧耳朵有点儿疼，牙不疼。吃饭有时恶心，饭量可以，精神好。小腿上加了个套袖，有点儿热但不出汗，其他地方能出汗。

左脉细弦，右关缓；舌淡，苔薄。

内服方：红花3克　桂枝200克　降香12克　川牛膝18克　生姜18克　大枣30克　制附子12克　甘草10克　柴胡9克　党参6克　桔梗10克　莪术6克　赤芍12克，6剂，每日1剂。

2013年7月2日，十七诊。

耳朵不疼了，牙也不疼了。出汗比原来多了。小腿前面热，但还是不出汗。饭量好，精神佳。

左关细弦，右关细小弱；舌淡略暗，苔薄。

内服方：红花3克　桂枝300克　降香12克　川牛膝18克　生姜18克　大枣30克　制附子12克　甘草10克　柴胡9克　党参6克　桔梗10克　莪术9克　赤芍12克，6剂，每日1剂，加酒。

2013年7月9日，十八诊。

不火，任何情况都不觉得凉。

左脉细弦，右脉细弱；舌下淡凝，舌苔薄且白腻。

内服方：红花6克　桂枝150克　肉桂150克　降香12克　川牛膝18克　生姜18克　大枣30克　制附子12克　甘草10克　柴胡9克　党参6克　桔梗10克　莪术9克　赤芍12克，6剂，每日1剂，加酒。

2013年7月16日，十九诊。

月经刚完。

左脉细弦，右关细滑；舌淡，苔白腻。

内服方：土茯苓30克　茯苓30克　莪术12克　桂枝200克　肉桂200克　羌活3克　独活3克　防风3克　苍术3克　甘草6克，4剂，隔日一剂。

2013年7月23日，二十诊。

不火，精神好，吃饭香，睡觉好。出汗，小腿有点儿潮，身上比原来暖了，小腿上薄了，继续晒。

舌淡红，苔薄白；左关细，右脉沉取有力。

内服方：茯苓30克　莪术12克　桂枝600克　羌活3克　独活3克　防风3克　苍术3克　甘草6克　生姜6克，4剂，隔日一剂，配酒喝。

2013年7月30日，二十一诊。

不火，睡觉好，喝上酒腿上有点儿热。

左关细，右关缓；舌苔薄腻，舌下淡凝。

内服方：茯苓30克　莪术12克　桂枝600克　羌活3克　独活3克　防风3克　苍术3克　甘草6克　生姜6克　生麻黄6克　白芥子3克　川乌3克，4剂。

2013年8月6日，二十二诊。

觉得眼睛雾，腿上潮，小腿略干。吃饭、精神、睡觉可以。

舌淡，苔薄且燥。

内服方：茯苓30克　莪术12克　桂枝600克　羌活3克　独活3克　防风3克　苍术3克　甘草6克　生姜6克　生麻黄7克　白芥子3克　川乌3克　当归15克　菊花6克，4剂。

2013年8月13日，二十三诊。

眼睛好了，出汗还行，腿发潮，不痒。睡觉、吃饭、精神可以，大便正常。

左关细弦，右关缓；舌淡玫红，舌下略暗。

内服方：茯苓30克　莪术12克　桂枝700克　羌活3克　独活3克　防风3克　苍术3克　甘草6克　生姜6克　生麻黄7克　白芥子3克　川乌3克　当归15克　菊花6克，9剂。

嘱咐最后一天吃两服，每天喝红糖水。

2013 年 8 月 27 日，二十四诊。

稍感口干，中间两天耳朵痛，喉咙有痰。

左脉细弦，右脉细滑；舌淡红，舌下略瘀，舌苔薄。

内服方：六君子汤。

茯苓、陈皮、炒白术、党参、甘草各 12 克　川乌 3 克　丹皮 12 克　赤芍 12 克，5 剂。

2013 年 9 月 3 日，二十五诊。

喉咙无痰，耳朵不疼，有点儿口干。有点儿火，腿上不热且发痒，有点儿干，有点儿红，出汗可以。大便正常，例假正常。

左脉细弦，右脉细滑；舌淡，舌下略瘀。

内服方：六君子去半夏。

茯苓、陈皮、炒白术、党参、甘草各 12 克　川乌 3 克　丹皮 12 克　赤芍 12 克　鸡血藤 60 克，5 剂。

2013 年 9 月 10 日，二十六诊。

口干，小腿出汗不行，大便正常。

左脉细弦，右关滑；舌苔薄白，舌下淡。

内服方：六君子去半夏。

茯苓、陈皮、炒白术、党参、甘草各 12 克　川乌 3 克　丹皮 12 克　赤芍 12 克　鸡血藤 60 克　川牛膝 12 克　柴胡 6 克，5 剂。

2013 年 9 月 17 日，二十七诊。

不火，精神好，出汗可以，小腿、胳膊都可以出。

左关细弦，右脉弦滑；舌淡，舌下略瘀。

内服方：六君子。

姜半夏3克　炒白术12克　陈皮12克　党参12克　茯苓12克　甘草12克　川乌3克　草乌3克　制附子9克　丹皮12克　赤芍12克　鸡血藤60克　川牛膝12克　柴胡6克，5剂。

2013年9月24日，二十八诊。

吃上药挺好，不难受，早上吃药有点儿恶心。大便可以，有点儿稀。

左脉细弦，右关细，略滑；舌淡，舌下淡，瘀热。

内服方：六君子。

姜半夏5克　炒白术12克　陈皮12克　党参12克　茯苓12克　甘草12克　川乌3克　草乌3克　制附子9克　丹皮12克　赤芍12克　鸡血藤60克　川牛膝12克　柴胡6克　石斛30克，10剂。

2013年10月8日，二十九诊。

喉咙痒，身上热，出汗可以，有时觉得身上烫。

左脉细弦，右关细，略滑。

夏季为通，秋阳气内敛腠理渐闭，开腠解郁，气液宣通，加热不能宣通，动风而不能通，故痒。

内服方：散外感方+熟四物。

荆芥6克　防风6克　苏叶3克　银花9克　连翘9克　竹叶3克　茯苓6克　陈皮6克　桃仁、当归、熟地、川芎各9克，7剂。

外洗方：止痒合剂。

首乌藤30克　白鲜皮30克　白蒺藜30克　当归15克　苦参、防风各12克，7剂，外洗。

2013年10月15日，三十诊。

皮肤干，有新的小点，痒减轻。

秋季收敛，治疗需要用离卦，内外要使热，中间郁热要用清。

内服方：养津通阳方去三甲，加龟板。

沙参15克　淫羊藿30克　旱莲草30克　牡丹皮9克　蝉衣6克　僵蚕6克　鸡内金5克　仙茅10克　麦门冬15克　赤芍9克　龟板5克　女贞子30克，5剂。

2013年10月29日，三十一诊。

洗了一个月，到2013年4月30日就不洗了。后来一直晒，有小红点，不太痒。从秋季开始泡，不火，从来没有烧过，感冒了也不烧。大便正常，每日一次，便不干。

左关细弦，右关细滑；舌淡，舌下暗，略瘀。

内服方：桂枝茯苓丸。

牡丹皮12克　茯苓12克　桂枝90克　桃仁12克　赤芍12克　当归30克　生黄芪60克　沙参30克，7剂。

外洗方：麻黄汤外洗方。

生麻黄15克　桂枝15克　苦杏仁15克　甘草15克　侧柏叶30克　夜交藤60克，5剂，外洗。

附2　张某某，女，19岁，张某之姐。

2013年7月23日，初诊。

小时候就便干，肚子不疼，吃凉热之食都不影响肚子。精神好，平时不火，平时吃麻仁润肠丸，量不够，这次嘱咐继续吃，一天6个，分3次。食疗配合，饮食清淡，如煮菠菜、白菜帮拌香油吃。

舌苔白厚；左脉细弦，右脉弦滑。

内服方：生白术60克　苍术6克　元明粉6克　甘草9克　元胡6克　枳壳10克　枳实10克，4剂，隔天吃。

白芍100克　当归100克，4剂，熬好，冲服颗粒剂，平日也可当水饮。

2013年7月30日，二诊。

大便两天一次，还是偏干，服药后才有便意。

舌淡，根部厚腻，舌下淡暗；左脉细弦，右脉细滑。

内服方：当归30克　麻子仁18克　郁李仁24克　枳壳10克　厚朴10克　生地30克　升麻3克　生白术50克，4剂。

2013年8月13日，三诊。

嗓子疼引起咳嗽，且剧烈，服用甘草片。有火，喝水少。服药后才有便意，肚子不难受。月经正常，第二天。

舌淡，舌苔水滑。

内服方：逍遥散。

柴胡6克　生姜9克　甘草9克　薄荷2克　生白术、茯苓、当归、赤芍各12克，3剂。

石斛30克，5剂，泡水喝。

2013年8月27日，**四诊**。

最近一个星期没有吃药，大便3天一次，不太干。不咳嗽，嗓子不疼。

舌淡；双手脉细弦。

内服方：当归60克　白芍60克，6剂。

继续喝石斛水。

2013年9月3日，**五诊**。

大便3天一次，嗓子不疼不痒。

左关细弦，右关细弦滑；舌淡，舌苔薄白。

内服方：当归90克　白芍60克　桃仁30克　桂枝12克　元明粉6克　大黄3克　甘草6克，10剂。

2013年9月17日，**六诊**。

大便不稀，精神好。

左关细弦，右关细滑；舌淡，苔薄有力。

内服方：当归90克　白芍60克　桃仁30克　桂枝12克　元明粉3克　大黄2克　甘草6克，3剂。

服用肥儿丸。

2013年9月24日，**七诊**。

内服方：当归90克　白芍60克　桃仁30克　桂枝12克　元明粉3克　大黄2克　甘草6克，6剂。

2013年10月15日，**八诊**。

大便可以，2~3天一次，便不干。腿不冷。

左脉细，右脉细滑；舌淡，舌下淡，略瘀。

内服方：当归120克　石斛30克　桃仁30克　桂枝12克　元明粉2克　大黄1克　甘草6克，10剂。

张某某，女，7岁，病史10个月。

2013年7月18日，初诊。

服用银屑灵膏、复方甘草胶囊，外用艾洛松、蛇脂软膏。

嘱停用4周，观察。

2013年8月27日，二诊。

不痒，不难受，吃饭、睡觉正常，大便每日一次。

左关细弦，右脉缓；舌质暗红，舌苔略腻。

病情没有变化。

内服方：桂枝茯苓丸。

牡丹皮12克　茯苓12克　桂枝90克　桃仁12克　赤芍12克。

2013年9月2日，三诊。

左关细弦，右关细缓；舌下淡暗，苔白腻。

9月1日晚7时服药，当晚12时呕吐，流鼻血。原先饭前服药，这次改饭后服，精神好，出汗好，面部减轻。不火。

内服方：桂枝茯苓丸。

牡丹皮12克　茯苓12克　桂枝90克　桃仁12克　赤芍

12 克　生姜 15 克　吴茱萸 3 克，6 剂，饭后服用。

2013 年 9 月 10 日，四诊。

左脉细弦，右脉细滑；舌淡，舌下淡暗。

精神好，吃饭好，睡觉好，四肢出汗。

内服方：桂枝茯苓丸。

牡丹皮 12 克　茯苓 12 克　桂枝 90 克　桃仁 12 克　赤芍 12 克　生姜 15 克　吴茱萸 5 克　红花 3 克，6 剂，饭后服用。

2013 年 9 月 16 日，五诊。

左脉细弦，右脉细滑；舌淡暗红，苔腻。

全身有汗，家长说上身消失快，不火，大便正常。

重点观察腿上热不热。

内服方：桂枝茯苓丸。

牡丹皮 12 克　茯苓 12 克　桂枝 90 克　桃仁 12 克　赤芍 12 克　生姜 15 克　吴茱萸 5 克　红花 3 克　白花蛇舌草 24 克　土茯苓 15 克　生麻黄 3 克，6 剂，饭后服用。

2013 年 9 月 23 日，六诊。

左关细弦，右关细滑；舌淡，略瘀，苔薄白。

精神好，吃饭好，睡觉好，注意小腿保暖，身上容易热，怕热。

内服方：桂枝茯苓丸。

牡丹皮 12 克　茯苓 12 克　桂枝 90 克　桃仁 12 克　赤芍 12 克　生姜 15 克　吴茱萸 5 克　红花 3 克　白花蛇舌草 24 克　土茯苓 15 克　生麻黄 5 克　丹参 15 克，6 剂，饭后服用。

2013 年 9 月 30 日，七诊。

左关细弦，右关细滑；舌苔白，舌下深红，瘀热。

脸上皮损变薄，有点儿痒，上面出汗，下面不出，大便正常，睡眠正常。

病机为瘀热于上，观察头上变化。

内服方：桂枝茯苓丸。

牡丹皮 12 克　茯苓 12 克　桂枝 90 克　桃仁 12 克　赤芍 12 克　生姜 15 克　生麻黄 5 克　丹参 15 克　僵蚕 12 克　蝉蜕 9 克　大黄 1 克，9 剂，饭后服用。

2013 年 10 月 10 日，八诊。

左关细弦，右关滑有力；舌红，苔薄腻。

不火，下肢运动时微微出汗，上身出汗尚可，头部皮损变薄，腿上边缘厚，睡觉好。

内服方：桂枝茯苓丸。

牡丹皮 12 克　茯苓 12 克　桂枝 90 克　桃仁 12 克　赤芍 12 克　生姜 15 克　生麻黄 5 克　丹参 15 克　僵蚕 12 克　蝉蜕 9 克　大黄 1 克　生白术 24 克　鸡内金 6 克，7 剂，饭后服用。

2013 年 10 月 17 日，九诊。

左关细弦，右关细滑；舌苔薄，舌下略暗，略瘀。

头部皮损变薄，睡觉好，吃饭好。

内服方：桂枝茯苓丸。

牡丹皮 12 克　茯苓 12 克　桂枝 90 克　桃仁 12 克　赤芍 12 克　生姜 15 克　生麻黄 9 克　丹参 30 克　大黄 2 克　炮甲珠

2克，7剂，饭后服用，饭后喝酒。

2013年10月24日，十诊。

左脉细，右脉弱；舌苔白腻，舌下淡暗，略瘀。

精神、吃饭一般，睡眠尚可，身上有点儿热。

内服方：桂枝茯苓丸+防风通圣丸原方。

牡丹皮12克　茯苓12克　桂枝90克　桃仁12克　赤芍12克　生白术6克　生栀子3克　连翘18克　生麻黄6克　荆芥6克　元明粉1克　薄荷6克　当归15克　川芎9克　石膏30克　滑石9克　桔梗9克　大黄2克　甘草3克　苦参6克　黄芩9克　防风6克　炮甲珠2克，7剂。

2013年10月31日，十一诊。

左脉细，右脉细滑；舌苔薄，舌下淡暗。

周一流鼻血，周二呕吐，身上不冷不热。

内服方：桂枝茯苓丸+防风通圣丸原方。

牡丹皮12克　茯苓12克　桂枝90克　桃仁12克　赤芍12克　生白术6克　生栀子3克　连翘18克　生麻黄6克　荆芥6克　元明粉1克　薄荷6克　当归15克　川芎9克　石膏30克　滑石9克　桔梗9克　大黄2克　甘草3克　苦参6克　黄芩9克　防风6克　炮甲珠2克　吴茱萸5克　僵蚕9克，7剂，喝温酒。

2013年11月7日，十二诊。

左脉细弦，右关细滑；舌苔根白腻，舌下瘀热。

没有流鼻血，身上不太热，吃饭不好，睡觉好，精神好，大便正常。

内服方：桂枝茯苓丸＋防风通圣丸原方。

牡丹皮12克　茯苓12克　桂枝90克　桃仁12克　赤芍12克　生白术6克　生栀子3克　连翘18克　生麻黄6克　荆芥6克　元明粉1克　薄荷6克　当归15克　川芎9克　石膏30克　滑石9克　桔梗9克　大黄2克　甘草3克　苦参6克　黄芩9克　防风6克　炮甲珠2克　吴茱萸5克　鸡内金9克　草果2克，6剂，隔日服，喝温酒。

2013年11月14日，十三诊。

左关细弦，右关细缓；舌淡，苔薄白。

身上不热，不想喝酒，大便每日一次。

内服方：桂枝茯苓丸＋防风通圣丸原方。

牡丹皮12克　茯苓12克　桂枝90克　桃仁12克　赤芍12克　生白术24克　生栀子3克　连翘18克　生麻黄6克　荆芥6克　元明粉1克　薄荷6克　当归15克　川芎9克　石膏30克　滑石9克　桔梗9克　大黄2克　甘草3克　黄芩9克　防风6克　炮甲珠2克　吴茱萸3克　鸡内金15克　草果2克，6剂，隔日服。温酒、羊汤，不想喝。

2013年11月21日，十四诊。

左关细弦，右脉细缓；舌苔薄腻，舌下淡，略瘀。

面部减轻明显，身上留个边，头上也薄了，面部变薄明显。

内服方：麻附细辛汤。

麻黄、附子、细辛各3克　红花3克　鸡内金3克，7剂。

2013年11月28日，十五诊。

左关细弦，右关细滑有力；舌苔薄腻，舌下略瘀。

出汗不是很好，面部、身上都在变薄，服药无不适。小腿热，但不出汗。

内服方：麻附细辛汤。

麻黄、附子、细辛各3克　枳壳6克　苏木6克，5剂。

2013年12月5日，十六诊。

左脉细弦，右脉细缓；舌苔白腻。

胳膊、腿上能出汗，脸上在散，不恶心，肚子不难受，情绪不好，睡觉踏实。

内服方：麻附细辛汤。

麻黄、附子、细辛各3克　枳壳6克　苏木6克　柴胡6克，5剂。

2013年12月12日，十七诊。

左脉细弦，右关细缓滑；苔薄白腻，舌下淡瘀。

最近晨起干咳，肚子不难受，大便好，每日1~2次，精神好，睡觉好，吃饭正常，无不适。

内服方：枳壳6克　苏木6克　麦门冬30克　天花粉12克　生山楂15克　五味子20克　乌梅15克，4剂。

2013年12月17日，十八诊。

左关细弦，右关细缓；苔薄白腻，舌下淡。晨起干咳，2天后好。

内服方：枳壳6克　苏木6克　麦门冬30克　天花粉12克　生山楂15克　五味子10克　乌梅15克　鬼箭羽9克，9剂。

2013年12月26日，十九诊。

左脉细，右脉缓；舌下淡、略瘀，苔薄白。

不再咳嗽，精神、吃饭、睡觉、大便正常。胳膊、小腿不出汗，腿部出少许汗，身体不冷，肚子不难受。

内服方：枳壳6克　苏木6克　麦门冬30克　天花粉12克　生山楂30克　五味子10克　乌梅15克　鬼箭羽12克　神曲12克，10剂。

2014年1月7日，二十诊。

左关缓，右关细弦滑；舌苔薄白，舌下淡红，略瘀。

出汗可以，嗓子干，略有痰，吃饭不太好，小腿不出汗，大便略干。

内服方：保和丸加香砂。

木香6克　连翘30克　焦山楂50克　茯苓12克　焦神曲15克　砂仁6克　莱菔子12克　陈皮12克　姜半夏12克　大黄1克，10剂。

2014年1月21日，二十一诊。

左关细弦，右关细缓滑；苔薄黄腻，舌下淡。

11、12日身体发热，体温达39.2℃，无精神，但不咳嗽。最近不太想吃饭，精神好，皮肤偏干。

内服方：薏苡附子败酱散。

生薏苡仁30克　败酱草24克　附子15克　生山楂50克，

7 剂。

2014 年 2 月 13 日，二十二诊。

左脉细，右脉细缓；舌下淡，舌苔薄腻。

精神好，睡眠好，吃饭差。大便好，身体出汗，但胳膊和腿部不出汗，身上基本平了。

内服方：四甲散。

炮甲珠、鳖甲、鸡内金、龟板各 5 克，7 剂，一剂吃两天。

2014 年 3 月 4 日，二十三诊。

双手关脉细弱；舌苔白腻。

脸部皮损不厚了，精神好，吃饭香，睡觉好，大便干，喉咙有痰，出汗。

内服方：四甲散。

炮甲珠、鳖甲、鸡内金、龟板各 5 克　姜半夏 15 克　元明粉 3 克，7 剂，一剂吃两天。

赵某某，男，70 岁，病史 50 年（附 1 人）。

笔者按：患者年高，为本院同事的父亲，病史久长，反复治疗，越治越重。治疗开始，相约疗程为年，要想治，先看一两年再说。经过较长时间的发烧，不料见效很快。

发烧期间，患者在他女儿科室住院，这也算得天独厚的条件。

笔者反复强调：在保证生命安全的前提下，才能放手让身体烧。等于是他女儿保安全，才使笔者的治疗思路得以实现，这里要感谢患者及其家属的信任和配合。

可惜，这样一个惊心动魄的病例，由于记录简单，无法让大家看到全貌。但愿今后的病例记录可以更规范化，更有示范意义。

在治疗过程中，不仅银屑病、出汗获得了较好的效果，连患者本身的静脉曲张、嘴唇发绀、舌下瘀斑明显都得到了很好的改善。

患者女儿认同，不仅治了病，更让患者整体健康得以提升，这让笔者甚感欣慰。

2013 年 6 月 20 日，初诊。

反复治疗一次比一次加重，下肢弥漫成片，肥厚。静脉曲张严重，曾经做过手术。小腿和腰后左侧大片肥厚。吃饭可以，精神可以，出汗少，偶尔便秘。

左关细弱，右脉缓滑；舌淡，舌下淡暗。

内服方：苍术 9 克　黄柏 9 克　怀牛膝 12 克　生薏苡仁 15 克　石斛 60 克　生黄芪 90 克　连翘 30 克　莪术 6 克，7 剂。

2013 年 6 月 27 日，二诊。

左脉细弦滑，右脉缓弱；舌苔薄腻，舌下淡瘀。

大腿出汗，小腿不出汗。精神好，吃饭好。

患者要求输液，建议可用脉络宁注射液。

内服方：苍术 9 克　黄柏 9 克　怀牛膝 12 克　生薏苡仁

15 克　石斛 60 克　生黄芪 150 克　连翘 30 克　莪术 6 克　远志 12 克，7 剂。

2013 年 7 月 4 日，三诊。

左关细弦弱，右脉缓滑；舌苔白腻，舌下暗，略瘀。

鳞屑减少，左小腿能出点儿汗，右小腿还是不出汗。

内服方：苍术 15 克　黄柏 9 克　怀牛膝 12 克　生薏苡仁 15 克　石斛 90 克　生黄芪 180 克　连翘 30 克　牡丹皮 15 克　炮甲珠 5 克　焦山楂 30 克，7 剂。

过一段时间可以喝酒，先把肝功能检查一下。

2013 年 7 月 11 日，四诊。

入院检查肝功正常，医嘱开始喝酒。右小腿无汗。

左脉细弦，右脉缓滑；舌下淡瘀，舌上有涎。

内服方：苍术 15 克　黄柏 9 克　怀牛膝 12 克　生薏苡仁 15 克　石斛 120 克　生黄芪 240 克　连翘 30 克　牡丹皮 15 克　炮甲珠 5 克　焦山楂 30 克　姜半夏 12 克，7 剂，开始慢慢加温白酒。

2013 年 7 月 18 日，五诊。

白酒喝上了，喝上酒出汗比原来要好，有点儿痒。大便每日一次，出汗上部多、下部少。

左脉细，右脉缓；舌苔白腻，舌下淡红，舌下暗瘀。

内服方：苍术 15 克　黄柏 9 克　怀牛膝 12 克　生薏苡仁 15 克　石斛 120 克　生黄芪 240 克　连翘 30 克　牡丹皮 15 克　炮甲珠 5 克　焦山楂 30 克　姜半夏 12 克，7 剂，温酒翻倍。

2013年7月25日，六诊。

感冒，发烧38℃，住院用药后体温正常。平时，便秘。

左脉细弦，右脉细滑；舌质暗，苔白厚腻，舌下暗瘀。

2013年8月1日，七诊。

不喝酒，不要用手抠，鳞屑最厚的地方在臀部和腰部。

左脉细弦，右脉缓。

内服方：苍术15克　怀牛膝12克　生薏苡仁15克　石斛120克　生黄芪240克　连翘30克　炮甲珠5克　焦山楂30克　姜半夏12克，7剂，停用酒。

2013年8月8日，八诊。

舌下淡暗，舌苔薄白。

内服方：平胃散+五苓散。

苍术、厚朴、甘草各6克　陈皮12克　茯苓、猪苓、桂枝、炒白术、泽泻各12克，7剂。

2013年8月15日，九诊。

舌苔白，舌下暗瘀；左关浮滑有力，右脉细滑。

原来外侧重，现在内侧也发起来了。肚子不难受，大便干，两天一次，用开塞露。腿肿且疼，由皮损引起。

内服方：连翘30克　炒山楂15克　神曲15克　柴胡18克　黄芩9克　姜半夏12克　桃仁15克　茯苓15克　丹皮12克　赤芍12克，3剂。

2013年9月2日，十诊。

现在全身皮损明显变薄，患者不能久立，否则腿疼。

大便两天一次，需用开塞露。最近怕冷，经常哆嗦，局部出汗。

左关细，右关缓滑；舌下暗，舌苔薄燥，舌上有涎。

内服方：桃仁18克　红花6克　生地30克　赤芍12克　丹皮12克　当归30克　丹参30克　沙参30克　麦冬30克　姜半夏15克　黄芩12克　黄连6克　黄柏12克　白花蛇舌草30克，3剂。

2013年9月10日，十一诊。

现在主要是夜晚全身痒，小腿长时间站立或行走会疼。精神好，吃饭好。全身皮损明显变薄，整体不厚，大便两天一次，还是用开塞露。

左脉细弦，关滑，右脉缓弱；舌下淡红略暗，舌苔左侧白腻。

内服方：桃仁24克　红花6克　生地50克　赤芍12克　丹皮12克　当归30克　丹参30克　沙参30克　麦冬30克　黄芩12克　黄连6克　制附子3克　黄柏12克　白花蛇舌草30克　苦参15克　白蒺藜15克，7剂。

2013年9月16日，十二诊。

嗓子干，有白痰，不能久立，大便一两天一次，有两次没有用开塞露。吃饭、睡觉尚可，精神不太好，白天乏力。小腿不出汗，身上痒。

左关浮细滑，右脉浮滑；舌淡，舌下暗，舌苔白，舌上有涎。

内服方：六君子汤。

茯苓、陈皮、炒白术、党参、姜半夏、甘草各12克　山豆根9克　射干9克　石斛60克　鸡血藤30克，7剂。

盐和醋，无感温度泡澡。

2013年9月23日，**十三诊**。

手上退出来了，小腿不出汗，大便每日一次。喉咙不疼，有白色痰，量不多，咳嗽症状轻。掉皮屑，是碎末，比原来少。精神可以，吃饭、睡眠正常。深夜一两点痒得厉害。

左脉细滑，右脉缓滑；舌质淡暗，舌白，苔根左侧薄。

内服方：茯苓、陈皮、炒白术、党参、姜半夏、甘草各12克　石斛60克　鸡血藤30克，7剂。

2013年9月30日，**十四诊**。

大腿根内侧有新生的鳞屑，不能久站，痒减轻，大便还是用开塞露。有时口干，不苦。用外洗药泡了一个星期。

左关细弦滑，右关缓滑；舌苔薄腻，舌质淡，纹理差。

内服方：六君子汤。

茯苓、陈皮、炒白术、党参、姜半夏、甘草各12克　石斛60克　鸡血藤30克　桃仁18克，7剂。

2013年10月8日，**十五诊**。

左关细弦滑，右关浮洪滑；舌苔薄腻，舌下淡暗红。

内服方：六君子汤+桂枝茯苓丸。

茯苓、陈皮、炒白术、党参、姜半夏、甘草各12克　桃仁18克　牡丹皮12克　桂枝30克　赤芍12克　石斛60克　鸡血藤30克，7剂。

2013年10月15日，十六诊。

左关细滑，右关缓滑有力；舌苔白，舌下淡暗。

大便可以，不是一天一次，不干。

内服方：六君子汤+桂枝茯苓丸。

茯苓、陈皮、炒白术、党参、姜半夏、甘草各12克　桃仁12克　牡丹皮12克　桂枝30克　赤芍12克　石斛120克　鸡血藤30克　生大黄1克，7剂。

2013年10月21日，十七诊。

左关细弦滑，右关细缓；舌苔薄，左侧略厚，舌下淡，略瘀。

精神可以，肚子不难受，吃饭好，大便不太好，一两天一次。

内服方：六君子汤+桂枝茯苓丸。

茯苓、陈皮、炒白术、党参、姜半夏、甘草各12克　石斛150克　鸡血藤30克　桃仁30克　牡丹皮12克　桂枝30克　赤芍12克　生大黄1克　元明粉2克　柴胡6克，7剂。

2013年11月5日，十八诊。

双手脉浮缓滑；舌下深红，略瘀。

大便好，两日一次，身上不冷，胳膊和腿部出汗。

内服方：六君子汤+桂枝茯苓丸。

茯苓、陈皮、炒白术、党参、姜半夏、甘草各12克　石斛150克　鸡血藤30克　桃仁50克　牡丹皮12克　桂枝90克　赤芍12克　生大黄1克　元明粉2克　柴胡6克，7剂。

2013年11月12日，十九诊。

双手脉浮缓滑有力；舌下暗、瘀，苔薄白燥。

内服方：六君子汤+桂枝茯苓丸。

茯苓、陈皮、炒白术、党参、姜半夏、甘草各12克　石斛150克　鸡血藤30克　桃仁50克　牡丹皮12克　桂枝90克　赤芍12克　生大黄1克　元明粉2克　柴胡6克　丹参50克，7剂，每天喝半杯酒，温饮。

2013年11月19日，二十诊。

左脉细缓，右脉浮缓；舌苔白腻，偏左侧，舌下淡，略瘀。

身上暖和，微汗，主要在脚踝。

内服方：六君子汤+桂枝茯苓丸。

茯苓、陈皮、炒白术、党参、姜半夏、甘草各12克　石斛150克　鸡血藤50克　桃仁50克　牡丹皮12克　桂枝90克　赤芍12克　生大黄1克　元明粉2克　柴胡9克　丹参50克，7剂，每天喝半杯酒，温饮。

2013年12月5日，二十一诊。

皮肤好，小腿不出汗，原先做过静脉曲张手术。

左脉细弦，右关浮缓滑有力；舌苔薄白，舌下淡，略凝，没有明显瘀象。

内服方：六君子汤+桂枝茯苓丸。

茯苓、陈皮、炒白术、党参、姜半夏、甘草各12克 石斛150克 鸡血藤50克 桃仁50克 牡丹皮12克 桂枝90克 赤芍12克 生大黄1克 元明粉2克 柴胡9克 丹参50克 莱菔子12克 焦山楂12克，7剂，每天喝半杯酒，温饮。

2013 **年** 12 **月** 12 **日，二十二诊**。

11日发烧37.8℃，没有用药。大便每日1次。

左关浮缓滑，右脉细弦滑；舌下淡、略瘀，舌苔偏左侧，略白。

内服方：六君子汤+桂枝茯苓丸。

茯苓、陈皮、炒白术、党参、姜半夏、甘草各12克 石斛150克 鸡血藤50克 桃仁50克 牡丹皮12克 桂枝90克 赤芍12克 生大黄1克 元明粉2克 柴胡9克 丹参80克，莱菔子12克 焦山楂12克，7剂，每天喝半杯酒，温饮。

2013 **年** 12 **月** 24 **日，二十三诊**。

脚踝还是不通，精神好，睡觉、吃饭都好，大便正常。出汗正常。

左关细弦滑，右关缓滑；舌苔薄黄腻，舌下淡瘀。

内服方：六君子汤+桂枝茯苓丸。

茯苓、陈皮、炒白术、党参、姜半夏、甘草各12克 石斛150克 鸡血藤50克 桃仁50克 牡丹皮12克 桂枝90克 赤芍12克 生大黄1克 元明粉2克 柴胡9克 丹参80克 莱菔子12克 焦山楂12克 鬼箭羽9克，7剂，每天喝半杯酒，温饮。

2014 年 1 月 14 日，二十四诊。

头上有新出的皮损，胃口不舒服，左肩也不舒服。

左关细弦，右关细缓；舌苔薄白，舌下淡，略瘀。

内服方：疏肝活络饮。

柴胡 12 克　郁金 6 克　首乌藤 24 克　牡蛎 30 克　厚朴 6 克　合欢皮 15 克　苍术 6 克　乌药 9 克　香附 6 克　石菖蒲 6 克　元胡 9 克　合欢花 12 克，7 剂。

2014 年 1 月 21 日，二十五诊。

情志不舒，大便不加元明粉不下。

舌苔白，舌下淡、略暗，纹理略差。

内服方：疏肝活络饮。

柴胡 12 克　郁金 6 克　首乌藤 24 克　牡蛎 30 克　厚朴 6 克　合欢皮 15 克　苍术 6 克　乌药 9 克　香附 6 克　石菖蒲 6 克　元胡 9 克　合欢花 12 克　当归 120 克　柏子仁 30 克　枳壳 15 克，7 剂。

2014 年 2 月 11 日，二十六诊。

皮损增多。大便正常，情绪不好，精神可以，吃饭好，睡眠正常。出汗不正常，范围小，量少。皮损干燥，裂口。

左关细弦，右关细缓滑；舌苔白，偏于左侧，舌下淡。

内服方：逍遥散。

柴胡 6 克　生姜 9 克　甘草 9 克　薄荷 2 克　生白术、茯苓、当归、赤芍各 12 克　合欢花 30 克　菖蒲 9 克　远志 9 克　生麻黄 3 克　附子 3 克　细辛 3 克，7 剂。

外洗方：夜交藤90克　黄精30克　黄芪30克　白及3克　甘草60克　生麻黄9克，7剂，泡完后立即抹油。

2014年2月18日，二十七诊。

左关细弦滑，右关细缓滑；舌苔薄白，偏于左侧，舌下变淡，略瘀。精神、吃饭、睡觉、大便、出汗都稍好。

内服方：逍遥散。

柴胡6克　生姜9克　甘草9克　薄荷2克　生白术、茯苓、当归、赤芍各12克　合欢花30克　菖蒲9克　生麻黄3克　附子3克　细辛3克　香附3克，7剂。

外洗方：夜交藤90克　黄精30克　黄芪30克　白及3克　甘草60克　生麻黄9克，7剂，泡完后立即抹油。

2014年2月25日，二十八诊。

出汗挺好，睡眠、吃饭、大便均好，精神有些疲惫。

左关浮滑，右关细滑；苔黄白腻，舌下淡略瘀。

内服方：逍遥散。

柴胡6克　生姜9克　甘草9克　薄荷2克　生白术、茯苓、当归、赤芍各12克　合欢花30克　菖蒲9克　生麻黄3克　附子3克　细辛3克　香附3克　生龙骨15克　牡蛎24克，7剂。

外洗方：夜交藤90克　黄精30克　黄芪30克　白及3克　甘草60克　生麻黄9克　芒硝15克，7剂，泡完后立即抹油。

2014年3月4日，二十九诊。

一天出汗时间较短，睡眠、吃饭、大便均好。

左关细弦，右关细缓；舌苔厚、白、略燥，舌下淡，略瘀。

内服方：逍遥散。

柴胡6克　生姜9克　甘草9克　薄荷2克　生白术、茯苓、当归、赤芍各12克　合欢花30克　菖蒲9克　生麻黄3克　附子3克　细辛3克　香附3克　生龙骨15克　牡蛎24克　炮甲珠3克　研细末，温酒冲服。

外洗方：夜交藤90克　黄精30克　黄芪30克　白及3克　甘草60克　生麻黄9克　芒硝15克，7剂，泡完后立即抹油。

2014年3月20日，三十诊。

左关细弦，右关滑有力；舌质暗瘀，舌苔薄，略燥，舌下暗燥腻，舌苔白。

内服方：逍遥散。

柴胡6克　生姜9克　甘草9克　薄荷2克　生白术、茯苓、当归、赤芍各12克　合欢花30克　菖蒲9克　生麻黄3克　附子3克　细辛3克　香附3克　生龙骨15克　牡蛎24克　牡丹皮12克　元胡6克　大黄1克，7剂。

炮甲珠3克，研细末，温酒冲服，有点儿瘀滞，上次未用，这次加上。

外洗方：夜交藤90克　黄精30克　黄芪30克　白及3克　甘草60克　生麻黄9克　芒硝15克，7剂，泡完后立即抹油。

2014年3月27日，三十一诊。

精神、吃饭、睡觉好，大、小便正常。上身出汗多，脚踝不出汗，脚上出汗。

左关细弦，右关缓滑；苔白略腻，舌下深红略暗。

内服方：逍遥散。

柴胡6克　生姜9克　甘草9克　薄荷2克　生白术、茯苓、当归、赤芍各12克　合欢花30克　菖蒲9克　生麻黄3克　附子3克　细辛3克　香附3克　生龙骨15克　牡蛎24克　牡丹皮12克　元胡6克　大黄1克　生薏苡仁24克　藿香3克，7剂。

炮甲珠3克，研细末，温酒冲服。

外洗方：夜交藤90克　黄精30克　黄芪30克　白及3克　甘草60克　生麻黄9克　芒硝15克，7剂，泡完后立即抹油。

2014年4月3日，三十二诊。

痰白，呈块状，难咳出。

舌下淡略瘀，苔薄白腻；左关细弦，右关滑有力。

内服方：逍遥散。

柴胡6克　生姜9克　甘草9克　薄荷2克　生白术、茯苓、当归、赤芍各12克　合欢花30克　菖蒲9克　生麻黄3克　附子3克　细辛3克　香附3克　生龙骨15克　牡蛎24克　牡丹皮12克　元胡6克　大黄1克　生薏苡仁24克　藿香3克　干姜3克　五味子10克，7剂。

炮甲珠3克，研细末，温酒冲服。

2014年4月10日，三十三诊。

痰比以前利，记忆力变差。

舌下深红，舌苔白腻；左关细弦，右脉紧。

内服方：逍遥散。

柴胡6克　生姜9克　甘草9克　薄荷2克　生白术、茯苓、当归、赤芍各12克　合欢花30克　菖蒲9克　生麻黄3克　附子3克　细辛3克　香附3克　生龙骨15克　牡蛎24克　牡丹皮12克　元胡6克　大黄1克　生薏苡仁24克　藿香3克　干姜3克　五味子10克　炒神曲10克，7剂。

炮甲珠3克，研细末，温酒冲服。

2014年4月17日，三十四诊。

大便正常，出汗相对减少，症状较前减轻。

左关缓滑，右关略紧；苔黄白厚腻，舌下淡，略瘀。

内服方：逍遥散。

柴胡6克　生姜9克　甘草9克　薄荷2克　生白术、茯苓、当归、赤芍各12克　合欢花30克　菖蒲9克　生麻黄3克　附子3克　细辛3克　香附3克　生龙骨15克　牡蛎24克　牡丹皮12克　元胡6克　大黄1克　生薏苡仁45克　藿香3克　干姜3克　五味子10克　炒神曲10克　川乌3克，7剂。

2014年4月24日，三十五诊。

左关浮细滑，右关浮缓滑有力；苔根腻，舌下略瘀。

内服方：逍遥散。

柴胡6克　生姜9克　甘草9克　薄荷2克　生白术、茯苓、当归、赤芍各12克　合欢花30克　菖蒲9克　生麻黄3克　附子3克　细辛3克　香附3克　生龙骨15克　牡蛎24克　牡丹皮12克　元胡6克　大黄1克　生薏苡仁45克　藿香3克　干姜3克　五味子12克　炒神曲10克　川乌3克　川牛膝12克，7剂。

炮甲珠3克，水蛭1克，研细末，温酒冲服，有点儿瘀滞。

2014年4月29日，三十六诊。

左关细弦，右关缓滑有力；舌苔薄白，舌下淡，略瘀。

最近好得快，出汗需要控制。

内服方：真武汤。

附子15克　生白术12克　生姜、茯苓、赤芍各18克　合欢花30克　生麻黄2克　红花3克，7剂。

炮甲珠3克，水蛭1克，研细末，温酒冲服，有点儿瘀滞。

2014年5月8日，三十七诊。

左关细缓滑，右关浮缓滑；舌苔薄白腻，舌下略暗、瘀。

内服方：真武汤。

附子15克　生白术12克　生姜、茯苓、赤芍各18克　合欢花30克　生麻黄2克　红花3克　川牛膝12克，7剂。

炮甲珠3克，水蛭1克，研细末，温酒冲服，有点儿瘀滞。

2014年5月27日，三十八诊。

最近消化不好，大便两天一次，不干。左侧中部及胁胁不适。皮损全无。最近吃粽子，胃部不适。

医嘱：忌凉、甜、黏的食物。

左关细弦，右关细缓滑；舌苔薄白腻，舌下淡，略瘀。

内服方：逍遥散 + 平胃散 + 散结散。

柴胡6克　生姜9克　甘草9克　薄荷2克　生白术、茯苓、当归、赤芍各12克　苍术6克　厚朴6克　陈皮12克　炮山甲1克　全蝎2克　水蛭2克，7剂。

2014年6月3日，三十九诊。

左关细缓，右关缓；舌苔薄腻，舌质略暗。大便两日一次。

内服方：逍遥散 + 平胃散 + 散结散。

柴胡6克　生姜9克　甘草9克　薄荷2克　生白术、茯苓、当归、赤芍各12克　苍术6克　厚朴6克　陈皮12克　炮山甲1克　全蝎2克　水蛭2克　火麻仁30克　大黄1克，7剂。

2014年6月10日，四十诊。

出汗多。为使下半身出汗而让头部多出汗，这是错误的做法，应坚持“宁可不出，不可多出”的原则。

左关细滑，右关缓滑有力；舌苔白腻，舌下淡，略瘀。大便一两天一次，基本正常。

内服方：逍遥散 + 平胃散 + 小承气 + 散结散。

柴胡6克　生姜9克　甘草9克　薄荷2克　生白术、茯苓、当归、赤芍各12克　苍术6克　厚朴6克　陈皮12克　大黄3克　枳壳10克　厚朴10克　炮山甲1克　全蝎2克　水蛭2克　当归50克　川牛膝12克，7剂。

2014年7月10日，四十一诊。

出汗好，精神好，吃得多，拉得少，不干。

左关细弦，右关细滑有力。

内服方：运脾方。

苍术6克　陈皮12克　甘草6克　厚朴6克　鸡内金6克　枳壳6克，7剂。

2014年7月17日，四十二诊。

左关细弦滑，右关细缓滑；舌苔根厚腻。

内服方：运脾方。

苍术6克　陈皮12克　甘草6克　厚朴6克　鸡内金6克　枳壳6克　草果2克，7剂。

2014年7月24日，四十三诊。

左关细弦，右关缓；舌苔白，略厚，舌下淡，略瘀。

肚子舒服，精神好。

内服方：运脾方。

苍术6克　陈皮12克　甘草6克　厚朴6克　鸡内金6克　枳壳6克　草果3克，14剂。

2014年8月12日，四十四诊。

舌苔白略厚。吃得多，未开药吃山楂。

2014年8月21日，四十五诊。

左关细弦，右关缓滑；舌苔白，苔根略腻，舌下淡。

大便干，两日一次。

内服方：枳壳10克　厚朴10克　生大黄3克　火麻仁30克　当归30克　远志6克，7剂。

2014年8月28日，四十六诊。

左关细弦，右关缓滑有力；舌苔薄腻，舌下淡，略瘀。腰部有些疼痛。

内服方：枳壳10克　厚朴10克　生大黄3克　火麻仁60克　当归30克　远志6克，7剂。

附1　魏某某，女，73岁，赵某某之妻。

2014年2月25日，初诊。

笔者按：最初找我是因为我的治疗方法对她丈夫的银屑病有效果。给她治疗是在她因心脏病和脑梗死住院时，因心下不适做肠镜，导致胃大出血1500毫升（此处记忆不准确，但出血量应该只多不少），住院部医生要求做胃镜，而我反对，说治疗的目的是帮助他人更好地生活，如果真要查出什么来，不仅这个73岁的老人会有问题，连她的老伴也会有问题。我们可以先试试，看能不能不要查，而是帮助患者减轻痛苦和恐惧呢?

于是故事开始了——

左关缓滑，右关弦细；舌苔薄，舌下淡，略有瘀热。

每天喝甘麦大枣汤，精神可以，吃饭尚可，睡眠正常，大便正常，有时一天两次。

内服方：太子参15克　合欢皮15克　麦冬18克　五味子24克　柴胡6克　牡蛎12克　制附子3克　黄芪15克　鸡内金6克，7剂。

2014年3月4日，二诊。

精神可以，胃口无不适。

双手关脉，细缓略弦；舌质淡，舌苔薄白，舌下淡红，略瘀。

内服方：太子参15克　合欢皮15克　麦冬18克　五味子24克　柴胡6克　牡蛎12克　制附子3克　黄芪15克　鸡内金6克　仙鹤草30克　升麻3克，7剂。

2014年3月20日，三诊。

面色发白，现在出汗不多，精神不太好。

左关细弦，右关缓滑；舌苔薄，舌下淡。

内服方：太子参15克　合欢皮15克　麦冬18克　五味子24克　柴胡6克　牡蛎12克　制附子3克　黄芪15克　鸡内金6克　合欢花30克　远志3克　红景天15克，7剂。

2014年3月27日，四诊。

精神好，吃饭、睡觉好，有时心情不好，血压就高。视力有些模糊。

左关细弦，右关缓滑；舌下淡，有瘀热，舌苔薄，舌质略红。

内服方：太子参15克　合欢皮15克　麦冬18克　五味子24克　柴胡6克　牡蛎12克　制附子3克　黄芪15克　鸡内金

6 克　合欢花 30 克　远志 3 克　红景天 15 克　珍珠母 24 克，7 剂。

2014 年 4 月 3 日，**五诊**。

视力模糊，压差大，低压低。肚子半夜不舒服，半夜易醒尿多。

舌质淡红，舌下淡略瘀；左关细弦，右关细滑。

内服方：太子参 15 克　合欢皮 15 克　麦冬 18 克　五味子 24 克　柴胡 6 克　牡蛎 12 克　制附子 3 克　黄芪 15 克　鸡内金 6 克　合欢花 30 克　远志 3 克　红景天 15 克　珍珠母 24 克　黄柏 9 克　覆盆子 10 克　枸杞子 15 克　龙胆草 1 克，7 剂。

2014 年 4 月 10 日，**六诊**。

输脉络宁，快输完时左后背疼，压差还是大，低压 50mmHg。

左关细弦，右关细缓；舌苔薄，舌下略暗。

内服方：太子参 15 克　合欢皮 15 克　麦冬 18 克　五味子 24 克　柴胡 6 克　牡蛎 12 克　淫羊藿 6 克　黄芪 15 克　鸡内金 6 克　合欢花 30 克　远志 3 克　红景天 15 克　黄柏 9 克　覆盆子 10 克　苏木 6 克　菊花 9 克，7 剂。

2014 年 4 月 17 日，**七诊**。

精神、吃饭、睡觉正常，脉压差大，有时走路有点儿晃，身体虚，嘱咐吃红参。

左关缓滑，右关细弱。

内服方：太子参 15 克　合欢皮 15 克　麦冬 18 克　五味子

24 克　柴胡 6 克　牡蛎 12 克　淫羊藿 6 克　黄芪 15 克　鸡内金 6 克　合欢花 30 克　远志 3 克　红景天 15 克　黄柏 9 克　覆盆子 10 克　苏木 6 克　菊花 9 克，7 剂。

红参嚼服，每日 1～2 克。

2014 年 4 月 24 日，八诊。

精神好，脉压差还是很大。

左关细弦，右关缓弱，有时长太息。

内服方：太子参 15 克　合欢皮 15 克　麦冬 18 克　五味子 24 克　柴胡 6 克　牡蛎 12 克　淫羊藿 6 克　黄芪 15 克　鸡内金 6 克　合欢花 30 克　远志 3 克　红景天 15 克　黄柏 9 克　覆盆子 10 克　苏木 6 克　菊花 9 克，7 剂。

红参嚼服，每日 3 克。甘麦大枣每天饮用，内服，隔日 1 剂。

2014 年 5 月 8 日，九诊。

精神可以，早晨容易醒，半夜舌头发僵，肚子有点儿胀。

左关细滑，右关弦滑；舌苔薄，舌下淡红，略暗。

内服方：太子参 15 克　合欢皮 15 克　麦冬 18 克　黄柏 12 克　甘草 9 克　五味子 15 克　元胡 8 克　砂仁 6 克（后下），7 剂。

炮甲珠 3 克，水蛭 1 克，研细末，隔天吃。

红参嚼服，每日 3 克。甘麦大枣每天饮用，内服，隔日 1 剂。

2014年6月10日，十诊。

不火，精神可以，偶尔胸憋。

左脉细滑略紧，右关缓弱；舌淡，舌下瘀热，散在红。

红参嚼服，每日3克。甘麦大枣每天饮用。

内服方：清暑益气汤，加大量。

党参12克　甘草6克　黄芪15克　当归6克　麦门冬9克　南五味子6克　青皮6克　陈皮6克　焦神曲6克　葛根9克　苍术9克　生白术9克　升麻6克　泽泻9克　黄柏9克　大枣9克　生姜3克，7剂。

炮甲珠3克，水蛭1克，研细末，每天吃一次。

2014年7月10日，十一诊。

精神好，旅游回来，腰疼，嘴有点儿麻。

左关细弦，右关细缓滑，略弱；舌淡，红润。

红参嚼服，每日3克。甘麦大枣每天饮用。

内服方：四逆散。

柴胡9克　赤芍9克　枳壳9克　甘草9克　鸡内金9克　炒杜仲10克　枸杞子12克　菊花9克，7剂。

炮甲珠3克，水蛭1克，研细末，每天吃一次。

2014年8月12日，十二诊。

精神差，睡眠不好，舌头有点儿麻。

舌苔薄白；左关细缓，右关弦。

红参嚼服，每日3克。甘麦大枣每天饮用。

内服方：四逆汤+小柴胡汤。

附子30克　干姜30克　甘草30克　柴胡48克　黄芩18克　姜半夏15克　生姜18克　大枣20克　党参18克，3剂。

2014年8月21日，十三诊。

舌淡，舌下略红；左关细弦，右关缓滑。

夜间，嘴唇黏糊感严重。舌尖疼且涩，睡眠不佳。

内服方：百合50克　生地12克　合欢花30克　枳壳10克，7剂。

2014年8月28日，十四诊。

整体状况不错，嘴里黏糊感减轻，耳鸣。

左关细弦，右关缓；舌苔薄腻，舌下淡。

内服方：百合50克　生地12克　合欢花30克　枳壳10克　珍珠母24克，7剂。

周某某，男，7岁，桂林。

笔者按：先是妈妈有病，妈妈的病源于爱穿裙子。接着，孩子病了。以下是妈妈做的病程实录，相信患友会从中获得一些启示。

与病的缘分，总是要有因果的。

与医生的缘分，和病是离不开的。

到儿子病了，就是笔者与这一家缘分的开始。

看小周的治疗经历，皮损的变化是重点吗？不是。

小周的病，自始至终只是一个病的“尾巴”而已，皮损一直不重。

真正的重点是他的发烧没有用退烧药和感冒药而愈的过程，并且在这个过程中，身体逐渐变得强壮……

2013年8月5日，初诊。（按：皮损局限，发病缓慢，是阴，还是阳？好治，还是难治？机体的反应力强，还是弱？）

发病20多天，停药15天，皮损局限在头部，介绍"发热诱导疗法"。（按：即调整机体各方面机能，让身体有自发发热散邪的机会。）

平素胃口不好，容易拉肚子，感冒发烧会引起拉肚子，一般会持续半个月，大便黏，不爱出汗。

左脉细，右脉细缓；舌下淡玫红，舌尖微红，舌苔白腻。

内服方：党参9克　炒白术9克　茯苓9克　甘草9克　干姜6克　黄连3克　姜半夏9克　桂枝12克　大枣15克，14剂。

嘱关注小腿出汗，如果发烧，39.5℃之内可以不做处理，不要用药，把中药也停掉，休息、饮水，静观人体自然进程。

2013年8月26日，二诊。

没发烧，小腿前面有汗，头部皮损先散后收。睡眠时出现喊叫、多动、站立的现象。

精神不错，吃饭尚可，家长强调经常拉肚子，大便比较黏。最近，感冒鼻塞。

舌尖红，舌苔薄腻，双手脉细弱。

内服方：党参9克　炒白术9克　茯苓9克　甘草9克　干姜6克　黄连3克　姜半夏9克　桂枝12克　大枣15克　土茯苓24克　细辛3克　龙齿6克，7剂。

2013年9月13日，三诊。

睡眠好，喉咙经常会嘶哑。

内服方：党参9克　炒白术9克　茯苓9克　甘草9克　干姜5克　黄连2克　姜半夏6克　桂枝6克　柴胡9克　黄芩6克　吴茱萸3克　生龙齿5克　大枣5枚，7剂。饭后喝，分2～3次温服。

2013年10月10日，四诊。（按：四君子为主，前3诊对于身体的治疗收效满意，为后续的治疗奠定基础。）

精神、吃饭、睡觉尚可。

左关细弦，右关细滑；舌尖红，舌下红，略瘀。

（按：治本收效，可治标，此谓速效长效兼顾。）

内服方：苍耳子散合防风通圣加减。

苍耳子10克　辛夷10克　细辛3克　吴茱萸6克，14剂。

2013年11月6日，五诊。（按：此诊开始进入远程模式。）

诸症减轻，大便黏，清晨时有鼻塞。舌苔薄白腻。治标为主，兼治本。

内服方：苍耳子10克　辛夷10克（包煎）　细辛3克　吴茱萸6克　苍术10克　生麻黄3克　生大黄5克　荆芥6克　防风6克　川芎24克　石菖蒲6克，7剂。

2013年11月13日，六诊。

服上次药后，不再鼻塞。无汗，头上有一个小硬痂。

睡眠不好，大便一天1~2次，黏腻。

舌下淡瘀，舌尖略红。

内服方：苍耳子10克　生白术60克　鸡内金15克　焦山楂30克　苍术10克　生大黄5克　荆芥6克　炒莱菔子9克　川芎24克　石菖蒲6克，7剂。

嘱观察大便、睡眠、精神、出汗及痂皮的情况。

2013年11月19日，七诊。

大便：一日1~2次，黏腻。

鼻：前几天，因洗澡着凉，晚上睡觉鼻塞。

咽喉：有少许痰，睡前会清嗓子。

内服方：升清降浊汤。

藿香9克　辛夷9克（包煎）　白芷9克　桔梗9克　蔓荆子6克　焦山楂30克　莱菔子12克　石菖蒲12克　全瓜蒌12克　鸡内金15克，7剂。

2013年11月26日，八诊。

大便不黏，每日2次。25日流鼻血，量少。（按：鼻血也是“给邪出路”，不超过20分钟不可止，可以用温热水洗脸，让“给邪出路”的过程更顺利。）服药期间，尿床两次。

舌苔腻，舌下淡。

（按：升散的药物类似麻黄，可“发其阳”，如果有潜在的肾气不足，会出现小便不利的症状，可以考虑饭前加六味，或者加桂枝、茯苓等通阳化气之方应对。停用发越之方，回顾脾胃也可。）

内服方：考虑保和丸、越鞠丸等方。

焦神曲30克　川芎9克　苍术6克　香附6克　焦栀子6克，7剂，饭后服用。

2013年12月3日，九诊。

眼睛：眼干，睡前左眼有血丝。一年前，因打游戏，视力下降到1.0。

鼻：因着凉而流清鼻涕，后来鼻腔干燥，有点儿鼻塞。

大便：一天两次，顺畅。

小孩头部的皮损已完全消失，还有一块小小的新生的，但头发不再拧在一起，新的皮损只是表面上有一层白色皮屑，这是服药以来最好的情况了。

出汗情况：易出汗且均匀。每天坚持运动，出汗半小时。

舌苔根腻。

内服方：焦神曲30克　川芎9克　苍术6克　香附6克　焦栀子6克　苍耳子6克，7剂，饭后服用。

嘱：少打游戏，保护眼睛；观察鼻子症状的变化。

2013 年 12 月 11 日，十诊。

眼睛不适减轻。

鼻腔：干燥，鼻涕干结，不鼻塞。

眼睛：有好转，但小孩从早晨 6：30 起床，一直到晚 8：30 才睡着，睡前两眼还有红血丝，但较少。

舌苔薄白腻，舌下淡。

头部的皮损：上周新生的逐渐变小，后脑又起了两块，都是又小又薄，头发不会拧在一起，新的皮损只是表面上有一层白色皮屑。

患者问："小孩跑步出汗时需要带上帽子让头部也出汗吗？我跑步时，头上也会出汗。"（按：这是患儿母亲的提问，她也患有银屑病。）

医者答："平常头部不要戴帽子。如果遇到特别冷的天气，前额觉凉疼痛，可以戴帽子。"

内服方：焦神曲 30 克　川芎 9 克　苍术 6 克　香附 6 克　焦栀子 6 克　鸡内金 6 克　鸡血藤 15 克，7 剂，饭后服用。

嘱咐：少打游戏，保护眼睛。

2013 年 12 月 17 日，十一诊。

小孩头部的皮损，上周新生的几片没改变，左右两侧又起了两块，都是又小又薄，长出来一周了，头发也不会拧在一起，现在头上有 6 ~ 7 块。因为痒，孩子会忍不住抓破。还有一个情况，在后脑会看到几处正常皮肤上盖有一层薄薄的白色皮屑，这个部分没有被抓破。我觉得整体在好转，比原来那种又大又拧毛发的状况好。

舌苔薄腻，舌下淡，略瘀，舌苔有点儿腻。

（按：小孩舌下一直很淡，加上养血药变化也不明显，为了不碍胃，先去掉血分药，让脾胃慢慢恢复运化。）

内服方：焦神曲30克　川芎9克　苍术6克　香附6克　焦栀子6克　鸡内金6克　藿香6克　陈皮6克，7剂，饭后服用。

嘱咐：出汗后不要着凉，不要吃黏性食物，可以多吃一点儿萝卜；皮损越散越好，复习正常出汗的4个要素。

2013年12月25日，十二诊。（按：冬天来临，如果没有足够的身体稳态，皮损也会变厚。这个时候不要紧张，静待身体内的“春天”苏醒。）

头上还是那么多块，有一块变得毛发拧紧，其余尚好，身体在好转。以前从外面跑回来，身上有汗，即使马上换衣服都免不了要着凉流鼻涕，晚上就鼻塞，10天中有6天鼻塞。现在好一点儿，即使流鼻涕，加衣保暖，鼻涕就不流了。家长认为这是孩子的身体在变暖，能抵抗住一般的风寒。

内服方：苍术12克　生麻黄3克　羌活3克　桔梗9克　莱菔子9克　苍耳子9克　胆南星6克，7剂，熬25分钟，饭后喝。

2014年1月1日，十三诊。

头上还是那么多块，经仔细观察，每块都在变大变薄。

这周天气早上4℃，中午13℃，很多人患感冒，患儿有一点儿浓鼻涕，但晚上睡觉不塞，早上有点儿咳，平时也不见有什么症状。一如既往地放学就出去玩，浑身大汗，只能在后背塞一块毛巾，中午、下午各塞一块，有时全湿，有时又被身体“烤”干了。

舌苔薄腻，舌下淡、略瘀，有皮损被抓破。

内服方：苍术12克　生麻黄3克　五味子9克　白花蛇舌草30克　干姜5克　细辛2克　制附子3克　茯苓9克，7剂，熬150分钟，饭后喝。（按：有附子的方子，保险起见，都会让患者所有药同煎，煎够两个半小时。）

2014年1月8日，十四诊。

头上每块都在变大变薄，虽然被抓得鲜血淋漓，触目惊心，但每一片都是在变大，毛发不拧。这是治疗以来没有见过的新情况。原来他的皮损会直接消失，新长出的一般是小片，但毛发会拧。在这一周，所有皮损慢慢变大，变薄的情况还是第一次见。这周天气半夜4℃，白天18℃，服完热药，鼻塞好转，早上有点儿干咳。一如既往地放学就出去玩，浑身大汗，只能在后背塞一块毛巾，中午、下午各塞一块，有时全湿，有时又被身体“烤”干了。然而，鼻塞的原因找到了，他的脚容易出汗，中午回家换一次袜子和鞋，下午再换一次，晚上依然流清鼻涕，而把脚放在火炉上烤，鼻涕就没了。

舌苔黄腻，舌下淡。

内服方：生薏苡仁30克　制附子12克　败酱草18克，5剂（按：吃5剂，歇两天），熬150分钟，饭后喝。

2014年1月15日，十五诊。（按：不让家长关注皮损并不现实，于是应该引导患者去认识：天气的变化带给正常人皮肤的变化换算到皮损上便会放大，这个一点儿都不大惊小怪，我们要做的是让身体更好，而不只是让皮损见轻。认识到这点好处，可以帮助患者放松情绪，让心情处于一种稳态。）

头上的皮损本周收得很快，且皮损不痒，没有出现新皮损；睡觉好，一觉到天亮。生活方式没改变，依然在学校玩得全身是汗，中午换后背的毛巾和鞋袜。本周不再鼻塞，外出回来会有清鼻涕，一烤火就没了。小朋友的身体在变暖，能抵抗寒气的入侵。

舌淡，舌尖红，苔薄黄腻。

内服方：生薏苡仁30克　制附子15克　败酱草18克，5剂，熬150分钟，饭后服。

2014年1月22日，十六诊。

头上没出现新皮损，有些在变小，有三处没变化，有薄薄的白皮覆盖，但痒。

睡觉好，一觉到天亮。

活动量加大，早6点半醒，晚8点半睡着。白天在外面活动5~6个小时，一般两小时会回家喝水，换鞋，换毛巾，汗很均匀。但无法计算出汗时间，也不排除出汗后，安静时又反吸回去的现象。不再流鼻涕，晚上睡觉时呼吸比较重。

舌下淡瘀，舌苔薄腻。

内服方：生薏苡仁30克　制附子15克　败酱草18克　细辛3克，5剂，熬150分钟，饭后服。

2014年1月28日，十七诊。

头上没出现新皮损，原有的皮损在变小。

睡觉时，小朋友经常会说："好热，好热！"

舌苔白腻，舌质淡，舌下淡略瘀。

内服方：苍耳子10克　制附子15克　败酱草30克　苍术6克　羌活3克　桔梗10克　紫苏叶6克　细辛2克　生麻黄3克　炒莱菔子9克，5剂，熬150分钟，饭后服。

2014年2月11日，十八诊。

小朋友春节期间没长新皮癣，旧的在慢慢好转，身体强壮了，不再轻易感冒。脸圆了，小脸有点儿红润了，不像以前青青黄黄的。

家长反思：头上的牛皮癣并不是在2013年初次发作，在2012年的夏末秋初，他头上就有两点，毛发也有点儿拧，擦了好多药都不起效，一个月后，自己消失了。这样的情况发作过两次，都是在夏末秋初。此外，下面3种情况或许是导致孩子发病的根源。

（1）家里屋顶每逢春季就漏雨，导致家里潮湿，甚至衣柜里都发霉。2013年最厉害，现在已修好。

（2）每年放暑假，孩子天天都在疯玩，体力透支。

（3）每年放暑假，孩子都在学校的一个露天小水池中游泳，每天游4～5次，游得嘴唇发紫都不想起。

经过两个月又冷又湿的春天雨季，又经过一个又热又潮的夏季，加上他体力透支，游泳着凉，就发了牛皮癣。舌尖微红，舌苔薄，舌下淡，玫红。

内服方：苍耳子10克　制附子15克　败酱草30克　苍术6克　羌活3克　桔梗10克　紫苏叶6克　细辛3克　石菖蒲9克　辛夷9克（包）　炒莱菔子9克　川芎18克，5剂，熬150分钟，饭后喝。

医生回复：（1）总结得比较到位，但是改起来并且坚持下去不易，慢慢来；（2）注意不要出汗后着凉，如果流鼻血属于正常，用温水保持流得通畅。

2014年2月19日，十九诊。（按：他的身体强壮了许多，这是对治疗效果最好的肯定。）

小朋友已连续4周没出现新皮损，原有的皮损在慢慢地变好，很不错。

现在开学了，小朋友不会像放假时玩得那样疯，体力消耗也少了一点，依然会在中午回家换毛巾和鞋袜。与原来不同的是，即使他的衣服是湿的，也只是流点清鼻涕，回家烤烤火就好，不会发展得很严重。我觉得，他的身体是强壮了许多。

舌淡，苔薄白腻，舌下淡，略瘀。

内服方：苍耳子10克　制附子15克　败酱草30克　生薏苡仁30克　羌活3克　桔梗10克　紫苏叶6克　细辛3克　石菖蒲9克　辛夷9克（包）　炒莱菔子9克　川芎60克，5剂，熬150分钟，饭后喝。

嘱咐：注意不要出汗后着凉，如果流鼻血属于正常，用温水保持流得通畅。

2014年2月26日，二十诊。（按：家长还是关注皮损，这是认识不到位的表现。一定要明白，越到后期，越要关注疗效“三阶梯”。）

小朋友原有的皮损在本周飞快地消失，前额发际起了一点儿新的，很小，如芝麻大，头发不拧。

眼睛痒，老用手揉，后来才知道是在学校里和同学玩那种手拿的小游戏机，用眼过度导致的。

（桂林）现在整天下雨，小孩淘气，老去踩水玩，一天要换4~5双鞋和袜。和小朋友玩起来，也不管地板湿不湿，就往地上爬，一天要换两套衣服。不过，即使他的衣服是湿的，也只是流点儿清鼻涕，回家烤烤火就好，不会进一步发展得更严重。

鼻子堵，晚上睡着会有小小的鼾声，早上起床前会咳几声。

舌苔中腻，舌下淡。

内服方：苍耳子10克　制附子15克　败酱草30克　生薏苡仁60克　干姜6克　五味子10克　紫苏叶6克　细辛3克

石菖蒲9克　辛夷9克（包）　炒莱菔子9克　川芎60克，5剂，熬150分钟，饭后喝。

2014年3月5日，二十一诊。（按：天气转暖，对于皮损有利。这种皮损的变化，对于患者更多的是心理上的安慰。）

小朋友原有的皮损在本周已完全消失，前额发际起的那一点儿新的，不变，很小，如芝麻大，头发不拧。总体在进步，很好。

本周依然下雨，经仔细观察，每到不服药的那两天，小朋友感冒的症状就会加重，不是鼻涕多就是总咳嗽。最近两周出现新情况：感冒以头疼的方式出现，太阳穴疼，风池穴疼，没办法，只能喝姜水，喝完会好一点儿，连续喝两三天才会解除症状。于是，我质疑：服药时，药力是不是分了一部分去治感冒了？（按：药物既治人，又治病，最终是治人。所以，分一部分力量去治感冒这种说法比较有趣，但与治疗机理关系不大。）

舌苔薄腻，舌下淡。

内服方：升清降浊法。

诃子9克　藿香15克　紫苏叶10克　细辛3克　生薏苡仁12克　柴胡6克　黄芩6克　桂枝6克　赤芍6克　石菖蒲9克　辛夷9克（包）　炒莱菔子9克　川芎6克　姜半夏6克　茯苓6克，6剂，泡60分钟，熬60分钟，去渣再煎10～15分钟，饭后喝。

回复：感冒和皮损是一体的，所以本身就在一起治疗。

2014年3月11日，二十二诊。

小朋友头前部仅有的一点皮损本周无明显变化，仔细看是变大了，头发不拧，且痒。

感冒症状好转，不咳，不流鼻涕。

上一周有两晚，这一周有一晚，又做噩梦，一般会在10～11点起来大哭大闹。上周闹得很厉害，这一周决定晚7点不准下楼玩，在家安安静静地看书，等待睡觉。睡前不想可怕、激动的事，要想一些快乐的事（这点是他自己总结的）。

本周好一点儿，只在被窝里哭了一晚，没起来乱跳乱闹。

我觉得总是半夜哭闹对孩子的身心有损，到底是成长过程中生长过快的原因（他在春天长得比较快，身高明显增加），还是脾不好影响睡眠呢？回想每年的夏季，他都会有点儿睡不安稳，小时候吃小儿七星茶很有效，但凉药多，不能多吃。

去年就像这样每天晚上起来闹，闹了一个月，就生牛皮癣了。我不知道睡不好与牛皮癣之间有什么必然的联系。

舌下淡，舌苔薄。

内服方：诃子9克　藿香15克　紫苏叶10克　细辛3克　生薏苡仁12克　柴胡6克　黄芩6克　桂枝6克　赤芍6克　石菖蒲9克　远志9克　木香6克　川芎6克　姜半夏6克　茯苓

6 克，6 剂，泡 60 分钟，熬 60 分钟，去渣再煎 10 ~ 15 分钟，饭后服。

用硫黄皂洗脸和头部，两日一次。

思考：春天阳气升发，有一些“动”象，要观察，不要紧张。

2014 年 3 月 19 日，二十三诊。

大便黏腻。

小朋友头前部仅有的一点儿皮损本周无明显变化，洗了硫黄皂后不太痒了，也就不抓了，出血少了。可以看到白色的皮屑围成一圈，如黄豆大小。皮损刚长出来时如芝麻大，现在明显在变大变薄。另外，没有新的皮损出现。

上几周忘了汇报，在服用制附子 15 克的几周里，有 4 ~ 5次流鼻血，每次都不会流淌下来，只是在鼻腔里有血，来不及让血尽情地流下来，就没了。

小孩这周没有一点儿感冒的症状，很好。

天依然下雨，较之前段日子，气温上升，有风的时候增多。基本是半天下雨，半天阴。空气湿度大，衣服要两三天才干，也不能直接穿，要进烘衣机里烤过才能穿。

舌下淡略瘀，舌苔薄腻。

内服方：乌梅 30 克　川椒 6 克　吴茱萸 15 克　姜半夏 12 克　生姜 7 片　大枣 6 枚（掰开），7 剂。

用硫黄皂洗脸和头部，两日一次。

2014 年 3 月 26 日，二十四诊。（按：外用药与内服药一定要保持方向一致。在安全的前提下，剂量是可以调整的，有时出现的差错正是科学发现的线索，感谢患儿家属如实地记录下这些点点滴滴。）

无论在学校还是在家，玩得都是浑身大汗。奇怪的是，即便如此，晚上也没有任何感冒的迹象，不鼻塞，不咳。

报告一个错误，第一周洗硫黄皂时看错药方，洗成了一天两次，效果奇佳。这周才发现错误，改成两天一次。起初，皮损泛起白色皮屑，变痒，最后两天结痂，不见了。后脑的一小点儿，如芝麻大，不是新起的，是原来就有的。

总体很好，出汗变多，也开始多喝水。

舌苔右侧略腻，多于左侧，舌质暗淡。

（分析：少阳或者阳明病？湿热郁结，导致少阳输转不利？）

内服方：小柴胡汤加三仁汤，主要关注二便，看大便黏腻的变化。

柴胡9克　黄芩9克　姜半夏9克　杏仁9克　白蔻仁9克　生薏苡仁9克　鸡内金12克　甘草3克，7剂。

2014年4月16日，二十五诊。（按：心身疾病，心的治疗也很重要。）

本周有个很大的收获，小朋友晚上起来乱喊乱叫的问题解决了。我偶尔发现他晚上喊的内容与白天的事有关，于是自己检讨教育方式。给他更宽松的环境，尽量聆听他的心声，晚睡前表达父母对他的爱意。于是好了，不闹了。

本周，他开始和小朋友练习打篮球，有时睡前也去偷偷练，回来倒头就睡，再没起来哭闹过。不过，我不懂药，不知道是不是大夫开的药有安神的作用。总之，身体状况和精神面貌都很好。开心了很多，和父母的关系很好。

新的皮损很快变大，今天开始缩小了。（按：把皮损情况放在次要的位置，是个进步。）

舌下淡。

内服方：党参 2 克　甘草 1 克　生黄芪 3 克　当归 2 克　麦冬 2 克　五味子 1 克　青皮 1 克　陈皮 1 克　焦神曲 2 克　葛根 1 克　苍术 2 克　生白术 2 克　升麻 1 克　泽泻 2 克　黄柏 2 克　羌活 1 克　独活 2 克，7 剂，饭后吃。

嘱咐：下周把当地未来一周的天气情况介绍一下。

2014 年 4 月 23 日，二十六诊。

头上一共有三点皮损，最新的一点不见了，还有两点，但都缩小了很多，不错。

小朋友学校很多人感冒了，有些班级都停了课，他一点儿事都没有，整天打篮球，睡得也很好，饭量稍差。

内服方：党参 2 克　甘草 1 克　生黄芪 3 克　当归 6 克　麦冬 2 克　五味子 1 克　青皮 1 克　陈皮 1 克　焦神曲 2 克　葛根 1 克　苍术 2 克　生白术 2 克　升麻 1 克　泽泻 2 克　黄柏 2 克　羌活 1 克　独活 2 克，7 剂，饭后吃，多次热服。

2014 年 4 月 30 日，二十七诊。（按：皮损由进展缓慢到变化较快，是好还是不好呢？“红痒新小烦”所要表达的是机体反应能力在如何变化。)

小朋友的情况和我一样，皮损发得比以往多，头上又新出现五六点。发现的时间是4月23日左右，上一次没报告，是因为发完邮件才发现的。皮损小，像针尖大，痒，很散，头的前后左右都有。据我观察，新皮损一周的发展，有些变大了一点，有些还是小如针尖。过完年后，小朋友的皮损从发现到变大，又到缩小，最后到消失的周期在变短，由原来的两个月到六周，再到一个月。皮损处的毛发都不拧。

小朋友情绪很好，很精神，整天笑嘻嘻的，与父母的关系非常好。

未来一周的天气是晴，北风3级，气温是20℃～26℃。有阳光，很舒适的天气。即使有阳光，因为前一周都下雨，所以湿度很大。

舌下淡，舌苔薄。鼻子堵，鼻涕清。

内服方：苍耳子10克　苍术6克　当归50克　白芷6克，7剂，水煎服。

硫黄皂，每日洗一次头，注意洗后不要着凉。

2014年5月7日，二十八诊。

头上的皮损有些消失，有些缩小，还有一点儿小小的新出现的。脸上有一点儿皮损，表皮粗糙，不痒，有两周了，没抹任何药，不知道是不是牛皮癣。

未来一周的天气是雨，南风2级，意味着空气潮湿。气温为20℃~26℃，是又湿又热的闷天气。

这周天气忽冷忽热，很多人感冒了，小朋友有点儿流清鼻涕，给他喝了点儿姜水（一般切三片生姜）。晚上用姜水洗澡，姜会用得多一点儿。很快就好了，一般是洗两次就好，好了就不再洗。请问：这个办法可以吗？我主要是担心姜水会不会影响药效。

舌淡，舌下淡凝，鼻子堵，大便黏腻。

内服方：荆芥6克　防风6克　熟地12克　当归12克　川芎18克　赤芍12克　连翘6克　薄荷2克，7剂，饭后服。外洗继续。

回复：可以用姜水洗，要注意洗后不能着凉。洗完擦干，马上抹橄榄油。

2014年5月14日，二十九诊。

头上的皮损消失得很快，旧的都不见了，现在看到的是本周新起的，有6点，小小的。一天两次用硫黄皂洗脸和头部，对小朋友效果很好。

未来一周的天气最低温20℃，最高温29℃，有阵雨，天气又热又潮，家里的衣柜都发霉了，被子潮潮的，一有阳光赶紧拿出去晒，要不，过两三个小时又下雨了。这种又热又闷又潮的天气会持续一段时间。

舌苔白，舌下淡、青，略瘀。

内服方：羌活3克　苍术9克　藿香9克　苍耳子9克　熟地12克　当归18克　川芎18克　赤芍12克，7剂，饭后服。

外洗继续。

2014年5月21日，三十诊。

头上的皮损消失得很快，新的也好了很多，还有两三块了。由于上次没有说还要不要洗硫黄皂，就没特别安排，想不到小朋友每天洗澡时很自觉地就用硫黄皂洗头。

未来一周的天气最低温24℃，最高温29℃，有阵雨，天气又热又潮，有人穿短袖，有人穿夹克衫。这种又热又闷又潮的天气会持续一段时间。

舌下略淡，苔薄白腻。

内服方：羌活3克　陈皮9克　藿香9克　苍耳子9克　砂仁3克　当归24克　川芎18克　白芷6克，7剂，饭后服。外洗继续。

2014年5月28日，三十一诊。（按：本次开始用散剂。）

头上的皮损起了又消，周期变短，3周左右。也还有新的起，很痒，头发不拧。目前还有4块。

未来一周的天气最低温24℃，最高温31℃，有阵雨。

本周小孩很烦躁，动不动就发火。

舌下淡青。

内服方：苍耳子9克　白芷6克　柴胡6克　当归12克　赤芍6克　茯苓6克　炒白术6克　炮甲珠3克　全蝎3克　薄荷3克　荆芥6克，1剂，分7天服，研末，饭后服，每日2~3次，温酒送服。继续用硫黄皂洗头，每日一次。

2014年6月4日，三十二诊。

头上的皮损痒，有一点儿变薄，消失了一点，还有3点。

未来一周的天气最低温24℃，最高温29℃，有阵雨，天气又热又潮。

本周小孩没有那么烦躁，早起有眼屎。

本周有一个收获，小孩总有鼻涕，而且很浓，两周了。刚开始是用姜水洗澡，有一定效果，但没有天天洗，鼻涕又来了，后来干脆不管了，这次用温酒服药粉，3天后，鼻涕全消。我不懂药粉的效用，就是那个温酒，也是用22°的白酒掺了水来用的（因为小孩没喝过酒，浓一点儿就不喝了）。

从小到大，孩子的皮肤就容易起皮疹，他的皮疹不是外界影响的，而是他的皮肤一干燥，就会痒，抓后就起皮疹，出血。

3岁前，服用苯海拉明，不见好。3岁后，不厉害时抹凡士林，厉害时用一个老医生开的中草药熬水洗澡，全是清热解毒的药。6岁后，一般不擦药，厉害了会用点美宝牌的湿润烧伤膏，伤口会好得快点儿。

写这些是看了张大夫的文章后，说过敏也是身体的一种信号，就把小孩的病史写出来看看对治疗有没有帮助。

这段时间起得比较多，持续两周了，擦了橄榄油有好转。

内服方：苍耳子9克　白芷6克　细辛3克　当归30克　赤芍6克　茯苓6克　炒白术6克　炮甲珠3克　全蝎3克　薄荷3克　荆芥6克，1剂，分7天服。研末冲服，饭后温酒送服，每日2~3次。

继续硫黄皂洗头，每日一次。

回复：（1）治病，特别是顽固的病，是需要追根溯源的；（2）小孩还是整体偏凉，原因需要我们一起来找，眼屎先不用管它。

2014年6月11日，三十三诊。

原来的皮损全部消失，头上新起了三点，小小的，薄薄的，而且痒。

未来一周的天气最低温25℃，最高温34℃，阴天，天气又热又潮。热到人在太阳下晒一会儿就头晕，湿到把秋衣秋裤拿到太阳下晒半天，居然还是潮潮的。

本周小孩有点儿烦躁，早起有眼屎。舌下淡白。

内服方：苍耳子9克　白芷6克　细辛3克　鸡血藤24克　赤芍6克　茯苓6克　炒白术6克　炮甲珠3克　全蝎3克　薄荷3克　荆芥6克，1剂，分7天服。研末冲服，饭后温酒送服，每日2~3次。

继续硫黄皂洗头，每日一次。

2014年6月18日，三十四诊。

未来一周，最低温25℃，最高温32℃，有中到大雨。这时的雨一般是暴雨，热带风暴影响的。大热之后就是暴雨，狂风乱作，雨下半小时就停了，可降水量大，太阳晒在湿漉漉的地上，有蒸笼一般的感觉，热气腾腾的，又潮又热。

本周小朋友着凉了，边流清鼻涕边咳嗽。咳嗽 5 天了，开始用姜水洗澡有一定效果，近两天日里夜里咳个不停。今天去医院检查，医师说喉咙有点儿红，有痰，是支气管炎，给开了一点儿中成药。我看他精神好、胃口好、大便好，除了晚上咳嗽有点儿影响睡眠之外，症状也没变严重，所以没给吃药。

皮损消失得很好，几乎看不见了，前几天看见皮损变大，3 天后就消失了，从长出到消失周期为两周，太好了。目前没有新的长出。

小朋友脾气暴躁，很不耐烦。

内服方：苍耳子 9 克　白芷 6 克　细辛 3 克　当归 45 克　赤芍 6 克　茯苓 6 克　炒白术 6 克　炮甲珠 3 克　全蝎 3 克　薄荷 3 克　荆芥 6 克　五味子 6 克，1 剂，分 7 天服。研末冲服，饭后温酒送服，每日 2～3 次。

嘱咐：不要用治疗咳嗽的药。

2014 年 6 月 25 日，三十五诊。（按：终于有点儿发烧了，可运用“发热诱导疗法”。让一个不会发热的人发热，真的很难。还有非关键症状、偶发的情况，可以关注，但是不要紧张。）

小朋友在上周着凉咳嗽了，上周三早上起来浑身发热，流了两次鼻血，量比以前多。周四开始服用张大夫的药，一天后，咳嗽明显好转，到周五已完全不咳了。周日时，去小朋友家玩，人家家里开了空调，回来后又开始剧烈咳嗽，周一早上起来又发烧了，一小时左右，37℃，下午4点又发烧，36.9℃，持续了半小时，整个过程没用药，小孩精神好、胃口好、大便好。目前，小孩只是早上起床时会剧烈咳嗽，咳到作呕。干咳，没痰，说咳得肚子疼。

在剧烈咳嗽期间，原来消失了的几点皮损又变红了，而且痒，小孩会用手抓破，这几天又消失了。目前整个头部没有新的皮损，视力可见的还有一点。

舌下仍淡，有点儿流鼻血，咳嗽，还有会阴部疼痛。

内服方：苍耳子9克　白芷6克　细辛3克　当归70克　赤芍6克　茯苓6克　炒白术6克　炮甲珠3克　全蝎3克　薄荷3克　荆芥6克　五味子6克，1剂，分7天服。研末冲服，饭后温酒送服，每日2~3次。

2014年7月2日，三十六诊。（按：又发烧了，发烧像果实，到成熟的时候不是一个而是可能会有一批。当然，季节气候的变化也是不容忽视的因素，或者是关键因素，这些需要后续的研究给予肯定的回答。）

昨晚半夜11点，小朋友发烧37.3℃，持续半小时，今天恰好是期末考试，小朋友没吃早餐就去了，在家拉了6~7次，去考试时没拉。幸好大夫的微信来了，赶紧提前接回家吃药，这几天的食物一般就是稀饭和馒头。

头上长了比较多的皮损，很小，很痒，这应该与本周反复着凉有关。

本来看我们两人的情况都比较好，准备去海南岛住半个月，不是跟团旅游，是去朋友家。询问张大夫我们能否去海南岛。

内服方：吴茱萸 12 克　生姜 14 片　大枣 6 枚　人参 6 克，7 剂。每日一剂，泡 60 分钟，熬 60 分钟，分开温服。

回复：能去海南岛。

2014 年 7 月 9 日，三十七诊。

小朋友拉了几天，今天的大便终于恢复正常了。小孩瘦了几斤，精神也恢复了，脾气很暴躁，天天和大人吵嘴。

头上长了很多皮损，又小又薄又痒。

内服方：吴茱萸 12 克　生姜 14 片　大枣 6 枚　人参 6 克　当归 12 克，7 剂。每日一剂，泡 60 分钟，熬 60 分钟，分开温服。

头发短，抹硫软膏，每日 5 次。

2014 年 7 月 16 日，三十八诊。（按：胖瘦均好，精神好才是真的好。健康最重要，其余不要扰。）

小朋友这一周肠胃正常，食欲好，又胖回来了。

咳嗽，一天 2 ~ 3 次，咳得很剧烈，想呕，是因为喉咙痒才咳的，咳不出痰来。

额上长了一个疮，又尖又肿又疼，没用药，几天后自然好了。脖子边有一个黄豆大的淋巴肿块，两天后也消失了。

小孩去海里游泳了，浅滩，水很暖，全身晒黑了，头上两侧的皮损不见了，只剩头顶和前边的。

21 号准备去内蒙古，询问张大夫能否开两周的药。

内服方：吴茱萸 18 克　生姜 14 片　大枣 6 枚　人参 6 克　当归 30 克　紫菀 10 克，7 剂，每日一剂，泡 60 分钟，熬 60 分钟，分开温服。

头部抹硫软膏，每日 7 次。

嘱咐：（1）要游泳的话，注意水温，进去不觉得凉才能去游；（2）可以吃一周，歇一周，不要多开药。

2014 年 8 月 5 日反馈：报告一个好消息，我们家小孩的高烧终于在没用药的情况下退了，最高 38.5℃，持续 38℃以上有 15 小时，谢谢张主任及时的帮助和支持，让我有信心尝试不服药退烧。事实证明，发烧在安全范围内是可以自行消退的，这次成功让我对下一次发烧充满了期待，不再害怕。

2014 年 8 月 6 日，三十九诊。

小朋友高烧后有点儿咳，次数不多，咳得剧烈，有痰，但咳而不出。流清鼻涕，拉肚子，一天三次，稀不成形，还没到水泻。人瘦了一圈。

烧后出了两次鼻血，不多。精神很好，脾气暴躁。

舌下淡白明显。（分析：家长总是反映孩子情绪暴躁，这是否与脾胃的缓冲关系差有关？）

内服方：炒白术30克　茯苓15克　乌梅30克　当归30克　干姜30克　甘草15克，每日一剂，泡60分钟，熬60分钟，分开温服。

后记：之后，我们去旅游了，情况平稳。旅游回来，继续吃调补脾胃的中药。

2014年9月29日反馈：小朋友发烧了，早上37.2℃，中午37.8℃，我暂时给他停了药，让多喝白开水，目前精神良好，胃口不错。他一般感冒都会以拉肚子收场，询问张大夫要不要吃点儿上次开的保和丸。

回复：吃点儿藿香正气胶囊吧。

2014年9月30日反馈：儿子又一次发烧自行退了，身体明显强壮，皮损都不见了，真高兴！

第三部分

要想根治学技巧——根治银屑病实用问答

笔者按：

广汗法是笔者整理命名的一种银屑病治疗新体系，与目前常规的治疗方法有根本上的区别——目前的治疗，不论中医还是西医，都以皮损消失为目标，所以不能很好地顾及人体的长远利益；而广汗法体系是以恢复正常的出汗——这种健康人体的本能为目标，不仅可以达到快速减轻、消退皮损的目的，而且能照顾到人体的长远利益，也就是所谓的“根治不复发”。

能恢复正常的出汗，皮损一定会消失；能保持正常的出汗，银屑病一定不会复发。这些已经被很多患者治疗的事实所证明，并且在理论上也日益完善。

因为是新的体系，所以很多人难以在短时间内接受，所以患者提出的很多问题，都需要在对广汗法治疗原理有系统思考的基础上才能理解，不是三言两语就能解决问题的。门诊时患者较多，所以很难在门诊时对一些问题做出系统的解释。

为了便于大家从点到面，循序渐进，全面了解广汗法的原理以及治疗中相关的问题，笔者把患者关心的以及我希望患者了解的内容尽可能详尽地列在这里，供大家学习查阅。

在治疗中，我一向强调患者学习，学得越多效果就越好，懂得道理越多越利于疾病的自愈。有的患者问我：难道你不怕我们学好了，我们学会自愈了，就不需要你了吗？

我说："病人太多了，再怎么看都看不完……医生终其一生到底能治疗多少患者？通过简单的计算，你就能知道，不会太多。比起病人的数量来讲，微乎其微。如果能有一种体系能让不重的患者达到自愈，让医生能腾出更多的时间来思考、完善医学体系，让医生有更多的精力去攻关，这对于医生和患者是双赢的事情。"

医生其实就是教练，指导患者一步步走向健康，等到患者健康了，并且学会怎么去保持健康、达到根治，能离开医生了，医生的职业荣誉感也就体现出来了。希望我的每一位患者在学习了广汗法以后不仅治好了银屑病，而且学会了如何保持健康，都能做自己终身的医生，不再需要我。希望我的每一位患者不仅能自己学会健康的真谛，也能传播给他人（广汗法可以用于治疗银屑病，但广汗法不仅仅只能治疗银屑病，对于很多疾病都有很好的治疗和养生效果），使更多的人摆脱疾病的折磨，走向健康。

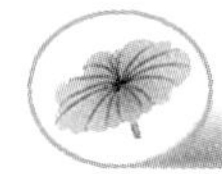

认识银屑病

1. 为什么说银屑病是个好病？

答：这个问题如果让正在被银屑病折磨得痛不欲生的患者看到，一定不会有什么好词，或者就开骂了。

且慢骂人，因为即使骂，病也好不了，即使认为它是个坏病，对你的治疗也没有一点儿好处。不如耐下心来，看看这个病如何治好，也许对你的治疗有所帮助。广汗法体系里总结了银屑病的六大好处：不传染、不死亡、不遗传、哨兵、诤友或老师、试金石。

是的，你没看错，在广汗法体系中，银屑病是个好病。当然，不病而健康是最好的。但是，比起不“病”而不健康，有病而表现在身体内部甚至危及生命的病来讲，银屑病的确是个好病，他有六大好处。第一次听这六大好处，你只要不急着反驳就好，慢慢看，也许你会明白。

2. 如何判断银屑病呢？

答：在现代皮肤病学中，银屑病属于红斑鳞屑类疾病，顾名思义，红色丘疹或斑块上覆有多层银白色鳞屑。银屑病有多种类型，按目前常规的现代皮肤病学分类，可分为四类，即寻常型、关节型、脓疱型、红皮病型。不同的类型，或者同一类型在不同的阶段，皮损形态的表现是不一样的。

诊断银屑病需要与玫瑰糠疹、副银屑病等其他的红斑鳞屑类疾病相鉴别。如果身体上出现了红斑鳞屑，建议患者找专业医生进行确诊，不要自己去判断，以免判断错误耽误治疗。在专业医生那里，这个病的诊断一般不容易出错，但治疗是个难题。

临床上，90%以上的银屑病属于寻常型。在广汗法的治疗体系中，寻常型银屑病又分为急性点滴性泛发型、大斑片型、大斑块型和小斑块型等。

3. 银屑病是一种心身疾病吗?

答：明确地讲，银屑病是一种心身疾病。

心身疾病是指心理、社会因素在疾病的发生、发展、治疗、转归和预防等全过程中起主导作用的一类躯体疾病。如今，心身疾病在整个疾病体系中所占的比例越来越大，慢性疾病大多属于心身疾病。它是身体和心理互相影响、恶性循环的结果，或者说是心理的问题投射到身体上的表现。

身体和心理恶性循环就是疾病的状态，或者说是陷入一种疾病的怪圈，而当找到一个突破点加以转变，使身体和心理达到一种良性循环状态的话，治疗会越来越顺利，向健康靠拢。临床事实证明，有的患者没有经过药物的治疗，但懂得用一些方法把心态调整好，或者利用生物反馈疗法、腹式呼吸疗法等，疾病也可以慢慢治愈。这就是完全从心理的角度去治疗，对于一部分人来说也是有效的。当然，也有一些急性发病的，与心理没有特别关系的患者，通过单纯的药物来治疗也可以达到很好的疗效。

在大部分情况下，银屑病的发生、发展与患者的个性、情感（如紧张、烦恼、忧虑等心理因素）及社会环境有密切的关系。这些因素是银屑病发生和加重的重要因素，所以我们需要关注身体和心理两个方面。比如，有的患者在治疗的过程中总着急，这样焦灼的心理会直接影响治疗的效果；有的患者病情已经很稳定了，但是家里有了突发事情，于是病情迅速加重，等等。可见，保持情绪稳定，有利于身体康复。

4. 银屑病的病因是什么?

答：对于银屑病的病因，现在流行的说法是“银屑病病因不明”，所以不能根治。很多的书籍里面也是这样表述的。病因不明，还能治疗吗？病因不明的治疗不是瞎猫碰死耗子吗，或者说是“化妆”疗法（只管表面，不管内部，不顾长远）吗？

在广汗法体系中，对于银屑病的病因有明确的解释，通过三句话就可以认识到银屑病的病因、治疗机理以及能不能根治这些问题的核心。第一，正常的人体皮肤应该能正常出汗。第二，银屑病是出汗不正常后的结果。第三，治疗和根治的原理就是恢复正常出汗，使汗向正常转变的过程中，皮损自然会消失。

5. 什么因素会诱发银屑病呢？

答：首先要明白，诱因是什么。

广汗法认为，银屑病的得病原因分为三类，即基因、素因和诱因。基因即遗传因素，受之于天地父母，是我们无法改变的，但它只能决定疾病的易感性，不能决定疾病的发生。素因是后天的，由生活方式、情绪、运动、环境等决定。诱因即诱发因素，如外伤、过敏、服药、情绪刺激等，是随机发生而不可避免的。在这三类原因中，我们能控制的只有素因。

诱因就是身体做好发病准备时，能诱发疾病的因素。对于银屑病，除了外伤、过敏、服药、情绪刺激等，还应该有其他诱因。

银屑病的发病是有诱因的，但并不是每个人在诱因的作用下都会引发银屑病，诱因并不起决定作用，或者说根本不重要。离开素因，基因和诱因就不会发生关系，疾病也就不会发生。

诱因是防不胜防的，所以研究诱因的意义，远远不如研究基因和素因。这一关系可用做鞭炮和放鞭炮的过程来形象说明。各种基因分别充当火药、纸、药捻等角色。如果这些做鞭炮的原料只是处于散放状态，它就止于原料，不会形成鞭炮。素因是鞭炮原料的组合过程，鞭炮一旦形成，就由散放的基因状态变成随时可以被激活的素因状态。一旦有一个诱因随机引爆，疾病就发生了。

基因是先天的，我们只能接受。诱因是随机的，难以控制。所以，要想不得病，我们关注的不是诱因和基因，而应该是素因。

6. 外伤会诱发银屑病吗?

答：从“什么因素会诱发银屑病”的问题中，我们已经知道，外伤是银屑病的诱因之一。但是，诱因在银屑病三类原因中并不起决定性的作用，如果素因没有形成，诱因就没有意义。所以，我们大可不必一有外伤就紧张，我们要做的是通过生活方式的调整使素因不能成形。

在广汗法治疗体系中，我们希望身体处于一个“阳”的状态，也就是“动”的状态，就是身体对疾病的反应能力很强，顺应这个方向，疾病就容易治疗。身体内部有问题，能表达是好的；如果有问题，身体无法表达，反而不好。

假如受伤的部位会出现新的皮损，说明这时的身体处于一个动态的、阳性的阶段，身体有表达问题的“想法”，外伤给了它一个“出路”，这是一种好的表现。相反，如果有一些诱因身体也没有反应的话，不一定就是没有问题，而是身体对于问题没有反应、表达的能力，这属于阴性的状态。我们认为阳证易治、阴证难疗，所以我们要想办法使身体由阴转阳。

7. 为什么感冒、扁桃体发炎会引起银屑病呢?

答:很多医者把感冒归为银屑病的一个诱因,其实这是一个误区。广汗法体系认为,并不是感冒、扁桃体发炎引起银屑病,而是感冒、扁桃体发炎误治引起银屑病。

首先我们要正确认识感冒。人体是一部相当精妙的仪器,当外邪作用于人体,人体就会自发地与外邪做斗争,所以感冒、发烧、发炎都是身体在与疾病做斗争的表现,是人体对疾病正常反应的结果,是积极的。治疗应该顺应这个方向,"汗出而解"才是正确的治疗方法。而目前临床中对此多以西药消炎和中药清热解毒为主,目的是让症状尽快减轻,只管速效而不顾长效,这就犯了中医理论所说的"引邪深入"和"郁遏邪气"的错误。感冒症状缓解了,却导致了"热"邪壅遏血分的后果。

感冒、发炎本身不会引起银屑病,当身体机能这种表达的正常程序被消炎药、退烧药打击压制后,人体会寻找其他方式来表达,银屑病是这种"补救"的方式之一。如果这种表达方式继续受到打击的话,其他更严重的疾病就会发生。所以,对待疾病,我们一定要正确认识,"以人为本",选择正确的治疗方向。

8. 感冒与感冒治疗不当,二者中哪个会诱发银屑病?

答:后者,也就是感冒治疗不当才会诱发银屑病。感染中以感冒、扁桃体炎、咽喉炎等上呼吸道感染性疾病最为多见,这类疾病俗称为"感冒"。上呼吸道感染在中医学中属于外感范畴，治疗应该用解表剂使其“汗出而解”，然而目前临床中对此的治疗方向都是错误的，是“压”，而不是“散”，只管速效而不顾长效，这就犯了引邪深入的错误。邪郁后，有的还能自发外散，便导致了急性点滴型银屑病的发生。这就是“感冒容易诱发银屑病”的真相，实际上是感冒误治诱发了银屑病。

9. 银屑病真的能根治吗?

答：很多书籍里面提到银屑病病因不明，不能根治。

如果病因不明的话，治疗只是无目的的试探，根治自然无从谈起。但在广汗法体系中，银屑病的病因明确，所以银屑病是可以根治的。广汗法对于银屑病的认识和治疗有系统而严谨的论述，这为银屑病治好不再复发找到了道路，治好不再复发即根治。

那么，什么是根治呢？就是我们在对疾病的发生和发展规律有明确认识的基础上，能自觉地调整体质，防止素因成形，使身体始终保持在一个尽量健康的轨道上，疾病自然就不会发生。

所以，我们经常说：广汗法是有病治病、未病防病、与本病无关者可以保健养生的三位一体的方法。广汗法强调的是健康的大法，所有人任何时候开始都是可以的。广汗法强调的是认识和方法，而不是治疗和药物。

10. 怎样才算银屑病得到治愈呢?

答：皮损没有了就算治愈了吗？不是。许多错误的方法也可以使皮损消失，甚至速度很快，消失得很干净，但是过不了多久，就会重新爆发，而且越来越重。这种治法，很多银屑病患者有亲身体验，并深受其害。

广汗法体系中，经常用冰来形象描述银屑病的治疗状态：水面上有冰，如果我们要达到看不到冰的目的的话，最简单的办法也许就是用工具把冰推到水面下。难道冰的问题就解决了吗？没有！只是看不到了，隐藏得更深了。还有一个办法就是让水的温度升高，这样不仅能让浮在水面上的冰融化掉，而且隐藏在水面之下的冰也融化掉了。

银屑病的治愈，需要以人为本，以整体健康为目标，从人的长远利益出发来谈。其一，皮损全部变平，和周围正常的皮肤摸起来是一个感觉；其二，皮肤恢复正常的出汗状态；其三，精神状态不错。这样，疗效“三阶梯”的三点都达到了，并且能保持三年——经历三个春夏秋冬还没有问题，这就算治愈了。

11. 银屑病的复发是什么意思？

答：对于银屑病的复发，大家有很多误解。在门诊，我们经常会说一句话：“你还没有资格复发。”

其实，复发指的是真正意义上的治愈后疾病再次发作。也就是说，只有治愈以后才有资格复发，而没有真正治愈以前皮损的反复发作不能称作复发。如果精神、出汗、皮损等达到良好的状态已持续3年以上，你的生活习惯（也就是医生开的生活处方）已经“贯彻”到位了，不再容易长新的皮损。

12. 银屑病真的可以不药而愈吗？

答：完全可以。先来了解什么是不药而愈。广汗法的治疗体系分两大部分，一部分是方药的应用，包括内服药与外用药；另一部分是生活处方，就是教给患者在日常生活中要做到哪些调整。

我们给患者做的应急培训和集中训练，目的就是希望患者更好地执行生活处方。前面我们已经提到，正常的人体皮肤应该能正常出汗。若身体出了问题，会找一些途径去表达，银屑病就是其中的一种表达形式。我们可以应用药物帮助人体恢复正常的出汗，也可以通过其他方式如运动、调节情绪、晒太阳、泡澡等让人体慢慢恢复正常的出汗，或者两者兼用。如果我们能仅仅通过“贯彻”生活处方，把“四多两温度”做好，达到向人体正常出汗转变的目的，就会不药而愈，也就是自愈了。在临床中，这类患者也不少见。

13. 银屑病的自愈就是自己给自己治病吗？

答：自愈指的是不用药物，通过调整生活方式来尽量达到广汗法要求的正常出汗的标准，使疾病自行痊愈。

自愈并不是患者道听途说，或者自己发明了治病的手段来给自己治病。否则，就叫乱治，乱治包括医生的乱治和自己的乱治。在不懂疾病机理的情况下，采取的任何治疗手段都是乱治。乱治的后果就是疾病会越治越重，给以后的正确治疗设置了障碍。

14. **银屑病会传染吗？**

答：银屑病不传染。传染是指疾病从有病的生物通过某种途径传给无病的生物。大量的研究表明，银屑病不会进行这样的传播，所以，与银屑病患者共餐、共浴、理发等，不会被传染。

15. **银屑病会遗传吗？**

答：这个问题不能简单地用“是”或“否”来回答。

我们已经知道，银屑病的发生有三类原因，即基因、素因和诱因，其中起决定作用的是素因。基因仅仅决定疾病的易感性，而不能决定疾病的发生。换句话说，基因只是种子，种子可以决定发什么芽，就是得病的倾向性，但不能决定是否发芽，是否发芽需要看土壤是否适合种子发芽，土壤就是素因。比如，高血压、糖尿病会遗传吗？如果家族中有人患这样的病，那么我们也许会有患这个病的倾向，但是我们可以通过积极的调整使自己不得病。银屑病也一样，完全可以通过调整素因而使自己不得病。

所以，家族中有银屑病史，我们也不必紧张和恐慌，只需要在生活方式上多加注意，使身体保持尽量正常的出汗，就不会得病。

16. **银屑病患者可以怀孕与哺乳吗？**

答：可以。至于什么时候可以，只有一个要求，即不用药物，身体也可以达到一个平稳的状态，就可以怀孕和哺乳。这与有没有皮损没有关系，并不是说有皮损就会遗传，没有皮损就不会遗传，遗传的是种子，和你外在的皮损表现没有关系。我们讲银屑病是不传染的，所以不必担心乳汁的传染。

17. 不同的地域、气候、季节对银屑病有影响吗？

答：有。广汗法认为，如果身体能达到正常的出汗，就有利于银屑病的治疗和自愈。正常的出汗表现在四个方面，即微汗、均匀、持续、和缓。不同的地域、气候、季节，都会对身体出汗的情况有影响，自然也会影响银屑病的变化。有利于身体接近正常出汗的地域、气候、季节，就对银屑病有利；反之，则不利。我们要做的就是利用环境中的有利因素而控制不利因素，使身体一直保持在一种尽量温润的状态。

18. 夏季是治疗银屑病的最佳时机吗？

答：不是。每一个季节都有其有利和不利因素。

广汗法要求出汗量少而匀，身体一直保持温润，具体表现在四个方面：微汗，均匀，持续，和缓。夏季气温高，容易出汗，这是有利的方面，但是夏季出汗不容易被控制——在容易出汗的地方出汗多，不易出汗的地方出汗少，这就是不利之处。冬季虽然寒冷，不容易出汗，但是通过正确的穿衣、运动等，更容易控制出汗。

银屑病治愈的标准是每个季节出汗都要正常，对于正常出汗的四个表现，每个季节都有利于银屑病治疗的好的方面，所以不能笼统地说哪个季节是治疗的最佳时机。

19. **银屑病会癌变吗?**

答：从机体的反应能力来讲，银屑病是不容易癌变的。但是，如果经过错误的治疗则有可能癌变。这也就是中西医专家达成的共识——“与其乱治不如不治”的原因之一。

银屑病本身是个很好的病。身体有了问题，它能给这个问题一个合适的表达渠道，而这个渠道对整个人体的健康和生命是没有危害的。如果这个渠道通畅，没有受到压抑，人体不需要找另外的渠道——更严重的疾病反应。也就是说，银屑病不乱治不会癌变，这是经过西医同道严谨的研究和观察得出的结论。

20. **“不死的癌症”怎么认识?**

答：有人说，银屑病是“不死的癌症”，意思是说银屑病是不治之症，它会折磨你一辈子，永远好不了，只是不要命而已。这引起很多银屑病患者的恐惧和绝望。

广汗法对于本病的病因、病机和治疗有系统而完善的认识，银屑病不仅可以治愈，而且可以根治不再复发，所以它不仅不是一个很严重的病，而且还是一个好病，是一个“好老师”，大家不仅不应该恐慌，相反应心存感激。

21. **为什么说疾病是个“好老师”呢?**

答：很多患者得了银屑病，即使临床治愈了，也还是担心，担心疾病再复发。

其实，换个角度看，银屑病真的是个“好老师”。

如果身体有了问题，会表达比不会表达好，表达的方式不要命比要命的好。银屑病就是一种对你生活质量没有影响的表达方式，它提醒你：“你的身体有问题了，赶快注意吧”。那么，你就要反思你的生活习惯调整好了没有；医生给你的生活处方“贯彻”到位了没有。从这个角度讲，我们应该感激这个病，如果我们做错了，它马上出来指出我们的错误，监督我们，直到我们调整好了才悄悄离开。

如果我们“胡作非为”，没有人监督，没有人及时指出，任由我们糟蹋自己的身体，直到出现不可挽回的结果，你说那样是好还是不好呢？

22. 银屑病的六大好处是什么？

答：当人们得知自己得了银屑病时，往往很紧张、焦虑，甚至绝望，认为这辈子完了。害怕别人知道，担心被人歧视，生活在愁云惨雾之中。事实上，我要恭喜你，你得了一个好病，让我来告诉你银屑病的六大好处吧。

第一，不传染。你可以放心地与他人交往，也不必与家人隔离。

第二，不死亡。这个病只要不误治，就不会要命。不要命的病就可以从容地慢慢治，不必恐慌于和家人的生离死别。

第三，不遗传。我们已经知道，基因只决定疾病的易感性，也就是身体不好的时候得病的优先性，而病是不遗传的，也就是说银屑病对你的后辈没有影响。如果说有影响的话，也只是让你注意一些，提醒你更健康地生活。

第四，哨兵。在身体出现问题的时候，通过某种方式发出信号，及时地提醒你注意，便是哨兵。银屑病，长在皮肤外面，对于你的生命没有影响，却又及时引起你的重视，提醒你赶快采取措施，所以银屑病是一个好哨兵。

第五，好老师或诤友。在“为什么说疾病是个好老师”问题中已有分析，这里不赘述。

第六，银屑病是一块“试金石”，它能试出谁是真正对你好的人。比如谈恋爱时，如果你的恋人因为银屑病而嫌弃你，离你而去，说明这个人是不足以共度一生的，他（她）就应该早早地在你的生命中消失。

……

也许还有很多其他的好处，有待于大家自己去发现。

23. **遭遇牛皮癣，应该干什么？想什么？看什么？找什么？**

答：应该干——让你的生活做一个停顿，好让你有机会重新审视自己的生活状态。

应该想——我的健康出现什么问题，我如何亡羊补牢。

应该看——看一些健康类图书，以及有关银屑病治疗方面的书籍和资料。

应该找——找一个懂得“广汗法”的好医生，让他做你的教练，陪你走上健康之路。

广汗法与正常出汗

1. 为什么要选择广汗法治疗银屑病？

答：广汗法体系可以明确、简洁地把银屑病的病因说清楚，为大家指明努力的方向。经临床验证，广汗法对于银屑病有较好的远期和近期疗效，有益无害，作为一种自然疗法，应该成为治疗银屑病的首选方法。

广汗法体系认为，皮损是人体表达内在问题的一种方式，这种方式是大家不愿意接受的，而出汗是人体的另一种表达方式，正常的出汗是人们可以接受的方式，广汗法治疗的核心就是“以汗代疹”，既保留表达问题的趋势，又能做出调整，让表达的方式变为人们乐于接受的方式。

2. 广汗法的目的是什么？

答：广汗法的目的不是出汗，而是恢复正常的出汗；不是强发其汗，而是身体恢复健康后的自然出汗；不是治疗皮损、疾病，而是恢复健康的同时治好皮损、疾病。

3. 广汗法的作用有哪些？

答：广汗法对于银屑病患者来说是治疗，对于银屑病患者的家人来说是预防，对于貌似健康的人来讲是保健和长寿。

应该说，广汗法是所有人恢复健康的一个途径，不仅仅适用于银屑病患者。

4. 广汗法和其他中医疗法有什么不同?

答：广汗法强调的是目的，是以正常而健康的出汗为目标的所有方法的统称。

最大的不同就是方向的不同，其他疗法强调的是药物和方剂的作用，而广汗法则强调人体正常而健康的表现。

5. 广汗法只治疗银屑病吗?

答：广汗法是以健康为目的的治疗大法，不仅仅适用于治疗银屑病。

正常出汗是皮肤健康的标志，而皮肤的健康是人体健康的一部分。所以，广汗法是通过恢复皮肤正常出汗的功能来恢复人体健康的一类大法。如果身体的问题都能从正常的出汗来进行表达的话，那么就不需要通过皮肤病的方式来表达，或者伤及身体内部而造成更严重的后果。因此，在出汗恢复正常的情况下，整体的健康就会恢复——不仅银屑病，其他疾病也都会得到康复。所以说，广汗法是治疗所有疾病的大法。

6. 广汗法会让皮损发出来吗?

答：很多人误以为广汗法是用“发”的方法（或用“发物”）让皮损变多，于是畏惧使用。

其实，广汗法“发”的是汗而不是皮损，汗路越通，“以汗代疹”，皮损越少。所以，正确地应用广汗法是不会出现皮损加重现象的。

7. **在广汗法中，健康的长效和皮损减少的速效矛盾吗？**

答：不矛盾。“既求长效，又求速效，在保证长效的基础上求速效”是可以做到的。

银屑病属于典型的心身疾病，皮损可以影响心理、情绪、思想；反过来，心理、情绪、思想的问题又会影响皮损，于是形成“恶性循环”的怪圈。要打破“恶性循环”这一怪圈，一方面让患者从理论上认识到汗的重要性，明白得病的道理，知道病的来路（同时，也就明白了病的去路），知道“病非不治也”，从而理性地树立起必胜的信念；另一方面，便是患者眼中的疗效——在安全、自然的前提下，在短期内取得“疗效”也应该是医生的责任，皮损越轻，患者的心理、情绪就会越放松；心理、情绪的放松，又会加速皮损的减轻，由此形成良性循环。这也就是我们积极研制外循环恒温静浴仪、分段洗浴器、中药熏疗仪、魔术保暖衣等的原因。

8. **广汗法就是让多出汗吗？**

答：这种认识是错误的。随着广汗法在业内以及患者当中逐渐被认可，对其断章取义的误解和故意曲解也随之而来。如有人认为广汗法就是通过发汗来治疗银屑病，汗多就好得快，汗少就好得慢，无汗就不会好。甚至一些健身房、温泉洗浴中心、汗蒸馆也在做这样的宣传，这便对大家造成了误导。

广汗法强调的是正常的出汗，过和不及都是错误的。为了大家更好地掌握出汗的度，我们提出了出汗的标准，即“四个尽量”：尽量少出汗，尽量多范围，尽量长时间，尽量和缓的态势。

广汗法体系倡导的是绿色自然的生活方式，所以希望大家能在对广汗法做全面了解的基础上去运动、日晒、饮食、穿衣、思考等，以免一知半解带来不良后果。

9. 银屑病与汗有什么关系？

答：广汗法认为，“汗”分三种：银屑病是白汗，有些出血如流鼻血是红汗，还有就是人体皮肤的汗液。当人体出现了问题，需要给疾病以出路，这三种“汗”都是人体疾病的表达方式，为人体聚集不通的地方给出通道。但皮损这种方式是大家不愿意接受的，出汗也是人体的一种表达方式，而正常的出汗是人们可以接受并且是乐于接受的，我们治疗的核心就是要保留这种疾病表达的能力，然后做出调整，让正常的出汗代替白汗，这就是出汗可以治疗银屑病的原因。

10. 健康皮肤的标志是什么？

答：广汗法认为，健康皮肤的标志就是汗路保持适度通畅，汗门开合自如，其表现为正常的出汗。

11. 正常出汗的标准是什么？

答：有四种表达方式，但表达的是同一个意思。

第一种方式：微汗，均匀，持续，和缓。

第二种方式：一天到晚，全身总是暖暖的、潮潮的。

第三种方式：一时许（对于外感病是一时许，对于疑难杂症应该改为尽量多），遍身漐漐、微似有汗。

第四种方式：尽量少的出汗，尽量多的范围，尽量长的时间，尽量和缓的态势。

12. 广汗法就是让身体出汗吗？

答：广汗法是以正常出汗为目标的所有方法的统称。广汗法的目的不是强发其汗，而是身体恢复健康后的自然出汗。得汗只是恢复健康的标志之一，而不是最终目的。

13. 正常出汗需要具备什么条件？

答：广汗法的目的是正常出汗，正常出汗需要具备3个条件：一是，身体内正常的水液要充足；二是，身体内要有正常的火；三是，正常的火加到正常的水上面变成汽，还要有正常的通道（分为内通道与外通道）让它能体现于体表。这3个条件可简称为“有水、有火、有通道”。

14. 出汗的程序是什么？

答：先“能出”，再“少出”，终“匀出”。

第一步是能出。能出汗了，才能谈到控制。如果根本无汗，也就无法谈控制。第二步就是通过药物或者衣物的调整，把出汗多的部位控制得少一点，出汗少的部位调整得多一点，逐渐地让身体学会自己调整。最后一步就是达到全身出汗均匀。

15. 为什么出汗多不好呢？

答：首先要明白，汗是怎么来的。从“正常出汗需要具备什么条件”的问题中，我们已经知道汗是体内的火加热体内的水后通过适当的通道气化而成。如果出汗过多，那么体内的火和水都会消耗过多，用中医术语讲就是既伤阳又伤阴，所以出汗多不好。

16. 局部汗多怎么办？

答：假设在不影响健康的前提下，身体出汗的总量应该是一定的。如果局部出汗多，把该其他部位出的汗都出了，其他部位出汗就会少或者无汗，形象地讲就是“旱涝不均”。

这是因为身体整体的调节功能弱，这种调节功能由脾胃掌控。从内调，需要加强脾胃的调节功能；从外调，可以在出汗多的部位扑粉或减少衣物等让出汗减少，而出汗少或无汗的部位可多穿衣物加强保暖使其出汗，也就是借助外力尽量使出汗变匀。

17. 为什么要关注小腿出汗？

答：一般来讲，小腿是最不容易出汗的部位。按中医理论来讲，风从上受，湿从下受，小腿这个部位容易有湿邪，湿邪阻滞就容易使汗路不通。如果连最不容易出汗的部位也能出汗，说明身体整体能出汗了，同时关注脾胃的调节功能，使出汗均匀，出汗就会趋于正常了。

18. 小腿老不出汗怎么办？

答：一是通过药物，如三联服法对不出汗的部位重点突破；二是通过衣物的调整，促使不爱出汗的部位出汗。

19. 通过衣物调整出汗有什么原则吗？

答：衣物调整出汗的基本原则是：1∶2∶8（或1∶2∶16）。即在容易出汗的部位如前胸和后背，穿衣的保暖指数是“1”的话，在稍差的部位如小胳膊外侧，穿衣的保暖指数就是“2”，而出汗很差或不出汗的部位如小腿前部，穿衣的保暖指数就是“8”或者“16”。

其实，这只是一个大概的比例，实际运用时，要灵活，总的目标是要达到出汗均匀。

20. 为什么头部有皮损要关注小腿出汗呢？

答：无论是正常的出汗，还是红汗、白汗，都是身体有问题的表达方式。

如果全身的皮肤恢复健康，也就是能以正常出汗的方式表达身体的问题，那么“白汗”（也就是银屑病皮损）这种表达方式就不需要了。

小腿是最不容易出汗的部位，如果小腿的出汗正常了，那么全身的出汗就会恢复正常。头部往往是皮损最顽固的地方，所以它对于出汗的要求会更高。可见，如果小腿出汗了，最顽固的皮损也就好转了。所以，头部有皮损更需要关注小腿的出汗。

21. 皮损处老不出汗怎么办？

答：可以试用硫黄。硫软膏价格低廉，不被医生和患者重视，实际上它有很好的融化皮损“冰块”的作用。它适用于被厚厚的“冰块”覆盖、难出汗的皮肤。每日涂抹不限次数（10～20 次），哪里不出汗抹哪里。但硫黄皂外洗会让皮肤变干，不符合温润的原则，不建议使用。

22. 可借用保鲜膜和暖宝宝让身体出汗吗？

答：保鲜膜不透气，不建议使用。暖宝宝过热，会使出汗过多，所以在得不到很好控制的时候尽量不用。最好通过自然的方法，如增减衣物、加强锻炼等使身体出汗。

23. 出冷汗怎么办？

答：中医有“冷汗如油”的描述，那是阴阳将绝，也就是人即将死亡的严重表现，在银屑病的治疗过程中很少会遇到真正的“冷汗”。

这里说的是出汗以后感觉到冷，即汗出觉冷，而不是冷汗，原因是汗出多了。

广汗法中反复强调“阳气内蒸而不骤泄”，强调的是保持身热而微微出汗的状态。汗出过多，体表热量被大量带走，就会感觉冷，这时需要做的是控制出汗量。

出汗以后衣服过少，或者周围环境温度过低，也会汗出觉冷，还是需要“环境知冷暖”和“阳气知内蒸”。

24. 如何理解“阳气内蒸而不骤泄”？

答：治疗的最终目的是达到“阳气内蒸而不骤泄”的状态。一方面，阳气在体内循环流动，可把身体郁结的地方打开；另一方面，阳气保持在体内，不让它很快泄掉（阳气泄掉就不能在身体内充分循环了），但还不是完全郁闭，有一个小缝儿开着，透透气，憋不坏，就像蒸馒头不能老揭锅盖，也不能一点儿气不透——不透气，锅会炸；太漏气，馒头蒸不熟。

25. 如何从“给门开一条缝”来理解微汗？

答：人体微汗与身体之热的关系，正如“满屋皆热，透一点儿气出来正好”，热而不闷，泄而不骤。

26. 汗蒸与蒸气浴对广汗法有利吗？

答：根据广汗法出汗的四个标准来判断，我们要求的是“阳气内蒸而不骤泄”。汗蒸与蒸气浴的温度都比较高，汗出过多会伤及体内的正气。而且闷热的环境很潮湿，这与我们要求的温润是不一致的。

所以，我们要尽量在自然的环境中，用自然而健康的方式使身体保持微汗。

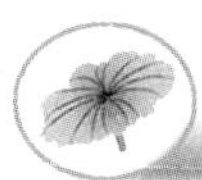

择医、用药细节

1. 银屑病患者如何避免上当受骗?

答：如今，治疗银屑病的广告铺天盖地、鱼龙混杂。银屑病患者非常着急，找一种快速有效的方法解除痛苦的心理非常迫切，上当受骗者也不计其数。因此，我们在选择医生和治疗方法的时候，理性就显得特别重要。

用患者的话来讲，就是找个讲理的医生（这里的“理”讲的是你能看懂、能思考、能努力的理）。

在选择时，你要用智慧明辨真伪，弄明白你所使用的治疗方法有没有系统、严谨、完善的理论作支撑，如果没有，仅仅宣传治疗效果如何好，那就可能涉嫌欺骗了。

2. 怎么选择适合自己的医生和治疗方法?

答：如果你选择的是正规的医院、正规的医生，治疗就一定有把握吗？也不一定。每个医生的治疗理念、治疗方向和方法是不同的，有的也许适合你，有的也许就不适合你，这需要理智的判断。如果在治疗的过程中，你的身体和精神各方面都在好转，那么这个治疗就适合你；相反，你就该重新做出选择。

3. 如何判断治疗效果好坏呢?

答：在治疗过程中，判断治疗方法对不对，是不是适合自己，并不是只看皮损的变化，判断疗效好不好要看三点：一是精神好不好，二是出汗匀不匀，三是皮损薄不薄。

一个判断疗效的原则是“抓大放小”。人的整体健康是最重要的。如果在治疗过程中皮损减轻，但是出现了全身怕冷、胃肠不适、失眠等不良状况，这样的治疗就不好；相反，皮损没有多大变化，但是身体整体状况在变好，如身体怕冷减轻，饮食睡眠等状况都很好，这样的治疗方向才正确。

正汗和脾胃是核心，皮肤的变化是提醒。健康需要精力和时间的投入，如果方向正确了，但是皮损变化得还不够好，便是提醒你投入得还不够。

4. 为什么成分不明的药物不能用呢?

答：成分不明，没有批号，这样的药物一定是不正规的。这些药往往是针对皮损的，它会不择手段地使皮损在短期内消失，但会给疾病和身体带来更大的危害。这就如同我们前面提到的把浮冰推到了水面下，这样会给今后正确的治疗造成更大的困难，所以千万不要使用这些以速效为目的、不计后果的药物。

5. 为什么不能随便使用广告宣传的专治银屑病的成药呢?

答：第一，成药的成分是固定的。而人与人不同，病与病不同，同一人同一病所处的阶段也不同，也就是说人和病是动态的，所以用固定不变的药治疗动态变化的疾病是不现实的。

第二，广告宣传的成药主要是针对症状的。而正确的治疗是需要医生、医疗的方法和医学的思维来针对人与病做出动态判断和调整的。

所以，不提倡使用这些广告宣传的成药，尤其是没有批号的药更不要轻易尝试。

6. 为什么秘方、偏方不可随便用？

答：首先了解什么是秘方和偏方。秘方就是不告诉你用药成分。秘方如果治对了，当然是好事，但是如果治错了，你根本不知道是哪里出了问题，所以尽量不要去用。而偏方，很多都是以皮损的快速减轻为目的，而不是立足于人的整体健康。所以得了病，还是要找明理的医生去治疗。

7. 为什么别人用了有效的方子我不能用？

答：每个人的身体状况不同，同样的疾病在不同的人身上的体现不一样，所处的病变阶段也不一样，所以别人用过的方子不一定就符合你的情况，不能直接拿来用。

8. 银屑病的治疗不能使用寒凉药吗？

答：这个问题不能一概而论。同样是银屑病，每位患者的病性不一样，能不能使用寒凉药，需要专业的医生根据疾病的具体情况做出判断。

广汗法体系并不排斥寒凉药物的使用。广汗法的原则是让身体恢复正常的出汗功能，只要能达到这个目的，任何方法都是可以接受的，包括寒凉药物的恰当使用。

从汗需要“有火有水有通道”的原理来讲，如果火太大而水少，加冷水才能既生汗又化解多余的火。

9. 清热凉血的方法治疗银屑病是错误的吗？

答：现代中医界对于银屑病的治疗多采用清热凉血的方法，这一方法对有些患者有效，而对另一些患者不太适合。因为人与病是不同的，所以一概而论某种方法有效与否毫无意义。

实际上，治疗方法的使用，我们不能笼统地说它错还是对、好还是坏，方子和方法，适合的就是对的，不适合的就是错的。

广汗法强调的是健康的目的，所以广汗法是不存在错误的。但方剂和方法是讲治疗方法的性质，所以会有对错之分。

在赵炳南、朱仁康老先生的那个时代，清热凉血的方法作为治疗银屑病的主要方法是适合的，也就是正确的。但是，“时过境迁治宜变”，原来的治疗规范对于很多人来说已经不适合了，我们应该根据现在的人群来确定新的治疗大法。对于目前的银屑病患者，应该采用一些温热性质的药物和方法来做调整。

广汗法是以目标来命名的治疗体系，只要能达到人体正常出汗并保持的方法都叫广汗法，不管是凉药、热药、补药、泻药或者其他不用药的方法。

也就是说，广汗法的视野里不排斥任何的方法，但是针对特定的患者时，会择善而从。

10. 为什么一直吃中药病还会越治越重？

答：不能说吃中药病就一定会好，中药也要用得恰当，适合的才是好的。而且，中药讲究的是一人一方、一时一方，随时根据病情变化做出动态调整。如果方向和角度错了，即使吃的是中药，也不会有效，甚至会越治越重。

11. 激素类药物可以用吗？

答：如今，人们谈激素色变，殊不知在一些速效的不知名的药物中也许就添加了激素。很多人在滥用激素，出了问题，就把罪名归到了激素，这是不正确、不公平的。事实上，是滥用激素导致的问题，而不是激素本身的问题。

“物无喜恶，过则为灾”，无论是药物还是治疗的方法，都不能简单地说好还是不好，对还是不对，只有适合和不适合的问题。如果医生给你使用的激素是公开的、有处方的、适量的、有理有据、能用能停，我认为是可以使用的。

12. 可以用拔罐刺络放血等方法治疗银屑病吗？

答：其实，所有的方法都不能笼统地说好或坏，对或错，只有适合不适合、时机对不对的问题。

每一种方法是不是适合你，时机对不对，要交给专业的医生来进行判断。所以建议大家，当你想要用某种方法对付你的疾病的时候，一定要先咨询一下专业的、明理的医生，千万不要自作聪明。你也许在你的行业当中是聪明的，但是在银屑病的治疗领域中，你还是应该寻求懂广汗法的专业医生的帮助。

13. 为什么不能用消炎药？

答：对于药物方剂或者方法的使用不能简单地评判好坏与对错，只有是否适合，时机对错。对于消炎药、维生素、抗生素、激素等，我们提倡不要滥用，不是不能使用。使用时，最好找一位专业的医生，给予指导与帮助。

14. 乱治（误治）包括哪两方面？

答：包括医生乱治（误治）和自己乱治（误治）。很多人有自以为是的毛病，在没有准确明白病理前，不可固执己见。

如果在不方便找医生时，患者可以思考得病和治病的机理，追求自愈——利用合理的途径，如我们讲的自然疗法（阳光、空气、水、情绪、信念），最好不乱用方法和药物。也就是说，千万别治坏了，因为治坏了的病比疾病本身更难治疗。

15. 为什么要让医生了解自己的既往病史？

答：综合判断、用药兼顾、避免危险是治疗的底线。

如果患者故意隐瞒自己的病史，无异于拿自己的生命开玩笑。

就诊时，患者要主动告诉医生自己患过什么病以及现在的状况。首先，这样可以使医生对你的身体状况有更全面的了解，有助于综合判断，综合治疗。其次，让医生尽量了解你身体的状况，特别是会影响到生命安全的重大疾病，如心脏、肾脏、血压等情况，这也是对自己负责。如果隐瞒，医生用药没有兼顾的话，或许会造成严重的后果。

16. 为什么要求停药 4 周再来面诊呢?

答：停药指的是在接受面诊之前，先要把以前你在别的地方、别的医生给你用过的治疗方法，包括内服、外用和理疗的方法全部停掉 4 周。为什么要这么做呢?

首先，以前内服、外用的药物或者其他治疗手段如激素、光疗等都会对患者的皮损有影响，会给医生造成假象，从而影响医生对皮损本质情况的判断，也会影响医生对患者本来身体状况的判断，自然会影响到医生的治疗方法和策略的制订。总之，对着假象做出的判断是不准确的。

其次，当前很多治疗方法针对的都是疾病这个结果，用药以寒凉为主，压制人体的反应能力，而广汗法正好相反，它针对的是人体本身，是让人体的正常功能慢慢恢复，从而使疾病自然痊愈。如果停药时间不够长，直接接受广汗法的治疗，那么新的治疗不是在疗病，而是在治疗以前药物带来的问题。而这个问题，完全可以不用药自身代谢掉，所以这时的用药其实意义不大。

再次，如果停药时间不够长就直接接受广汗法治疗的话，很可能会出现这样的情况：用药之后，身上马上会有很多新皮损——这是因为以前的药把皮损压住了，现在方向变了，不压制了，皮损就会马上反弹。但患者并不认为这是原来的药停掉后出现的“反弹现象”，却以为是新的治疗方法导致的结果，这就会给患者带来紧张、焦虑、恐慌，对广汗法产生怀疑和动摇，不利于后续的治疗。

基于此，我们要求先把原来的药停 4 周，让疾病在没有药物干扰的情况下，尽量恢复到自然的状态，然后再开始治疗，这样更有利于医生的治疗和增强患者治疗的信心。

17. **停药 4 周后，皮损大面积复发怎么办？**

答：首先明确一个概念，复发指的是疾病已经治疗好了以后再次发病，而疾病的治好并不仅仅是看皮损有没有，这一点在广汗法体系里是有严格界定的，可参看“怎样才算银屑病得到治愈”的问题答案。

停掉以前不恰当的药物，皮损的反弹不能叫复发，因为疾病本来没有被治好，所以这个问题应该改为“停药以后，有很多新发的皮损怎么办”。

患者一定要明白这是正常现象。原来的皮损为什么会减少，原因是被药物或者其他手段压制住了，不能表现出来，但身体并没有变好，现在不用药物压制了，自然就又出来了；或者由于之前的治疗方法不当伤及身体，皮损会出得更猛，这是很自然的。那么，我们该怎么办呢?

如果皮损对于生活或者生命影响不大的话，建议只是观察、等待，让皮损尽情地表现到最自然的状态，这样有利于医生的准确判断和以后系统的治疗。如果反弹的皮损太多影响到了生活，我们可以配一些外用的中药药膏做应急处理，或者抹食用橄榄油进行缓解。在此期间，要积极地看书、加微信群来关注和学习广汗法，为以后的治疗做好准备。

18. 为什么要先看书学习再来面诊呢?

答：人们一般认为，生病了，找医生看病，医生开了药，我吃了药，病就该好了。但在广汗法治疗体系中，这种认识是绝对错误的。

广汗法治疗体系强调：(1) 患者懂得越多，医生治得越好；(2) 患者到最后能成为自己的医生，疾病才能根治；(3) 医生不是开药的，是教会患者健康生活的教练。

医生引导你认识疾病、认识健康。治疗的过程，是患者跟随医生这个教练转变思想、改变生活习惯，慢慢提高自身的过程，而吃药反倒是一个辅助的手段。我们的目标是让患者成为自己的医生，患者通过不断地看书学习，不断地领悟，才能对得病的道理和治病的道理有一个深入的了解，即明白这个病是怎么得的，怎么可以让它不得。这样的话，即使有一点儿小问题，自己也可以处理，从而达到医患合作的目标。所以，我们一定要认识到学习在整个治疗中的重要性。如果你不懂，你怎么配合医生呢？

希望大家加入微信群，多看书学习，相互促进，共同让治疗体系越来越完善，达到医患共赢的目标。

19. 为什么需要微信预约成功再来面诊呢？

答：广汗法是对于人的长久健康负责的一种治疗方法，而不仅仅是针对皮损。这就要求患者对于得病的原因、治疗的机理以及如何配合医生有明确的认识，做一个合格的患者，只有这样才能和医生进行积极的配合，达到最好的治疗效果。所以，我们设置了微信回答问题预约的程序，希望来求诊的患者都学习一些疾病的知识，对自己的健康负责，积极参与治疗的过程，而不是把自己的健康无条件地托付给医生。

20. 为什么银屑病治疗的主体是患者而不是医生呢？

答：病是自己得的，最终好的时候也需要以自己为主才行。前面的问题读后，我们应该知道，银屑病是一种心身疾病，生活方式的各个方面对于疾病的发生起到了关键的作用。疾病是你之前错误生活方式的一个阶段总结，从这个“结”开始，我们需要猛回头，反思我们哪些生活方式让身体出现了问题，做出适当的调整，让疾病怎么来的再怎么回去，这件事是患者必须亲自来做的，做好了，疾病就可以治愈并且不再复发。所以说，疾病治疗的主体是患者。医生开的药物只是对于既成结果的一个处理，主要的作用是引导患者去认识疾病的来路，引领患者走向健康的康庄大道。所以，医生的角色是教练，而不是治疗的主体。

21. 为什么没有经过乱治的患者更容易康复呢？

答：临床上发现，没有经过其他治疗手段乱治的银屑病患者，治疗速度要快一点，效果要好一点。这是为什么呢？我们常讲，病怎么来，让它怎么回去，这是比较直接的道路。但是，如果病进来了，我们不用“见病知源”这种分析方法，而是针对目前的结果去做一些治疗，把病引到很多岔道上走的话，那么病就不容易回去了。

无论是皮损还是出汗，它的表达趋势都是向外的。目前患者能接受到的非广汗法的治疗，多数是压制的。如果经过一些压制的方法治疗，再去激发人体向外表达的能力，自然要多费一些功夫了。

22. 为什么皮损面积大反而比小容易好呢？

答：皮损范围比较大、长得速度快、长势比较猛且都是小红点的，这种急性点滴型泛发型银屑病治疗速度的确会快，快到什么程度呢？快到一周之内或者是三两天效果就很明显。这是为什么？

广汗法治疗的本质是“以汗代疹”，汗是向外的，疹也是向外的，趋势一致。汗是越匀越好，那疹子是不是越匀就越接近均匀出汗的状态呢？“代”起来是不是就会方便一些呢？

我们治疗的本质是提高人体对于疾病的正常表达能力，

从而提高人体的自愈能力。而这种长势好的银屑病，患者本身的表达能力是比较强的，便于发掘提高，所以治疗速度会很快。而范围局限、发展慢、长势缓、颜色晦暗的，正好相反。

23. **初发的银屑病治疗速度就快吗?**

答：这个不能一概而论，要分情况对待。

初发的银屑病，如果呈急性点滴型泛发型，就容易治疗，速度就快；但如果是局限、肥厚、进展特别慢的类型，治疗也不会很快。

不过，相比较经过错误治疗的银屑病来讲，初发的银屑病治疗起来还是要快一些，容易一些。

24. **为什么小儿银屑病治疗效果更好呢?**

答：虽然小儿银屑病治疗速度的快慢也同样要由皮损的类型来决定，但与成人相比，疗效还是要好一些。

第一，从小儿的身体情况来看，小儿是稚阴稚阳之体，生机比较旺盛。**在生长发育过程中，无论在机体的形态结构方面，还是各种生理功能活动方面，都是在不断地、迅速地向着成熟而完善的方向发展。**按中医术语讲，就是“脏器清灵，随拨随应”，就是说小儿本身在生长的过程中，有一些问题你稍微拨一下就会回到正常的轨道上。正如小树在生长的过程中，有点儿偏，你扶一下，它便顺着自己生长的趋势，容易长正。

第二，从心理的角度讲，由于小儿的单纯和天真，他们给自己的心理压力会比成人小得多，周边环境对患儿的心理压力也会稍微小一点。比方有一个患者讲，她小时候上幼儿园，长了银屑病皮损，小朋友们不是用恐惧或者歧视的眼光去看她，而是觉得“你身上长了一朵小花，我身上怎么没有呢”，反而对她产生羡慕，没有世俗的对于这种疾病的厌恶或者恐惧，这不会让小儿的心理产生压力。

第三，儿童年龄小，所以极少有经过多年错误治疗的，或者是拖了多年还没治疗的病例。

第四，儿童得病，家长会更重视。成人自己得了病，有时会拖着不看，即使看了，有些该做到的也由于种种原因做不到。而儿童得了病，家长特别重视，不会拖着不管，而且医生的嘱咐也会认真地帮助孩子去实践，配合治疗更容易到位。

25. 治疗过程中需关注哪些变化呢？

答：治疗中，一定要注意“抓大放小”的原则，最应该注意的是身体整体健康状况的变化。

广汗法有一个疗效的三阶梯：精神好不好，出汗匀不匀，皮损薄不薄。对于其他问题，我们要求关注的越少越好，这样越有利于精力集中地去关注更重要的方面，这也就是“抓大放小”的意义所在。聚精会神，专心致志，容易让自身的潜力发挥得更好。

26. 在治疗过程中，为什么要把关注皮损放在最后一位呢？

答：作为患者，在治疗中，更应该关注的是精神和出汗的转变。

医生采用口服外用或者生活处方等都是在帮你疏通，患者也应该顺势来关注正常出汗。中医经典理论中有一句话："思则气结"。皮损是身体不通而生成的结，如果你过分关注它，越关注越结，这与医生的治疗思路是背道而驰的。

而如果你能真正地关注健康和汗，在关注的过程中，皮损会顺带消失，这样的"不治而治"才是中医的正道，请大家三思。

以人为本，长远健康，放眼长效，兼顾速效。只有学会把皮损放在最后一位，或者彻底不关注皮损，你才更容易彻底地治好这个"结"。

27. **关注皮损好坏主要看什么？**

答：广汗法主要关注皮损的厚薄和聚散。我们把银屑病比作水面上的冰，冰越薄越容易融化，越散越容易融化。对于皮损的数量多少和面积大小，是没有必要关注的。

28. **治疗过程中，感觉皮损增多是怎么回事？**

答：如果增多的同时变薄变散，这就是好转的反应；反之，增多的同时变厚变聚，就是治疗出现了问题。实质上，我们关注的是皮损厚薄和聚散，而不是数量的多少。

29. **如何看疗效？哪些是治疗中的好转反应？**

答：第一，"抓大放小"，先看精神、脾胃、出汗等身体整体状况是否在向良性的方向变化。

第二，看身体对于疾病的反应能力是否增强了。比如发热，出现新的、小的皮损，瘙痒等，出现这些体现人机体反应能力增强的反应，都是好转反应。

30. “红痒新小烦”是什么意思？

答：治疗时，身体由不出汗或出汗不正常向正常出汗转变的过程中，可能会出现五种情况，广汗法把它总结为“将汗五佳兆”，包括皮损颜色变红、全身瘙痒、出现新皮损、新皮损要小、出现上火症状。出现了这些情况，患者应该理性地判断，而不要盲目地紧张、怀疑和恐惧。这些说明患者对疾病的反应能力在增强。

这些都是疾病由阴转阳的表现，我们常说“阳病易治阴证难疗”，所以这些都是好转的反应。当然，在变好的过程中，这些反应不一定都要出现，没有出现也不必焦急。

在出现了这些反应的时候，到底是好还是不好，应该综合判断。如果精神和出汗等整体情况都好，那一定是好事；如果精神不好的话，出现了这些表现，就要进一步分析了。

31. 皮损处痒一定是好事吗？

答：对于皮损发痒不能简单地判断是好还是坏，应根据身体的整体状态和皮损变化来判断。痒是介于通和不通之间的中间状态，它有可能走向通，也可能走向更不通。

出现痒的时候，我们需要综合而动态地判断，主要是看精神等整体情况如何，以及皮损是在变薄变散，还是变厚变聚。如果患者曾处于完全不通的状态，那么皮损发痒是进了一步，可以判断是阳，是往向愈的方向走。但如果患者之前是从完全通达的不痛不痒状态，发展变化为皮损发痒，则不可误认为是阳，不可误认为是疾病向好的表现。

总之，多看精神和出汗状况，以及皮损的厚薄与聚散，单纯的痒没有判断的意义。

32. 皮损抓破了怎么办？

答：对于很多银屑病患者，皮损抓破是在所难免的，不必紧张，因为抓破以后感染的情况很少。中医学中有句话叫“随破随收”，就是破了的地方自己就能结痂不会感染，所以不需要做过多的处理。

即使抓破出现了同形反应也不必紧张，因为按中医的五行分类，同形反应属于风象。而广汗法认为，对于顽固性、阴证的皮损来讲，风可以化寒湿，它会促进治疗的效果。

33. 同形反应可怕吗？

答：同形反应是指正常皮肤在受到非特异性损伤（如创伤、抓伤、手术切口、日晒、接种或有些皮肤病等）后，可诱发与已存在的某一皮肤病相同的皮肤变化（皮损）。

出现了同形反应不必紧张。第一，它说明你的机体有较强的反应能力，这是广汗法希望的。第二，按中医的五行分类，同形反应属于风象。而广汗法认为，对于顽固性、阴证的皮损来讲，“风胜寒湿化顽疾”，它反而会促进治疗的效果。

34. 治疗中出现了荨麻疹可怕吗？

答：荨麻疹俗称“风疙瘩”，它也属于风象，所以与同形反应的道理一样，它会促进疾病的治疗。

35. 药膏是每次现配还是一次性配好呢？

答：在临床上，我会给患者开多种外用药，要求大家自己按比例配好去使用。这时的要求是随配随用，用一次配一次。因为这些药物各自有稳定的性质，而配好以后性质就不稳定了，时间长了可能会发生一些相互的作用，使药效产生变化。

36. 如几种药膏按比例混合用，有没有一种工具可以搅拌，一次调很多？

答：必须现调现用，手掌、手指即可。

37. 使用哪些药膏好呢？

答：药膏也是药，它的选择、配伍、使用和口服药的使用原则一样，因人而异，呈个体化，千万不要自己去药店看着说明书买。当然，也不能别人用什么，你就跟着用什么。使用哪些药膏、怎么使用，一定要遵照医嘱。

38. 什么是疗效“三阶梯”？

答：判断疗效要关注的方面，有从根本到表面重要性的区别，按重要性排序为：精神好不好，出汗匀不匀，皮损薄不薄。

39. 喝药要注意些什么?

答：第一，药一定要温服。

第二，隔夜的药一定要再次煮沸、晾温再喝。

第三，饭前还是饭后喝，在开药后咨询一下医生。

第四，喝药以后希望出汗，一定要温覆，把希望出汗的部位加厚覆盖以帮助得汗。

第五，喝药后最好躺一会儿，中医叫行药，让身体静下来，任药物在身体里发生作用，以使药物更好地发挥疗效。

第六，吃药以后，饮食不能与药效的方向冲突，也就是要忌口，需要向医生咨询。

40. 喝药以后出汗了怎么办?

答：喝药以后出汗了，这时候的“汗孔”是开着的，注意不要让风邪入体，要避风避寒。可以抹一点儿油，扑一点儿粉，或者在汗出之前稍减衣物，一定要注意“诸般不可冷”。中医经典中有“虚邪贼风，避之有时”，请多加小心。

41. 喝药吐了怎么办?

答：第一，如果喝药一段时间后吐了，这是药物起作用了。中医认为，药物的作用就是激发人体的反应能力，吃药以后出现了汗、吐、下等反应，药物就起效了。药物破坏了你身体里错误的秩序，那么就会建立正确的秩序，所以不能说药吐了就白喝了。

第二，如果喝药以后马上就吐，药物就不能充分地在身体中起作用，这时要尽量忍一会儿，先让药物发生一会儿作用。如果还是难受，就可以去吐，如果吐不出来，可以食指探吐、盐水鸡毛催吐。

42. 什么是三联服法呢？

答：广汗法治疗体系针对局部出汗不好的患者，提出一种中药的服药方法，即“捂、酒、顿”，简称“三联服法”。

（1）捂：就是在喝中药以后，哪里不通捂哪里。

（2）酒：就是喝药同时用温酒配合发散。

（3）顿：在一两个小时之内喝完一剂或数剂药，喝喝、停停，连续不断。

43. 如何理解“药邪胜病邪，能停不妄药”？

答：能不吃药就别吃，能不乱治就别治。没有一个明理的医生指导，真的可能动手便错。如吃消炎药、感冒药、泡脚、拔罐、放血等，你认为问题不大的办法，使用的时机不当，都会有大问题。

44. 喝了药以后身体微汗，是不是时间越长越好？

答：只要是微微发潮（真正的微汗即不干），时间越久越好，越久越容易变得均匀。

45. 为什么广汗法治疗银屑病的同时，其他疾病也好了呢?

答：广汗法确实可以起到这样的作用，就是在治疗银屑病的同时，其他显性的或隐性的疾病也会好转，这是为什么?

广汗法是以人体的长远健康为目标的治疗方法，通过恢复人体正常的出汗来达到人体的整体健康，而不是仅仅针对皮损所做的治疗。

人体就像一棵大树，树根出了问题，枝叶就会有问题，疾病就是人体出现了问题之后长出的枝叶，当把根的问题解决了，那么细枝末节的问题都会变好。

46. 皮损没有了就可以停药了，对吗?

答：不对！皮损并不是判断治愈的标准，精神和出汗才是我们要关注的。

有一种情况是，精神和出汗都好，皮损没有完全消失，也许可以停药，停药后皮损会自行痊愈。还有一种情况是，皮损没有了，但是精神和出汗的情况没有达到要求，也许还不能停药，停了皮损会犯。

所以，什么时候可以停药，一定不要自己做主，要遵医嘱。请记住，你的求医目标是根治，而不只是掩盖皮损。

47. “用药就好，一停就犯”是怎么回事?

答：这说明没有治好，实质是靠药物的作用压制住了。

广汗法的治疗是以人体整体长远的健康为目的的，以激发人体正常的反应能力为途径，恢复人体正常出汗的能力，而不是对皮损的压制，所以广汗法治好了以后是不会出现这种情况的。

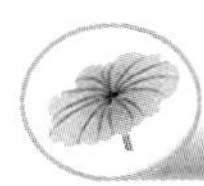

饮食宜忌

1. 银屑病患者吃了医生开的药，为什么还要注意饮食呢？

答：俗话说："吃药不忌口，坏了医生的手。"可见，注意饮食是非常重要的。

咱们吃药，一天就吃一次或两次，而且也吃不了多长时间，半年或一年也就很长了。但是吃饭呢，会天天吃，一天要吃好几顿，吃一辈子，所以食物的力量虽然弱一点，但是长久积累下来的力量却是非常强大的。如果吃饭出现了问题而用药物来纠正，这是比较困难的。所以，我们希望用食物的力量来配合药物的力量，让它们朝着同一个方向，步调一致地给身体出现的问题进行纠正。所以，饮食问题应该特别注意。

2. 银屑病患者的饮食选择有什么原则？

答：广汗法的目的是让身体恢复正常的出汗。正常的出汗需要具备以下几个要素：一是身体里有充足的、正常的水液，二是身体里有适度的、正常的火，三是火加于水变成汽之后体现于体内和体表的通道。所以，广汗法用药的目的就是：你缺水就用滋润性质的药物帮你补水，水多的就用淡渗或者辛燥的药物帮助去水；缺火就用温热的药物帮助补火，火多的就用寒凉或沉降的药物帮助制火或引火；如果通道阻塞不通畅的话，就用发散、温通的方法去疏通道路。

目前较多的患者偏阴、偏凉，所以用药多偏于温热。饮食的选择和药物的方向应该保持一致，以促进药物作用更好的发挥。如果饮食的选择和药物的作用相反，则会阻碍治疗的效果或者起到反作用。所以，银屑病患者选择食物的原则是：选择性质温热有助于身体温通的食物，如羊肉汤、小米粥等；禁忌性质寒凉不利于身体温通的食物，如猪肉、生冷食品等。

3. 银屑病患者的饮食宜忌是什么？

答：根据前面提到的饮食原则，以及我们对食物性质的一些了解，我们有这样的一些建议：

（1）提倡吃温通的食物，如羊汤、牛肉汤、蔬菜汤、萝卜汤等。

（2）禁食寒凉的食物，如猪肉、雪糕、凉开水、水果、啤酒、牛奶、酸奶、绿豆、腌制品，以及隔夜的食品、冰箱里久放的食品、带防腐剂的食品等。

禁忌的食物在治疗过程中是绝对不能吃的。而提倡吃的食物，一定要征求医生的意见，时机合适才能吃，如温酒、羊肉、辣椒、鱼虾等。

另外，还有些食物的寒热属性尚未明确，如苹果、葡萄酒、红茶等，在疾病发生的过程中最好不要去尝试。这个学问需要一点一点地积累，一步一步地推敲。

4. 什么是发物？

答：所谓发物，是指容易诱发某些疾病（尤其是旧病宿疾）或加重已发疾病的食物。

不同的疾病，相应的发物也不同。就银屑病而言，一般是一些具有温热性质且有发散作用的食物，如酒、羊肉、牛肉、鱼虾、辣椒、香菜、花椒、姜等。

5. 广汗法为什么不禁食发物？

答：人们普遍认为，银屑病忌食发物，因为一吃发物，皮损就会增多，已经下去的皮损又会出现。其实，这是治疗方向错误所导致的，而不是食用发物引起的。

目前很多疾病的治疗采用的都是压制人体反应能力的思路，只要疾病不发出来就算是好了。而发物是激发人体反应能力的，所以与这种错误的治疗思路相违背。

而广汗法却相反，它是发掘和提高人体的反应能力，这与发物激发人体反应能力的方向是一致的。广汗法就是要给身体的问题以出路，发物可以促进人体的问题从汗上找到出路，方向一致，可以配合治疗，所以广汗法鼓励患者吃发物。

但并不是任何时候都可以吃，吃的时机，简单讲就是“见汗吃发物”，但是还有些严谨的细节问题，所以最好与医生沟通后再吃。

6. 吃发物就是要让皮损发出来吗？

答：不是。很多人误认为，广汗法用“发”的方法，或者用“发物”就是要让皮损变多，于是畏惧使用。

其实，广汗法“发”的是汗而不是皮损，汗路越通，皮损越少。如体表已经通了，吃“发物”会让身体更热、体表更通、出汗更正常。所以，正确地应用广汗法，是不会出现皮损加重现象的。

7. 吃发物的时机如何掌握？

答：“见汗吃发物”。通过广汗法的治疗，患者出汗的情况在逐渐恢复，就可以少量试吃，如果有新增皮损的现象，这表示吃发物的时机还不到。怎么办？暂停吃发物，治疗一段时间后再吃，随着治疗的进展，最后一定是可以吃的。

8. 为什么要强调吃发物呢？

答：因为发物本身就是治疗银屑病的药物。一般来说，发物是补充和发动人体的阳气、脾胃之气的，可以提供让体表变得温润的力量，促进汗路通畅；汗路通畅，更容易正常出汗。这样，“发物—健康—温润”的良性循环就形成了。

9. 为什么说发物是银屑病是否治愈的试金石？

答：假如一吃发物就起皮损，说明身体内的问题还没有解决，身体离恢复健康还差太远。从这个角度来看，发物是银屑病是否治愈的试金石。

治疗的目的是让身体通，发物的作用是帮助人体变通，从这个角度讲，发物会帮助治疗。

当皮损看不到了，但是体表还不够通达的情况下，发物让身体变热，想帮助人体疏通却“汗路不通”，于是会“憋出”皮损来。如果体表已经通了，即使皮损还残留一些，吃发物会让身体更热、体表更通、出汗更正常，皮损不会增加，而会慢慢减少。

当适度吃发物，越吃身体内的气血越通的时候，发物便成为银屑病患者的“保健品”，能让人体一直保持在一个通达的状态之中，不仅预防银屑病复发，而且还预防其他疾病。

所以说，发物是银屑病是否治好的试金石，所有的患者、所有的治疗方法，在治疗真正成功后，都是可以吃发物的。如果不能吃，只有一个解释：身体根本没有治好。

10. 为什么不可以吃黏性食品?

答：中医学理论认为，脾胃负责运化水谷，就像磨一样，把我们吃进去的食物运化掉，化为人体的气血。

黏性的食物进到脾胃当中，会影响磨的运转。脾胃运化不好的话，整个身体秩序的调整都会受到影响，所以黏性食品最好别吃。

那么，什么是黏性食品呢？按照中医取象比类的思维方式讲，黏性食品就是日常生活中看起来黏糊糊的东西。同样的东西，做法不同，可以增加它的黏性，也可以减少它的黏性。比如土豆，切成丝看起来就爽利，就不是黏性食品；但做成土豆泥的话，或者再加上蜂蜜等佐料，一看就黏糊糊的，那就是黏性食品了。

11. 为什么提倡吃羊肉？

答：羊肉是传统公认的发物。

中医理论讲，羊为火畜，所以羊肉本身就带有火性。作为血肉有情之品，它会帮助滋养人的身体，帮助元气恢复。既有“火”，又能滋养，便符合广汗法“温润”的原则，所以广汗法提倡吃羊肉。

那么，怎么吃最好呢？最好是吃羊肉汤。羊肉串也可以吃，但注意要配合汤来吃，吃的量不要多，以防食物的壅滞，影响脾胃的运化。

最后提醒一句，羊肉属于发物，所以吃的时机要由懂广汗法的医生来定，不可胡乱尝试。

12. 为什么吃肉要喝汤呢？

答：谈到吃发物，我们首先会想到羊肉、牛肉、鱼虾、葱、姜等。

有很多患者在没有接触广汗法之前，吃了牛肉、羊肉等的确会发新的皮损。但是，学习了广汗法后，再去吃，很多就没有问题了。

为什么会这样？诀窍在汤。

吃发物，广汗法更多是让患者喝温的羊肉汤、牛肉汤、油炸大虾汤等，并且是少吃肉、多喝汤，甚至是不吃肉，只喝汤。

从汗的角度来讲，喝温热的肉汤与吃肉比起来，肯定是喝汤更容易得汗。

从通的角度来讲，温热的汤有通的作用，而对于脾胃有问题的患者来讲，吃肉会堵。

广汗法中，有温通发汗作用的标志性发物，当属温热的羊肉汤和温酒。温热的羊肉汤，患者在治疗初期出汗还不好的时候也可以尝试，很多时候可以促进汗路通畅，在治疗后期出汗不错的时候喝就更没有问题了。

还是要补充一句，喝羊肉汤的过程中，最好有懂广汗法的医生全程陪同，以免出现一些正常的一过性情况，但由于不懂，给患友带来不必要的紧张和慌乱，影响治疗进程。

13. 辣椒可以吃吗?

答：红辣椒也属于发物，所以在医生允许后是可以吃的。青辣椒的性质还没有研究清楚，所以暂时不建议吃。

14. 可以吃鸡肉吗?

答：目前的鸡肉不鼓励吃。鸡肉本身性平，但是目前大规模的现代化饲养会在饲料中添加各种抗生素、激素等，或者其他我们不知道的东西，还有不让鸡睡觉会促使其快速生长等问题。速成的鸡已经不是本来的鸡了，导致我们吃到的鸡肉已经不是原始意义上的鸡肉，所以在治疗期间不建议吃。

15. 鱼肉可以吃吗?

鱼肉是可以吃的。有一种说法是，无鳞鱼如泥鳅、带鱼等，发的力量比较大。

具体怎么吃呢? 有两点需要注意：一是“见汗吃发物”；二是建议鱼虾油炸后做汤吃（浙江温州一带的患者认为，海鲜水煮后是凉性的，油炸后是热性的，油炸后做汤就是“温润”的）。

16. 可以吃火锅吗?

答：火锅是鼓励吃的，因为火锅里温热的汤有帮助人体得汗的效力，这种效力和广汗法的治疗方向相一致，所以可以吃，但要注意吃的技巧。

第一，要多喝汤。

第二，注意量，不要吃太多。

第三，菜品的选择要和治疗的方向保持一致。

17. 去饭店吃饭，点菜要注意什么?

答：需要注意以下三点：

第一，禁忌吃的不能点，如凉菜、猪肉等。

第二，可以多点一些带汤的菜。

第三，如果医生已经允许吃发物，可以点“发”的菜。

18. 银屑病患者能吃水果吗？

答：原则是“生冷饭后少”。水果属生冷，最好不吃。如果实在想吃，在吃了热乎乎的饭后，脾胃温热的时候，吃水果，凉凉嘴。但千万要注意：不能凉了脾胃（也就是不能让胃感觉到凉）。

19. 熬什么粥好呢？

答：按照广汗法的饮食要求，应该是汤而不是粥，粥比较稠，是偏黏性的，不鼓励吃。推荐喝稠度适中的小米汤。广汗法认为小米汤养脾胃，如果脾胃虚寒明显的患者，可以把小米炒至微微变色，再用来熬汤更好。其他，如玉米、大米、核桃、枣、南瓜、红薯等，在治疗期间最好不要放在米汤中。

20. 怎么喝姜糖水？

答：姜糖水也是发物，需要遵照“见汗吃发物”的原则。如果腠理不通的话，不建议喝。

糖放多会黏，姜放多会导致郁热，最好在医生的建议下，按照适当的比例喝。

21. 红豆薏仁粥可以喝吗？

答：不可以。很多养生节目讲到红豆、薏苡仁可以除湿，建议身体有湿气的人食用。银屑病患者，特别是顽固的银屑病患者，很多人体内的确有湿，所以大家会误认为银屑病患者可以喝红豆薏仁粥。

但是，湿是如何产生的？除湿就能治湿吗？还是通过调整阳气、恢复阳气才能从根本上治湿？这些都需要大家好好地思考。中医学反复强调“治病必求于本”，不治本，能治好病吗？湿的“本”在哪里？

广汗法治疗体系是以恢复人体的正气、阳气为总体目标，阳气慢慢恢复，人体的少火之气就可以把湿邪气化——慢慢烘干、烤透，这才是湿邪的根本治疗方法。

红豆、薏苡仁是凉性的，伤阳，如果放在方剂中有所配伍，可以用。但是单独拿来熬粥，并且错认为是好东西（中医学不会认为哪样东西是好的，只有适合的，没有好的之说）一直喝的话，它会使你的阳气慢慢变弱，这对疾病的治疗很不利。在祛湿和对阳气的伤害当中需要权衡，需要把握一个度，这是医生的事情，不是患者自己可以随便用的。

22. **萝卜汤有什么作用？**

答：萝卜汤的作用是理气。如果身体内比较壅滞的话，萝卜汤可以疏散壅滞的气机。但是，因为理气就会伤气，所以气虚的话，不可以随便喝，在征求医生的意见后再喝。

23. **为什么饮食不能多，有什么标准吗？**

答：脾胃负责运化水谷，就像磨一样，把我们吃进去的食物化掉。饮食多了会壅滞脾胃，影响脾胃运化的功能。“饮食自倍肠胃乃伤”，脾胃没有余力去修复自身，而总是疲于运化过多的饮食，长此以往，对健康不利。所以，“饮食不能多”。

对一般正常人的要求是“饭吃七成饱”，银屑病患者的身体本身有一些问题，在修复的过程中，尽量做到“饮食五分少”，就是五成之内，让身体有更多的余力去修复。

24. 为什么人们说的好东西也不能吃呢？

答：人们常说，酸奶是好东西，萝卜是好东西，苦瓜是好东西，绿豆是好东西，红薯是好东西……这些好东西，是不是真的好东西？可以常吃吗？答案是否定的。

古人说：“物无喜恶，过则为灾”。就是说东西本身是没有好坏之分的，适合的就是好的，用对了就是好的，不能脱离个体差异的需求来说哪个东西好、哪个东西不好。

不能听别人说，或者听一些养生节目中说：什么东西好，就拿来用。任何的食物都有其偏性，尤其是这些“好”的东西，既然它能起到某种作用，如苦瓜下火，说明它的偏性更大，已经带有几分药性了。如果我们不分析自己的身体情况，盲目拿来使用的话，可能会伤害我们的身体。所以，在使用这些“好”东西的时候，一定要征求一下医生的意见。

25. 为什么可以喝白酒呢？

答：在中医的治疗方法中，白酒自古就起着不可替代的作用。温热的白酒，性质是温热的，有助于身体温通，这与广汗法的治疗方向一致，所以首先确定可以喝，然后再讨论如何喝的问题。

26. **白酒为什么要温着喝？**

答：《红楼梦》中薛宝钗劝宝玉喝温酒时说："难道就不知道酒性最热，若热吃下去，发散得就快；若冷吃下去，便凝结在内，以五脏去暖他，岂不受害？"也就是说，温白酒是温热的，是通的，而冷白酒是寒湿之品，会伤及脾胃。

27. **白酒喝多少度数的？**

答：度数稍高一点儿的酒，品质会稍高一点儿；度数低的酒，可能里面加的辅料会多一些。根据患友的经验，50度左右的酒喝起来比较舒服，山西的汾酒系列就很不错。

28. **白酒喝得越多越好吗？**

答：不是。任何事都要讲究适度。喝少了，起不到温通的作用，喝多了会对人体有伤害，所以要适量。喝完以后身上感觉温暖、皮肤微润，但不影响精神，感觉舒服但不难受，"酒至微醺"，就是适当的。

29. **为什么不提倡喝啤酒与红酒？**

答：对于啤酒和红酒的属性，目前还没有过多严谨的研究。根据人们的经验，啤酒、红酒还是凉的属性多，尤其是啤酒。一般人们喝啤酒不会温了再喝，甚至喜欢喝冰的，那就更不对了。所以，在疾病治疗期间，禁忌喝啤酒和红酒。

30. **喝水有什么注意事项吗？**

答：第一，要喝温热的水。温水有助于身体畅通。

第二，少量，多次。如果喝水能出汗的话，同样要注意不要让身体出汗太多，达到肌肤温润就好。

第三，量要适当，因人而异。一天8杯水的硬性规定是不正确的。

第四，最好不要加糖。糖是黏腻的，喝纯粹的白开水最好。

31. 什么是太和汤？

答：太和汤，其实就是白开水。明代李时珍《本草纲目·水二·热汤》有“太和汤”的记载，说它能“助阳气，行经络，促发汗”，其性平、无毒，是一味良药。

喝太和汤是有讲究的。待水自然晾到温热就可以喝了，不宜太凉。喝的时候，要小口、缓慢地将太和汤咽下去，如果能感觉到热随着水流缓缓注入少腹丹田为最好。

32. 喝茶可以吗？红茶、普洱茶能喝吗？

答：目前不建议喝茶。

有人说红茶是热的，普洱茶是暖胃的，但是都没有明确的证据。所以，在没有明确它的属性之前，我们在治疗期间还是先不喝。

其实，正常的人也不建议大量喝茶。古人多言茶是凉性的，稍解上焦的燥热是可以的，但是现代人总是拿个大杯子一天到晚泡茶喝，就有些过了。古人不说“喝茶”，说的是“品茗”，茶杯比我们现代人的酒杯还要小。《红楼梦》中妙玉说：“一杯为品，二杯即是解渴的蠢物，三杯便是饮牛饮骡了。”量少而慢饮，陶冶性情、清上焦燥热是对的，只是目前很多高雅的事情通过商业手段推广，都已经变味了。

常言道："宁缺毋滥"，在没有更清晰的了解之前，广汗法对茶是禁忌的。

33. 银屑病患者为什么要戒烟？

答："烟为诸热之魁"。据说烟头的中心温度高达900℃。银屑病的皮损是干燥的，我们应该用温润来化解。如果加上"诸热之魁"烤它，不是越烤越燥吗？这与我们的治疗方向是相反的，会破坏治疗的效果，所以有百害而无一利的东西必须戒掉。如果精神依赖的话，可以找一些其他的替代品。

34. 银屑病患者需要补充维生素吗？

答：没有必要。日常的饮食当中已经含有人体所需的营养素。如果人体的吸收能力正常的话，不需要另外补充。补充了，反而会增加脾胃的负担。如果人体吸收能力不好的话，补充了也没有用。我们要做的是调节人体对于营养的吸收能力，而不是额外的补充。这一道理对于其他的营养素也是如此。

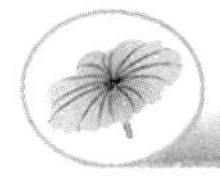

发热与运动

1. 什么是基础体温？

答：人体经过较长时间（6～8 小时）的睡眠后醒来，

处于清醒而又非常安静，尚未受到肌肉活动、精神紧张、食物及环境温度等因素影响时的状态，叫作“基础状态”。基础状态下的体温，就叫作“基础体温”，又叫“静息体温”，通常在早晨起床前测定。

2. 为什么要测基础体温?

答：基础体温主要是看身体基础代谢的情况，换句话说，是看阳气正气的储备和运行情况。

3. 怎么测基础体温?

答：晚上睡觉前把体温计放在枕头边，第二天早晨一睁眼，什么也不要干，就进行测量。一般测 5 分钟左右，然后做好记录。

每天测量，经过统计，然后得出月平均基础体温，再得出年平均基础体温。通过基础体温的变化来判断自己身体状况的变化。这是你自己可以直接看到的身体状况的指标。通过基础体温，指导我们把自己的身体调整得越来越好。

广汗法的总体目标是“身体一年比一年好”，所以年平均基础体温的计算和比较最为重要。

4. 基础体温为多少才算正常呢?

答：如果基础体温能达到 36.5℃ ~37.2℃，说明身体机能比较好。过低则说明机能不够好，阳气不够充足。

但是要注意，我们主要看的不是量的多少，而是变化情况。所以，大家把每天的基础体温做一个曲线图，这样方便观察它的变化。长期测量，观察年平均基础体温的变化，意义最大。

5. 用什么温度计好呢？

答：水银温度计和红外温度计都可以。需要注意的是，每天要用同一支温度计，或者起码是同一类温度计测量，这样系统误差最小，才能准确地看出基础体温的变化。

6. 什么是"发热诱导疗法"？

答：目前的患者，特别是久治不愈的银屑病患者，主要的问题不是"怕发烧"，而是"怕烧不起来"。

积极调动人体的潜力，帮助机体自然而然地发烧，并且通过发烧诱导身体正气反应能力的表达，可以让银屑病的治疗变得容易很多。

经历了太多的发热，遵医嘱不用退烧药、消炎药而身体变好、疾病变得好治的病例后，我们在广汗法体系中给发热留出了重要的位置，并且把借由自然发热、疾病变得容易治疗的规律上升到"法"的高度，命名为"发热诱导疗法"。

直接的意思是：发热是在人体内"练兵"（军事演习），在锻炼的过程中，可以诱导身体对于顽固的疾病发生整体的反击，正气振奋，身体的问题变得容易解决。

7. 发热是好事吗？

答：任何事情都要适度，发热也是如此。所以，完整的表述应该是“适度发热是好事”。

什么是发热呢？发热是身体有问题，然后身体本身有能力自发解决的一种外在表现形式。如果身体有了问题，表现不出来，那说明身体的表现能力差，是身体弱的表现。从这个意义上讲，发热是好事。但是，发热太过，会过多地消耗人体的正气，对人体整体的代谢产生影响，这就不好，需适当地给予控制。

适度的发热其实是身体的正气在与邪气做斗争的表现。我们应该顺着这个方向给予鼓励和帮助，使这种“给邪出路”的过程更顺利，而不是盲目地去压制。

每次的发烧都是对人体免疫能力的一次锻炼，就是在给身体这个“国家”“练兵”。永远没有战事，军队的战斗力就会削弱。所以，从这个意义上讲，适度的发热也是好事。

8. 发热时需要注意什么？

答：发热时身体肯定不舒服，如会没精神、打瞌睡、食欲下降等，这是身体的一种自我保护。我们要做的是，顺应身体的这种自我保护，适当饮水、饮食清淡、少吃饭、多休息，同时在保证生命安全的前提下，静观其变，不要盲目地用退烧药或者抗生素。

但是，如果发热过度，会产生一些急性的损伤，适当的药物控制还是需要的。我们反对的是滥用药物，而不是反对用药。

9. 烧到多少就需要处理呢?

答：每个人的身体素质不同，每个人的承受能力也不同，所以不能一概而论。在临床上，有烧到很高如42℃的患者，也没有问题，而身体却变好了。

我们的建议是：在安全的前提下适度发烧。

10. 身体内的“火”应该在哪个位置?

答：应该是小腹。让“火”安于火位，心火可以下温，使少腹保持暖暖的，是一种好的身体状态。

11. 人体中的“火”、“锅”比喻一种什么样的状态?

答：人体内要很好地完成把食入的水谷化成能用的“气”的过程，需要几方面的配合：

（1）一口好锅（脾胃）；

（2）适量食材（饮食）；

（3）恰当的火候（阳气）。

少食则锅利，静心则阳气足而久，微动则阳气通而缓，小火慢炖。人体可谓是一架精密而完美的仪器，用上述浅显而准确的比喻去建立一个人体的框架、模型，可谓是一种很好的学习、交流和传播中医学的方法。

12. 安全发热有捷径吗?

答：安全发热，没有捷径。“万般不可急，功到自然成”，只有先调整好身体，才能达到能发热的健康状态。

13. **什么叫炎症也能“温”？**

答：“温”是温通的意思，是指在安全的前提下，用温通之法，让身体热起来，借助发热的过程，使体内和体表的郁阻变通，郁开热散，使邪外出，从而达到不治炎症而炎症自愈的效果。

14. **发烧是病吗？**

答：准确地说，发烧是症状，而不是病。或者说，发烧是表现。

如果说发烧是身体抵抗力起作用的外在表现，退烧就是在打压抵抗力。发烧是正气抗邪，不烧是正气无能；发热是天赐良能，灭热是疾病祸根。适度发烧不要怕，不要用退烧药，不要用消炎药，消炎药貌似救人水火，实际是伤人正气，以至于让人无力抗争。

但要注意：上火不是发烧。上火是火不归其位，目前的上火多是郁热，身体一通，郁火自散。

发热是华彩的一瞬，需要台下十年功，储蓄健康，才有可能热通。

15. **如何储蓄体内阳气、静待发热？**

答：“阳气内蒸而不骤泄”，尽量做到悠然汗可控，便是储蓄健康。

储蓄健康，如“城中粮足可用兵”，便容易在一些诱因激发下发烧。

没有练好兵，就想打仗，可谓是白白送死。有些人为了发烧，洗凉水澡、淋雨，这些都是让没有练好的兵去送死，大错特错。我们应坚持自然发烧，天天亲近阳光，静待春暖花开。

16. 适度发烧，吃类似于扑热息痛的退烧药，可以吗？

答：不可以。好不容易发烧，千万不要随便去退烧。

发热是华彩的一瞬，需要台下十年功，对于很多患友来说，发烧是很难的一件事情。

17. 如何在升高体温的同时减轻皮损？

答："日行一万步"是个外形，"悠然汗可控"才是心法。储温需要耐心，如同储粮。知汗不懂储温，如同开车不会停。

人体微汗与身体之热的关系，也正好是"满屋皆热，透一点气出来正好"。

满屋皆热，门开一缝，热而不闷，泄而不骤。

18. 可以想办法让自己发热吗？

答：既然适度的发热是好事，那可以想办法让自己发热吗？比如淋雨，洗个冷水澡等。

其实，不可以。发烧是身体自主、自然地对身体问题的自我反应。如果身体还没有调整好、做好足够储备的话，不恰当的努力只会伤害到你身体的反应能力，如同我们的兵还没练好就去挑衅作战的话，结果会是惨败。所以，做我们该做的，静待身体自己的变化。

19. 炎症引起的发烧可以用退烧药吗？

答：现代医学认为，炎症是细菌引起的。事实上，人体与细菌、病菌微生物等是共生的关系，也就是说，不发热的时候，即正常的时候，身体里也是有细菌微生物的，或者说人的生命本身就有微生物的参与。为什么发烧会被误认为是病菌引起的呢？身体内部秩序变乱，微生物存在的环境乱了，微生物出现了不稳定状态。这时的发烧和微生物的不稳定是并列的，都是人体内部程序错乱的结果。主要的问题是身体本身的内乱，那么，治疗是应该针对微生物，还是针对身体的秩序呢？当然应该是身体的秩序。

也就是说，炎症是结果，与发烧一样，而不是发烧的原因。治疗应该是针对内乱，而发烧是体内“好大夫”针对身体的结果进行的处置。如果发烧表现适度的话，体外的医生就应该顺应它的方向，而不是用退烧药、抗生素去干扰、压制自愈的过程。

20. 运动对正常出汗有什么好处？

答：运动可使阳气宣通，淤滞之处通畅，同时汗路就会通畅，所以运动有助于出汗。

运动是比较灵活可控的，通过运动的节奏、强度、时间等来控制出汗的量和部位是可行的。所以，运动是广汗法推荐的比较好的出汗手段。

21. 运动的原则是什么？

答：广汗法体系讲，运动的目的不是塑造肌肉和体型让别人看，也不是参加竞赛夺得名次，而是为了自身身体的健康。围绕这个目的，运动的原则是“低强度、长时间”，目标是“一滴汗出遍全身”。

另外，心情放松，愉悦的运动还会提高心灵的温度。所以，一方面要把握运动的度，另一方面要注意运动的心情。

22. 哪些运动对疾病有利，哪些不利呢？

答：持续的、和缓的、低强度的运动，有助于微汗。比如，缓慢的下蹲、打太极拳、练八段锦、慢跑、散步、骑车等。

相反，剧烈的运动，会让汗出过多的运动，我们并不提倡，如打羽毛球、长跑、打篮球、踢足球等。

总的来讲，判断的标准是运动的原则。同一种运动，如果方式不同，也可能会出现不同的结果。比如骑车，如果骑得和缓，达到微汗的目的就是可以的；如果骑得过猛，一会儿就大汗淋漓，那就不对了。再比如劳动，如果把运动的理念融入劳动中，劳动同时也能达到微汗。可见，把劳动改造成运动，也是很好的。

23. 运动的最佳时间是哪个时间段？

答：不能说哪个时间运动就最好。

时间段的选择是要看太阳的性质，太阳早上升、中午盛、下午降、晚上潜，每个时间段都有对人有益的方面，这个要由医生来定。

不过，运动选时间也有一般的原则，即起居看太阳，运动跟着太阳走。

24. 一运动就发热，好吗？

答：通过运动的方式使身体发热，促进体内垃圾的排放，有利于将体表的“寒冰”化开。这样来说，发热是好的，但如果发热过了，不利于身体长久的温暖，就不合适了。

（1）运动强度要低，使汗水缓出慢下，像小雨一样滋润身体，且有利于长期坚持。

（2）调整运动节奏。身体微汗时要降低强度，使阳气内蒸而不泄，冲击不易出汗的部位；当身体微凉时要提高强度，保持身体热的状态。

（3）运动后不要立即进入冷的环境，要使汗和热态慢慢消退。期间要注意保暖，且不能受风。

25. 运动的原则是什么？

答：运动要缓和，不要激烈，“低强度、长时间”就是原则。

运动要可持续，还有一些选择的原则就是“安全、快乐、健康”。

26. 慢跑多长时间适宜?

答：慢跑不以多长时间为标准，而要看身体是否热了，是否能够持续发热。

需要注意的是：运动不要等发热了再停，而是快发热时就停下来。现在很多人都是身体热了才停止运动，停后汗也就控制不住了。所以，需要提前停下来，让热不要来得那么快，慢慢地来，来了也不要让热很快退去。对于很不容易控制热的患友，要在离热还有七成的路程时就减缓运动，这样才容易控制住汗的节奏。

在运动中寻求属于自己的方法让汗均匀、让微汗持续，是我们必须要做的。

27. 天气和环境会对户外运动有影响吗?

答："起居随太阳"。无论是用药还是运动，我们都希望阳气宣通，促进瘀滞通畅。

大自然赋予我们一个最大的温热之源——太阳。对于运动的时间和环境的选择要尽量去追随太阳，有了这样一个原则，大家就容易判断运动的时间了。

比如清晨，天还是黑的，就有人在外面运动了，这是不对的，要等到太阳出来再运动。晚上太阳落山了，很多人还在跳广场舞，这也是不对的。还有，在太阳最烈的时候，天气不好的时候，也不建议运动。所以，不是说风雨无阻就是好的。

运动环境的选择也是这样，尽量选择让人心情愉悦的、阳光能照射到的地方。有人在户外运动时会躲避太阳，选择阴凉地，这也是不对的。

28. 下雨或者阴天也要坚持户外运动吗？

答：天气不好，不建议户外运动。

有人说有风的时候，就不应该运动，这也是不对的。如果天气和风细雨、空气清新，让人心情愉悦，可以适当运动。但如果是暴风骤雨就不要户外运动了，这时我们可以做一些室内的和缓的运动，保持身体的温润。

29. 步行多久合适呢？

答：这要因人而异。根据我们出汗的四个标准：微汗，均匀，持续，和缓，来判断运动的时间和度。要提醒大家的是，千万不要急功近利，运动不是越多越好，步行也不是时间越久越好，一定不要让自己感到疲倦，那样会伤及人体的正气。凡事都要把握一个度。

30. 室内运动要注意什么？

答：根据“起居随太阳”的原则，室内环境不能阴、不能潮，要温暖、通风，但是也不要有穿堂风。另外，室内运动的方式和强度也要注意运动的原则，即低强度、长时间，一滴汗出遍全身。

31. 在健身房运动可以吗？

答：如果户外环境合适的话，尽量选择空气好、阳光好、更自然的户外去运动，一方面空气流通好，另一方面有阳光照射。

如果没有条件进行户外运动，室内也可以，但要注意通风，不要潮湿阴暗。再者，注意运动的强度，要控制好，达到保持微汗的目的。

32. 光靠运动就可以痊愈吗？

答：这需要对病情进行具体的分析。无论是运动，还是泡澡、晒太阳等，都可以看作是医生开的一种“药”，叫生活处方，所以也有药性、药量之分析。比如，温和的运动和剧烈的运动，药性就不一样，运动的时间长短（这是剂量）也不同。复杂的疾病，需要把各种治疗手段用到位，综合治疗，共同达到治疗的目的。如果疾病的难度系数比较低，单靠某种治疗手段也可以达到很好的治疗效果。

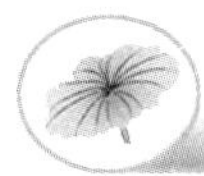

无感温度泡澡

1. 什么是无感温度泡澡？

答：无感温度是一个主观的温度，自己感到舒服，不凉也不热的温度。

广汗法认为治疗的最高目标就是“复归于婴儿”，婴儿在母体内就是一个温暖舒适的液态环境。无感温度泡澡就是希望人的身体和心灵沉浸在这种舒适的状态中，达到一种真正放松的状态。

这种状态下的泡澡会对皮损的减轻有直接的作用，同时对于全身状态的改善也会起到很好的作用。

2. 为什么泡澡的温度不能高也不能低?

答：有人喜欢泡澡的时候水温很热，这是不提倡的。很多时候，高温洗浴会带来“红皮病”的严重后果；而温度低了，又容易感冒，且体表的“冰”不容易融化。相对于热和凉来讲，温属于中间状态，“无感温度”就是温的。在泡澡上，“无感温度”深得中医之“中”的精髓。

3. 怎么保持水的恒温呢?

答：为保持水的恒温，我们可以预先在澡盆旁边放一壶热水，以便水温下降时及时添加，使水温尽量保持在一个舒适恒定的温度。但是，这种方法需要总惦记着加热水，不利于身心的安静和放松，难以达到持续“无感温度”的目的。

还有一种方式就是利用一些设备，如外循环动态恒温静浴仪，这个仪器可以动态测温，自动地保持水的恒温。只要设定好温度，就可以放心地去享受泡澡的乐趣了。

4. 泡澡时要注意什么?

答：第一，温度要控制好，以自己感到舒适为宜，不能凉也不能热，要无感才好。

第二，环境要温暖、通风，但是不能直接受风。

第三，心情要愉悦放松。

第四，尽量在白天，晚上9点以后就不要泡了。

第五，泡完以后也要注意保暖，不要着凉。

第六，泡澡以后可以抹一点食用橄榄油，形成油包水的膜，利于保持皮肤的温润。

5. 泡澡时可以看电影、看书吗？

答：无感温度泡澡要求身心都静下来。如果身心能静下来，放松下来，对于打通身体的瘀滞效果是很好的。所以，建议在泡澡时能冥想入静最好。如果还不能达到这样的境界，也可以看电影、看书，专注于一件事也是可以的，但是注意电影和书的内容要选择能温暖心灵的、安静的，而不要去看一些武打、凶杀、侦破、幽灵等激烈而阴暗的内容。

6. 泡澡的频率如何掌握？

答：身体壮实，皮损广泛且比较薄的时候，尽量多泡（包括时间和次数，但要求无感温度泡澡），以不影响精神为度。

7. 秋冬能经常洗澡吗？

答：首先要明白，洗澡和泡澡是不同的。

秋冬养皮肤，少洗多抹油。也可以这么理解：可以多泡澡，但泡后需要及时抹油。

8. 泡澡后需要注意什么？

答：泡澡的时候不能着凉，泡澡以后也要注意不要着凉。我们在“降牛十八掌”中提到“诸般不可冷”。所以，泡澡时的水温要合适，泡澡的环境也要合适。泡澡以后，毛孔是张着的，所以一定注意保暖；否则，着凉后又会造成新的气血阻塞，对治疗很不利。

9. 银屑病患者泡温泉好吗？

答：首先，从患者这方面来讲，如果是红皮病的患者，或者是脓疱型的患者，建议不要泡温泉。

其次，从温泉这方面来讲，温泉的温度跨度比较大，有的温，有的热。对于银屑病患者来说，我们主要关注的是温泉的温度而不是里面的成分。所以，温度适合的温泉可以泡，如果温度不适合，还是采用“无感温度泡澡”为宜。

10. 没有条件泡澡可以改成淋浴吗？

答：不可以。淋浴会使皮肤变干，不利于皮肤的温润。所以，无论是银屑病患者，还是健康人，建议把淋浴改成无感温度泡澡。

11. 泡澡的时候，水里可以放药吗？

答：治疗期间，医生会开一些泡澡的外用中药。这样，在泡澡的时候，不仅有温润的环境帮助皮损好转，而且，泡澡把肌腠打开后，药物可以更好地对身体的温通起到促进作用。

12. 泡澡时可以放盐、醋或者牛奶吗？

答：治疗期间，泡澡的时候只需要把医生开的药煎好后放进去就行，其他东西都不建议放，包括盐、醋、奶、花、精油，以及其他自己买的中药等。

医生开的外用药是针对患者的个体情况提供的个体化的治疗方案，可以很好地配合口服药物，起到更好的疗效。而平素患者可以选用的泡澡时放的一些东西，都没有针对性，怕起到适得其反的效果——貌似减轻，实则加重。

13. **银屑病患者泡脚好吗？**

答：不建议。广汗法对于出汗的要求是量少而匀。脚部对于温度的敏感度比较弱，当脚上有了感觉，水的温度就有点儿高了，往往会出现“泡的是脚，出汗的是头或前胸后背，而出汗不好的地方如小腿还是不出汗”的结果。

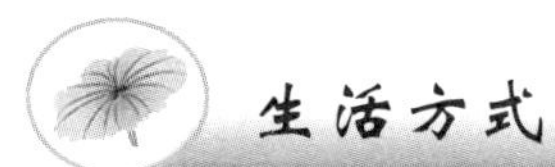

生活方式

1. **为什么调整生活方式比吃药更重要呢？**

答：一般来讲，刚出生的婴儿是没有病的。经过不恰当的喂养和不恰当的生活方式，慢慢形成了疾病。疾病是之前生活方式的一个小结，这时，吃药针对结果，而错误的生活方式保持不变，还在源源不断地积累疾病，这就是所谓的致病和治病在作对抗。

如果改变生活方式，让病怎么来就怎么回去，同时用药解决从前的这个“结”，这样两者就共同起到治疗疾病的作用。患者是治疗的主体，我们非常重视生活处方的贯彻，也就是帮助患者更多地认识健康。

2. 生活方式包括哪些方面?

答：只要是与我们生活相关的所有方面，如衣食住行、吃喝拉撒、心情、工作等都属于生活方式。

3. “四多两温度”指的是什么?

答：“四多”指的是适度多晒、适度多动、适度多穿、适度多吃发物。

“两温度”指身体的温度与心灵的温度。

4. 穿衣要注意什么?

答：第一，穿衣的原则是“穿衣务求暖”，一定要保暖。

第二，衣服要透气。

第三，通过穿衣的调整，帮助人体由不均匀出汗变得均匀。我们一般在穿衣的时候主要关注的是前胸后背，比如大衣、坎肩，实际上，这些地方是容易出汗的。而远心端的四肢这些不太容易出汗的地方反而不被我们关注，比如胳膊外侧、小腿前侧。所以，我们要通过穿衣的调整使身体基本达到均匀的温暖，然后再通过运动就可以达到均匀微汗的状态。

5. 居住的环境要注意什么?

答：向阳、通风，创造温润舒适的环境。

6. 什么样的工作不利于疾病的好转？

答：第一，静多动少的工作，不利于阳气宣达。第二，上夜班的工作，黑白颠倒，不见太阳，伤及人体阳气。第三，工作环境不利于温通发汗的。

我们希望大家在健康和工作之间做一个权衡，如果工作不利于疾病的好转，或者工作本身就是致病因素的话，建议还是离开这个工作为好。

7. 空调可以用吗？

答：用得恰当就可用。如果自然界的温度太冷，我们可以利用空调来创造一个相对温暖的环境；如果自然界的温度太高，也可以利用空调做适当调整。总之，温度要适度，以“温润”为度。还有，在打开空调的时候，一定要开一点儿窗户，让室内保持通风。

8. 公共场所开空调怎么办？

答：在夏天，假如处在一个公共的环境，如办公室、商场、火车车厢等，空调温度开得很低，我们又不可左右的时候，可以认为我们处在一个“人造冬天”的环境中，那就应该按照冬天的标准去穿衣。

不要太在乎别人的眼光，那样将无法关注自己的健康。在对周围人没有妨碍的时候，一定要多听听自己身体的声音，而不是总看别人的眼光。

9. **在地下室办公怎么办?**

答：辞掉工作。

10. **家里潮湿怎么办?**

答：搬家。这个是不容马虎的。我们从很多患者的发病原因自述中可以发现，很多人发病与长期处于潮湿环境中有关。

11. **宿舍温度高会影响体温吗?**

答：会。这也就是我们强调环境温度的原因。我们要创造一切有利的外环境，以帮助改变机体的内环境。

12. **夏天家里太热怎么办?**

答：可以开窗通风，也可以使用电扇，但一定不要正对着人吹。也可以开点儿空调，但注意温度不能太低，并且要开点儿窗户通风。

13. **北方天寒地冻怎么办?**

答：可以开空调，也可以用其他取暖设备，同时要注意通风和适当地加湿（加湿要选用热加湿的加湿器，或者家里放个电蒸锅，更简单的就是一锅热水放在电磁炉上慢火加热，持续出蒸汽）。

北方的冬天比较干燥，注意不要选用那种超声波的加湿器，因为它出来的气是冷的，属于寒湿，而我们要求的是“温润”。

14. 为什么要多晒太阳？

答：万物生长靠太阳，人也不例外。太阳是大自然赐予我们的阳气之源，所以一定要适当晒太阳。

对于银屑病患者来说，亲近阳光非常重要。广汗法体系中，银屑病的治疗是要通过均匀出汗来达到目的的，晒太阳可以帮助阳气宣通、淤滞疏通、汗路畅通，所以要适当地晒太阳。

15. 什么时候晒太阳好呢？

答：阳光可以看作是一味药，是药就需要有“药性”和“药量”的考虑。寒气重需要“药性”强的阳光（中午的大太阳），寒气不重就需要“药性”和缓的阳光（早晨的太阳）。“药量”就是日晒的时间。

一般来说，夏天日晒强烈或者西藏、海南等地的阳光比较猛烈的话，要选在不太强烈的时候晒，比如早晨8点以后，中午11点以前；冬天多数地区的阳光本来就不太强烈，所以什么时候都可以晒。

16. 怎么晒太阳呢？

答：第一，晒腿不晒头，晒背不晒腹。

第二，能裸露的地方尽量裸露，也就是说晒的时候要直接晒。

第三，晒前可以先把要裸露的部位抹点儿橄榄油，避免干燥，务求“温润”。

第四，晒完要到室内或阴凉的地方以前，一定要先把衣服穿好，如果有出汗的地方，可以抹点儿粉或者油，因为室内比太阳下温度低，避免凉气通过开张的毛孔侵袭身体。

17. 有风的时候可以晒太阳吗？

答：如果是微汗，有一点儿风也没关系。如果出汗较多，一定要注意防风。需要注意的是“贼风”，也就是在你不注意的时候受的风，比如睡着后受的风，还有所谓的“脑后风”。

上面讲的风都是不太剧烈的风，如果是大风、狂风还是要避开的。

18. 晒太阳会加速皮肤老化吗？会得皮肤癌吗？

答：任何事情都需要把握一个度。比如户外工作者和种田的农民等，他们长时间暴露在日光下，就要注意日晒对皮肤的伤害了。

但多数人都在室内工作，每天晒太阳的时间本来就很短，所以适度地晒无须担心这些问题。

19. 哪里有皮损就晒哪里吗？

答：不是的。广汗法的治疗立足于整个人体的健康，而不只是关注皮损。所以，晒太阳的原则也是这样的，要使整体变通、“温润”，而不只是晒皮损。

在身体所有部位中，最应该晒的是小腿。即使头部有皮损，也不主张晒头，而是要晒小腿。

20. 晒太阳以后，皮肤痒怎么办？

答：可以参考“将汗五佳兆”：红、痒、新、小、烦。一般来讲，晒后的微红、微痒，或者高温泡澡后的微红、微痒，都是好现象。

21. 为什么不能用光疗？

答：光疗是一种利用人造光源治疗疾病的理疗方法，可以说是晒太阳的延伸。

光疗和晒太阳有什么区别呢？我们建议适度日晒，而光疗相当于过度日晒。所以，有的人光疗后皮损会短时间内减少，但是很快会再出，而且比原来更糟，甚至有的好皮肤也会发黑。这都是过度的照射破坏了身体内部正常的秩序所致。

我们提倡的是温润，是自然。温是不凉不热，润是不燥不湿，光疗是过热，不符合自然本质的要求，所以不主张。

一定要记住：我们主张的是绿色、自然、健康的方法。

22. 睡眠质量与银屑病有关系吗？

答：有关系。睡眠的质量会影响人的精神和情绪，而精神和情绪对银屑病有影响。

23. 怎么判断睡眠的质量？

答：要从结果来判断，如果第二天醒来后感觉精神、精力各方面的状态都很好，说明得到了比较好的休息。

24. 睡眠不好怎么办？

答：需要培养良好的睡眠习惯。有些人失眠是由不良的睡眠习惯引起的，因此，培养良好的睡眠习惯是纠正不良睡眠，使睡眠规律和美好的开端。

养成良好的睡眠习惯，需做到以下几个方面：

（1）睡眠要守时，按时上床、起床，不要赖床和“恶补”睡眠，即使周末、休假时也应如此。

（2）晚餐后不要喝咖啡、茶以及含酒精的饮料，也不要吸烟，因为这些都会引起兴奋。

（3）饥饿妨碍睡眠，睡前如饥饿的话可稍微吃一点饼干、甜食或喝一杯牛奶等。

（4）创造好的睡眠环境，卧室里避免强光、噪音，温度要适宜，不要放闹钟，选择适合自己的床、枕、褥、垫等。

（5）把卧室作为睡眠的专用场所，入睡前不阅读带刺激性的书报杂志；不要在床上工作，也不要在床上想今天的烦恼和明天的工作。如果要想，就起床想够了再睡。

（6）在下午和傍晚时分定时进行体育运动，有助于睡眠。失眠者应该注意的是，睡前两小时内不要做剧烈运动。适时适量的体育运动，既有助于睡眠，又能增强体质，应该将之养成习惯。

25. 睡眠的行为疗法是什么样的?

答:(1)除了睡觉以外，其他时间不要待在床上或卧室里。把床当作睡眠的专用场所，不在床上从事与睡眠无关的活动，不要躺在床上看书、看电视、听广播等。

(2)躺在床上30分钟后如果仍睡不着，必须起床，但是不要开灯(或者打开小夜灯)，去做些温和的事，当真正有了睡意时再上床。上床后，如果仍然不能迅速入睡，就再起床，等再有睡意时再回床。假如始终没有睡意，那就干脆不睡。

(3)整夜之中，如果中途觉醒而又不能迅速入睡，可按照上面的方法去做。

(4)每天早晨坚持在同一时间醒来并起床，无论前晚睡得如何。

(5)白天坚决不上床睡觉。

需要特别注意的是，睡不着离开房间时，不要带着自己最终还会回到床上的念头(不要急，要随遇而安)，要想到自己不再睡了。起床后，可进行温和、平静的活动，灯光应尽量暗一些，不要抽烟、吃东西或做体操。

26. 睡眠的行为疗法还有哪些?

答:睡眠的行为疗法还有很多，但都需要有耐心，不能太着急。具体有以下几种方法:

(1)每日睡前揉涌泉穴。

操作方法:睡前搓脚心，脚心有“人”字纹处(约足底中线前1/3处）为涌泉穴，属肾经。先以左足心搓右足后跟，起到擦搓左足涌泉穴的作用，再换擦搓右涌泉穴，100次为一轮。如此做3轮，左右300次即可。本疗法可加快入睡过程。

（2）梳头法。

操作方法：用梳子梳头，方向为前发际→头顶→后头→颈项部（中间、左边、右边各梳一次）；从头顶中央呈放射状分别向头角、太阳穴、耳上发际、耳后发际（左右各梳一次），每天梳3～5次，每次至少5分钟。

（3）静坐冥想法。

操作方法：首先躺下，也可以坐在一把有靠背的椅子上，闭上眼睛，在头脑里想象一些比较熟悉且向往的景象。如可以想象你漫步来到一片绿油油的草地，草地里长着各色的小花，芳香扑鼻，隐约的流水声，一条清澈的小溪，几条小鱼……你可以再想象下去，要有身临其境的感觉，五官、身体都处于美好的感受之中。想象的题材很多，如辽阔平展的海滩、山清水秀的公园、轻歌曼舞的仙境等。不要想象过于刺激的东西，你在想象的场景里是悠闲舒适的，你感受的都是一些舒适的景象。你从想象中得到放松，得到愉悦，暂时忘却了失眠带给你的紧张，说不定在美好的遐想中就酣然入睡了。

除了这些行为疗法之外，也可以用一些药物，这个需要医生来开处方，自己不要随便用。

27. 痒得睡不着怎么办？

答：轻微的瘙痒可以使用一些外用药稍微做一些抑制，让你能睡觉。如果瘙痒剧烈，对于阴证的好转是有积极意义的，即使外用药也不会有太大的作用，这时我们要保持“痒并快乐着”的心态，不要让焦虑影响治疗的进程。

28. 睡觉的时间有什么要求？

答：起居随太阳，这是一个很好的原则，但在现实生活中，也许并不容易做到。但是，为了健康，还是希望大家能尽量靠近这个原则，顺应正常的生活节律。

29. 午睡重要吗？

答：中医养生理论中，有睡子午觉的说法。一天中的子、午时类似一年中的冬至、夏至，是阳气升降的大转折，这时人体最好处于静息的状态，尽量做到不干扰身体，使之顺应天地的变化。

子午之时睡眠，会很好地保持入静的状态，静待天地变化。所以，对于无法入静的人，午睡还是很重要的。而子时之前入睡，也是很重要的。

30. 一年四季起床的时间都是清晨5：40，这样对吗？

答：不对，应该遵循“起居随太阳”的原则。

31. 如何理解作息看太阳、起居待日升？

答：作息，要学习太阳的规律——太阳出来，你就工作；太阳下山，你就休息！

日出为昼，日隐为夜，人以阳气为根本，阳气生发为阳，阳气休养为阴，夜里自然界中的太阳隐去了，人也应该隐去，如果不，就会损阳。

人是经亿万年顺应太阳的规律形成了现在的模样，谁逆天，天就罚谁。太阳的起居已经融到人的骨子里，天如何，人便如何，就是顺。

逆天也是积累，顺天也是积累，积少成多，自会有结果。人应该怎样，由此不难选择。

32. **身体健康的总目标是什么？**

答：身体健康的总目标，简言之是“温润”，分别言之为舒适、温暖、柔和。

有偏需“纠偏”，则需“有感”，是制造新的“不正”来纠目前之偏；不适要“求适”，则需“无感”，是以“正常”来指引。

温为中，润为中，这些手段是求适；酒温，物发，汤清，这些手段是纠偏。总而言之，都是在“执中纠偏”。

33. **白日行、夜黑静是什么意思？**

答；白天太阳出动，夜晚太阳休息，人体应该顺应之，便有了动和静的区别。静，助阳气之生；动，助阳气之通。

34. **入静对于银屑病患者有什么好处？**

答：首先，银屑病属于心身疾病，多数患者有心理问题，入静（包括趋于入静的训练）有助于调整心神，有利于治愈。其次，入静可以帮助人体阳气的潜藏（简称为生阳，适度的运动可以帮助通阳），动静适度，阳气不耗（或者少耗）而通，才是人体长治久安之道。

归根结底，银屑病的病因在于不通，治疗的根本在于想方设法使之通。一时的通不是目的，一世的通才可以保证银屑病的根治。汗是标志，通是大法，长久的健康是目标。基于这样的认识，治疗银屑病时，我们不仅要重视动，更要重视静，静则阳生可助通。

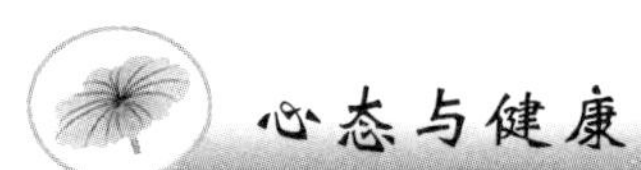

心态与健康

1. 心理、情绪与银屑病有关系吗？

答：心理和情绪对于银屑病的影响非常大。银屑病属于心身疾病，心的因素比身体的因素更重要。银屑病发生、发展与患者的个性、情感、紧张、烦恼、忧虑等心理因素及社会环境因素有着密切的关系，是银屑病发病和加重的重要原因，所以我们需要把患者的心理健康提到一个相当的高度去考虑。

2. 得了银屑病是不是这辈子就完了？

答：很多人得知自己患有银屑病之后，会悲观绝望，觉得这个病治不好，这辈子就完了。这一认识在很大程度上受社会各方面对银屑病的不实宣传所致。

大众流行的说法是银屑病病因不明，不能根治，甚至说银屑病是不死的癌症，无形中给银屑病患者造成不必要的恐慌。还有社会上铺天盖地的银屑病的速效方法在很多人试过后反而越治越重，也给患者以银屑病确实难于治愈的假象。

与此不同的是，广汗法体系认为银屑病是完全可以治愈，并且治愈后可以不复发的。广汗法和社会上虚假的根治宣传有着本质的区别。虚假宣传是以赚钱为目的，并不关注患者的健康甚至生命安全，属于黑心疗法。而广汗法对于银屑病有一整套完善的理论（只要放下执着，患者也可以明白其中的道理），是立足于人的长久健康来使疾病自愈的。广汗法不仅关注皮损的变化，更关注人的整体健康；不仅关注身体的健康，还关注心灵的健康，是真正的健康医学。广汗法不仅给患者以治愈的信心，后续不断整理的治疗实例，也可以给患者接受治疗的安心。

在前面的问题中，我们反复提到：银屑病是个好病，是个好老师。如果真能认识到这些，你这辈子不仅没有完，而且会因为有银屑病的监督和引导，越来越好。

3. 为什么开朗的性格有助于疾病的恢复呢？

答：心理学家研究证明：性格开朗、为人随和、心态乐观和对他人充满爱心，对疾病有较强的预防作用，即使得了也容易痊愈。

相反，固执己见、自怨自艾、否定他人、悲观多疑、心胸狭窄、神经过敏、缺乏自信，则在很大程度上减弱了免疫系统的功能，相对降低了自身的抗病能力。

从中医生理学的角度讲，开朗的性格可以帮助身体的气机更为条达，气血更为和顺；从心理角度讲，开朗性格善于寻找生活中或者疾病治疗中积极的一面。

所以，请大家记住一句话："性格开朗、疾病躲藏"。

4. 性格不好的人怎么办？

答：性格决定人生，性格决定命运。既然已经认识到性格的重要性，我们要做的就是积极主动地慢慢调整。当然，性格的改变不是一蹴而就的，我们不可能一下子就变成我们所希望的那样，这时我们也不必焦虑，可以从认识问题的豁达态度开始一点一滴地去改变。

性格的改变，慢就是快，欲速则不达。

5. 为什么压力会对疾病的治疗有影响？

答：银屑病是身体内气血不通产生的"结"，压力会让我们紧张，紧张就会阻碍"结"的疏通，所以要寻找方法去缓解压力、释放压力，以使气血条达。

6. 为什么越着急看皮损，效果越慢呢？

答："思则气结"，越着急就越关注皮损；越关注皮损，我们的意念就越集中于皮损，越不利于皮损的疏散；皮损越不通，你就越着急，这样就会陷入恶性循环当中。

反之，放松心情，关注整体的健康，关注出汗的情况，这个“结”就容易疏通，从而进入一个良性循环当中。

治疗中，最需要关注的是“精神好不好”和“出汗匀不匀”的问题，首先关注的是“非皮损”的问题。这样，反而会让皮损达到“不治而治”的效果，这点需要广大患者深思，大量患者亲身验证的实例，是您信心的保证。

7. 什么是“抓大放小”？

答：广汗法是以身体和心灵的最终健康为目标的治疗体系。疾病症状的消失只是人体恢复健康过程中自然而然的产物。所以，在治疗过程中，身心的健康是大，其余一切的现象都是小。对于银屑病患者来说，我们要关注的是精神和出汗的情况，而不是皮损。

8. 如何理解“抓大放小病，从容健康行”？

答：“抓大”是指抓整体健康，如果整体健康在变好，小的问题都可以忽略。也就是抓健康、忽略疾病的意思。

需要注意的是，健康不仅指身体没有病状，而且包括心理健康、社会适应健康、道德健康等内容，只有关注后者，才更容易让身体保持健康。

9. 性格内向或者脾气急躁的患者就好不了吗？

答：前面很多问题中都提到性格对于疾病的影响。性格不好的话，要学着慢慢去改变。但是，每个人的性格各不相同，每种性格都有其优劣，我们不能说哪种就好，哪种就不好。比如，性格外向的人也可能遇事想不开，而性格内向的人虽然不太爱表达，但心灵也可能很豁达。

所以，我们希望，无论什么性格的人，重要的是对事情的认识态度。一个积极乐观、豁达平和的人，无论是什么性格类型，都有助于身体气机的条达，有利于疾病的恢复。

10. 家里有事，银屑病就会加重吗？

答：很多银屑病患者有这样的经历：本来皮损好了或者减轻了，但是家里发生了不好的事情或者着急的事情，皮损立刻就又回来了、增多了。这种情况是必然的吗？

首先，家里有大事发生，就会着急、焦虑或者悲伤，就会导致气血瘀结，这似乎是人之常情。

其次，家里有事，就会忙碌，对于生活方式各方面的关注就顾不上了。

这两方面对于疾病是不利的。但是，如果我们可以“借事磨心”，身劳而心不倦，那么，银屑病也可以不加重。

“临大事有静气”，事情发生了，我们无力去改变，那就冷静下来，客观地分析，理智地应对，按部就班地处理，这样才会把不利的影响控制到最小，而不是让坏的影响连锁下去，如多米诺骨牌。

11. 家庭和睦对疾病有帮助吗？

答：家庭和睦，就容易气和志达，身体就会经常处于放松愉悦的状态，有利于我们不通的地方通畅，对于身体的健康和疾病的治疗是有好处的。所以，我们每个人都有义务为家人创造一个和睦的家庭环境。

如果你的家庭不和睦，你可以尽力寻求一些解决办法，使大家都做一点让步，创造和谐的氛围，对每位家庭成员都有利。如果无能为力，建议在治疗期间，应该先脱离一段时间，使自己的心情能暂时得到放松。

12. 为什么银屑病患者家属的关心和理解会对治疗有利呢？

答：银屑病是一种心身疾病，心理因素占较大的比重，家人的理解会在心理方面给予患者支持和帮助，使患者不会出现紧张、焦虑、自卑、愧疚甚至绝望等负面情绪而影响疾病的治疗。

另一方面，家人在生活方面给予患者的照顾也会有利于患者生活处方的贯彻。所以，除了患者本人之外，希望银屑病患者的家属也要多学习、多了解，多配合医生的治疗。

13. 打麻将、打游戏会影响银屑病的治疗吗？

答：任何事情都讲究适度。如果只把它当作放松和生活的调剂，影响并不大。但是，若沉溺于这些娱乐活动，影响到休息，影响到心情，那就不利了。

14. 银屑病患者在恋爱中遭受挫折怎么办？

答：前面内容谈到银屑病是爱情的试金石，不愿意和你共同面对问题的人，还值得你看重吗？

我们应该感激这个不影响你生命的疾病，让一些不合格的选手及早淘汰。

这种失恋、分手，其实并不是一个挫折，而是疾病帮助你进行的一次选拔，最终留在你身边的才是可以共度一生的人。

15. 遇到让人生气的事情怎么办？

答：第一，尽快脱离让你生气的环境。

第二，运动可以疏通因生气产生的“结”，同时缓解心情。

第三，给自己做心理疏导，如给自己写信后烧掉；去一个空旷无人的地方发泄、述说等。

第四，把眼光放远，感激那些让我们生气的人和事，是它们帮助我们成长。

16. 遇到了过不去的坎怎么办？

答：歌曲唱得好：“没有流不出的水，没有搬不动的山，没有钻不出的窟窿，没有结不成的缘，再长的路程也能绕过那道弯。”没有过不去的坎，在生命面前，任何事情都是小事。

山不过来，那我们自己过去吧。这个“喊山”的故事，你听过吗？有所感悟吗？

17. 如何保持乐观积极的心态？

答：送大家一种态度：“悠然的积极”。

如果你有一个积极的人生态度，生命中很多美好的事物会向你靠近。但是，太积极就会对自己有一些过高的要求，内心会产生焦虑。

所以，我们提出“悠然的积极”。这样，我们就可以在放松、愉悦的状态下享受美好，享受追求的乐趣，而不过于关注结果。

18. 唱歌也可以治病吗？

答：选择积极向上的，令人心情振奋愉快的歌曲，找一个适合的环境，唱适度的时间，就是一件对治病有利的好事情。

19. 传播正能量和治疗疾病有什么关系？

答：关系很大。其实，这是一种思维习惯。有的人习惯盯着事情不好的一面，让自己生气郁闷，然后把这种情绪传染给别人，这样的人更容易使身体产生郁结。

如果发现这样的苗头，我们就需要调整自己的眼睛，找出事物积极、美好、阳光的一面，在这个转变的过程中，我们会发现心情变好了，让心情对于疾病的预防和治疗产生有利的影响。

古语说：“近朱者赤，近墨者黑”，如果我们赤，那我们的周围也都是赤；如果我们黑，那围绕我们的也都是黑。所以，我们要传播正能量，让正能量传染给更多的人，从而影响周围的环境。

20. **为什么帮助别人的同时也帮助了自己?**

答：第一，能帮助别人，说明我们有帮助别人的能力，这是应该让我们感到快乐的事情。第二，帮助了别人得到了别人的认可或者感激尊重，这也是让我们快乐的事情。第三，别人因我们的帮助而比原来好了一点点，这也是让我们快乐的资本。

快乐的心情可以促进我们身体和心灵的健康，所以我们在帮助别人的同时其实也是帮助了自己。

21. **为什么要学会笑而少生气?**

答：每一种心情的变化，其实都会在瞬间对你的身体产生影响。

在导致不健康的五大因素中，营养失衡、垃圾积累、损耗过度、自然衰老这四个因素加起来的损害，都没有压力积累所带来的损害严重。

没有什么事情值得你真正生气，因为生命一定远比那些事情重要！没有什么人值得你真正生气，所以你无须因为他们而伤害自己！

22. **为什么要送给银屑病患者八个字：乐观、积极、安全、可靠?**

许多顽固或不断加重的银屑病皮损都是由于患者对治疗的态度过于消极造成的。为了帮助广大的银屑病患者更好地认识银屑病，战胜银屑病，我们这里送给他们八个字：

乐观、积极、安全、可靠。

(1) 乐观。乐观的态度对于战胜疾病、保持健康是非常重要的，对银屑病更是如此。要知道银屑病并不是一种可怕的疾病，它本质上是一种“好病”，是身体问题的反应，一般情况下并不影响全身健康。

(2) 积极。了解了银屑病并不可怕，是一种普通的皮肤病之后，我们就要放下思想包袱，以一种“既来之则安之”的态度泰然处之，采取正确而积极的治疗态度，切勿轻信“包治”和“病因不明”的宣传，不可病急乱投医。

(3) 安全。我们遇到的银屑病患者中，有许许多多因为治疗不当而产生严重后果的教训，所以，安全问题应该放在一个重要的位置加以注意。中西医专家对于银屑病治疗已达成共识，即“与其乱治，不如不治”。

(4) 可靠。战胜银屑病终归还是要有可靠的治疗手段，所以在治疗的不同阶段要有所侧重，开始时会让皮损变薄，治疗中期要注意配合长效措施，最后阶段则注意巩固疗效，进行健康生活方式的锻炼、生物反馈等。

23. 为什么我的患者那么快乐?

答：其实，我的患者在初诊时，也是不快乐的，有的忧心忡忡，有的焦虑不安，有的痛苦，有的郁闷，有的抱怨……来到这里，也是半信半疑，心怀忐忑，银屑病患者该有的心情他们也有。但是，过不了多久，大家就会慢慢地打开心结，开始重新认识自己的病，认识自己的健康问题，认识新的生活，然后慢慢地快乐起来。

我想有以下几方面的原因：

（1）消除了恐惧。通过学习，懂得并且接受“银屑病并没有想象的可怕，而且还是个不要命的好病”的观念。

（2）有了希望。认识了广汗法的治疗理念，相信一定可以治好它，只是时间长短的问题。

（3）消除了顾虑。广汗法的治疗体系是可以信赖的，最起码它不会害人，是健康的治疗方法，不必担心“前门拒虎，后门迎狼”的后果发生。

（4）有了信心。眼里看到的都是别人一次次的好转，相信自己也一定会治愈。

（5）有归属感，找到组织的感觉。组织了“银屑病绿色疗法志愿者群”后，发现患者都非常热心，尤其对于新来的人，医生没有时间解答的问题，患者会热心地帮助解答，就像自己的朋友一样。在帮助解答的同时，加深了自己的理解，也同时帮助了别人，符合我们一贯提倡的“自利利他”的大原则。

（6）有充实感。加入微信群以后，做一些力所能及的、公益的事情，发掘了自己的才华，感受到生活的充实和帮助他人的快乐。

……

也许还有其他原因吧，总之，他们越来越快乐，相处得就像一家人似的，这对疾病的康复有极大的好处。

最后，希望每个患者都能快乐就诊，快乐治疗，快乐生活。

24. 过健康生活，最重要的是什么？

答："做人呢，最重要的就是开心啦！"读完这句经典台词，你想到了什么？

每天读一篇文章让我们在快乐之中有所收获，在不知不觉中得到改变，回归健康快乐的人生。如果有这样一个机构，能创造这样一种环境，病就可以迅速治愈，这就叫"温室先成花"！有为才可心宽，把治疗融入生活之中，才能悠然。要顺应自然，内心要平衡，以平常心对待人生，安心最重要。一句歌词写得好："内心的平安那才是永远"。

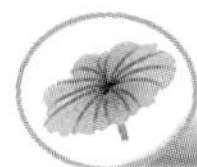

找回健康，还是掩盖疾病？

1. 夏季养生最关键的三句话是什么？

答：无厌于日，使气得泄，若所爱在外。

2. 健康的概念是什么？

答：1989 年世界卫生组织（WHO）对健康的定义是：健康不仅是没有疾病，而且还包括躯体健康、心理健康、社会适应健康和道德健康四个方面。

3. 什么是健康人？

答：健康人，在很大程度上讲如同婴儿，体温约为36.5℃，四肢柔软，能吃能睡，没心没肺，难受就表达出来——哭，也爱笑！“复归于婴儿”是健康医学的理想。

4. 为什么关注健康比关注疾病更重要呢？

答：其实，这个问题应该有个前提，就是定位于慢性病，才能讲关注健康比关注疾病更重要。

根据“抓大放小”的原则，对于慢性病，关注健康自然会远离疾病，而关注疾病，只能让郁结更重，疾病更缠绵难愈。

“思则气结”，疾病本身就是身体和心理问题造成的一个“结”，如果我们过度关注它，“结”就不容易散开，疾病也就不容易好。另一方面，如果过多关注疾病，有时候就会使治疗陷入仅仅局限于减轻症状的误区，甚至有时会为了减轻症状不惜牺牲长久的健康。这是当今社会治疗方向上的普遍误区。

而换个角度看，关注健康（包括身体和心灵的健康）会有助于气血的通畅，有助于“结”的发散，关注健康会让我们远离疾病。

5.《银屑病治疗入门守则》(2014版）的具体内容有哪些？

答：（1）治疗是一个以患者为主体、以疾病为督导、以医生为教练的过程。

（2）“欲速则不达”，对于一辈子的健康来讲，很多时候慢就是快。

（3）要有耐心、恒心和信心。情绪、心态需要理性抉择后的信心，学习、思考需要恒心，写阶段总结、不断积累经验和教训需要耐心。

（4）集中治疗不仅是吃药，更要学习、揣摩自疗，之后过渡到完全自疗，最终达到自愈，不再复发。

（5）心理和情绪对于本病的影响至关重要。要学会顺应环境，纠正思维习惯，多争取家人和社会的支持。

（6）最终治疗脾胃是关键，持正最重要。

（7）理性择医，绿色治疗，思路畅通，静待春风。不等，不靠，自己的健康自己把握。体悟正能量，复归于婴儿。

（8）治疗的原理要牢记：以中和为核心，以通为目的，以微汗（4 要素）、体温为标志。

（9）屑不传染，病不遗传，利人利己，警钟长鸣。本病有其自然规律，没有完全治愈时，随春夏秋冬四季变化，皮损变化属于正常，守住微汗，放眼长远，自会消失。

（10）阳光最重要，运动不可少。心情须放松，恐惧得戒掉。穿衣务求暖，饮食助温散。起居随太阳，大道法自然。

注意：

（1）以上 10 条，每日默念（最好背诵）数次，时时修正自己的行为、思想、情绪、习惯。

（2）服药、指导过程最短一周之内，一般为 1 ~4 个月。治愈后应该长期呵护、储蓄健康。

（3）治疗过程中如需服用其他药物，请先与我们沟通。治疗、自疗过程中避免不必要的理化刺激，如染发、纹身、冷水浴、桑拿、光疗等。

附

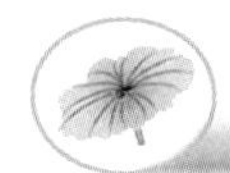

降牛十八掌

笔者按：

以下是“降牛十八掌银屑病志愿者群”整理的对于十八掌的解读，掌名是笔者当初起的，本来要改得更顺当一些，但一直没有闲暇。为了让更多的人早日享受到“降牛十八掌”的益处，就先发布出来，对仗的工整等，以后再做推敲吧。

现在公布的内容都是根据群中的学习与讨论记录整理而成，每个人的整理风格不同，加之时间紧，缺点和不足之处在所难免，希望大家在学习和参考时独立思考，“有则改之，无则加勉”。

虽然已经是第三稿（第三稿整理者为“四气调神”），但是离我的要求还有差距。只有在群里不断地做这些志愿工作，才能暴露自身的缺点和不足，更容易得到进步的机会。

人不怕不懂，就怕不懂装懂。作为医生，专业的表述和患者易于理解的语言会有一些差距。于是，我只是对文字混乱、标点不清的地方做了加工。对于道理和文意，尽量做到“原汁原味”的保留，希望大家能够批判地接受。

我总有一种想法：也许，患者本身半通不通的解读，会让别的患者更容易接受。本书附篇的目的不是显示医理和文采，而是帮助患者自己理解。

最后说一句，请参考本书正文的医理阐述，对于此篇则持“拿来主义”的态度为宜。“纸上得来终觉浅，绝知此事要躬行”，在应用中体会，在思考中进步，不要太在意纸上说的对不对，此篇只是为了更好的理解而做的提示。

十八掌掌名

1. 化冰火中精，硫黄来践行（必备神器——硫软膏）

2. 温泉不重泉，无感水中温（无感温度泡澡）

3. 安全可发热，炎症也能温（为发热平反）

4. 日行一万步，悠然汗可控（这运动非那运动）

5. 传播正能量，逍遥宽心人（管理调控情绪）

6. 阳气知内蒸，涂油且敷粉（出汗不能多）

7. 何以知活力，晨醒测体温（重视基础体温的长期测量）

8. 抹油日当午，晒腿不晒头（学会晒太阳）

9. 吃穿坐卧行，诸般不可冷（紧扣“温润”）

10. 作息看太阳，起居待日昇（起居随太阳）

11. 温酒气血行，温汤营卫通（温酒热汤）

12. 见汗吃发物，不可忘汤清（发物怎么吃）

13. 吃饭五分饱，生冷饭后少（控制饮食）

14. 抓大放小病，从容健康行（关注大健康）

15. 白日放歌行，夜黑早还家（追逐光明）
16. 环境知冷暖，温室先成花（创造小环境）
17. 求医需择医，须是识汗人（选择比努力更重要）
18. 药邪胜病邪，能停不妄药（谨防药邪）

【详解】

第 1 掌　化冰火中精，硫黄来践行（必备神器——硫软膏）

话说，这一日，牛人竹莲灯芯在微信群里和大家聊天，一时兴起，分享了自己宝贵的降牛神器——硫软膏。他很开心地问大家："你们有人在用硫软膏吗？用在小腿这里，我用感觉不错，进步很明显。"

从未用过的七月默默地上网百度了一下，有许多名称和说法，于是问道："正确名称是啥？硫黄软膏，硫黄膏，还是硫软膏啊？各大药店都有售吗？几钱？"（七月因为是南方人，习惯问几钱，指价格多少的意思。）

牛人如月看见了问题，回答说："硫软膏啊，我们这里药店有卖的，2.5 元一支。"

竹莲灯芯看到后补充道："网上药店也有卖的，张大夫正版推荐过的。"

竹莲灯芯之前总提起那个硫软膏，七月还以为他是推销药品的。看见他特别强调张大夫的推荐，信了大半，但她仍然不明了这个硫软膏具体是做什么用的，网上的说明书不够专业和形象。

于是，七月把使用者的回复做了截图，上传到群里并且回复道："可是有网友说不好哦！"

牛人贝贝出现，说了一句话："治疗到什么程度就可以像正常人？"

竹莲灯芯很热心地解释："我的皮损已经亲自验证了硫软膏的神奇作用，确实能软化皮损，有解冰冻之作用。它最适合老不出汗部位的皮损，我用过后小腿就可以湿润并且均匀地出汗了！张大夫在《硫黄内用补火热，外用散寒凝》一文中专门讲硫黄。"说到此，灯芯复制了这篇文章的链接发在群里给大家看。

七月仔细看了一遍文章的内容，感觉"化冰火中精"这句描述很贴切硫黄的功效，但是里面没有具体讲怎么使用硫软膏这件事情，于是又提问："每日抹几次呢？"

灯芯回复："不限次数，哪里不出（汗）抹哪里。"看七月这么有兴趣，他索性介绍起自己的治疗经历，介绍了他患病和治疗时间，还有治疗手段，特别是在使用硫软膏一周后，小腿和全身的皮损出现了他自认为是突飞猛进的效果，即看到皮损逐渐四分五裂——"冰"开始融化，颜色变浅，部分小片逐渐消失。他说着说着又复制了一个张大夫介绍硫软膏的链接给大家看，以进一步证实他的说法。

在灯芯这样频繁提到张大夫名字的情况下，神奇的事情出现了，张大夫本人也出现了，他感慨地对灯芯说了一句话："灯芯啊，看来你对'老硫'很有感情，继续研究吧！"

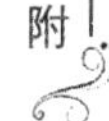

灯芯开心地回答张大夫："那是。硫软膏的作用大着呢，自从张大夫您指导我使用后，我的皮损好很多了，当然也离不开您给配的内服药和每天走一万步的指导，这三样在一起，我感觉我一身的皮损在1~2个月后，就会消退干净。"

如月想到了硫黄的另一种制成品，问张大夫："淋浴能用硫黄皂吗？"

张大夫说："硫黄皂外洗会让皮肤变干，不符合温润的原则，不建议用。"

其他人继续聊着，七月和灯芯在心里继续默默体会硫软膏神奇的作用。七月想去买来试试，然后在网上查阅。

云群主适时地提醒大家："硫软膏还是去药店买吧，网上的销售机制目前还不完善，反正价格又不算贵。"

七月回复："嗯嗯，有道理，明天就买来用。"

王貌似没参加讨论，没头没脑地问："小腿很痒怎么办，又不可以用手去碰。"七月说："药店的人说用花椒水涂抹痒的地方就可以。"云群主及时出来纠正了七月的说法："用硫软膏。"

快到休息的时间了，牛人们都很自觉地不说话了，张大夫强调说："日落而息"，呵呵，所以大家都去休息了。

第1掌备注：冰，广汗法体系中经常用冰比喻银屑病皮损。皮损覆盖在皮肤表面，像冰层一样不能融化，导致皮损的地方始终出不了汗，成为出故障的"排邪通道"。硫黄软膏如同火，可以像融化冰层一样让冰一般的皮损消退，所以张大夫主张用硫软膏来化“冰”。“老硫”，指张大夫对灯芯开玩笑的说法，“老”在这里表达很有感情的意思，“硫”就是指硫软膏了。用“老硫”这个词语正好生动、拟人化地描述了灯芯对硫软膏的感情和喜欢。

第2掌　温泉不重泉，无感水中温（无感温度泡澡）

天下之大，无人不知温泉。“温泉热浴不仅可使肌肉、关节松弛，消除疲劳；还可扩张血管，促进血液循环，加速人体新陈代谢……”这些在商业的炒作中，似乎成为共识。

可是，张大夫好像并不看好温泉：温泉温度高的70℃以上，低的25℃左右，这都叫温泉，怎么能一概而论呢？很多商家宣传温泉中含有这个成分，含有那个成分，这些成分是对人体长远有害处还是好处尚未形成定论，疗效应该在温度，而不在成分。

老白杨出现，一语道破玄机：“泉”不重要，“温”才是此中妙处，大家不要被表象所迷惑。

牛人贝贝爱提问题：“热水泡澡，是不是和硫软膏化冰一样，会把体表的‘冰’（皮损）融化掉一部分呢？这样的话，是不是温度越高越好呢？”

张大夫经常跳跃着思考，每个小问题都能与人、与长远联系起来。如果不谈人的承受能力的话，水温越高，所含的热量越大，越容易化冰，所以很多患者想当然地采用

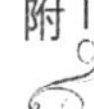

了高温泡澡法。但是，我们必须谈“人”，必须看“长远”。于是，泡澡应选“无感温度”。温度高了对皮损似乎有好处，但对皮肤却有坏处（注意：皮损和皮肤是两回事，要治的是皮肤，而不能只盯着皮损）。很多时候，高温洗浴会带来“红皮病”的严重后果；而温度低了，又容易感冒，且使体表的“冰”更加加重。高温洗浴形成皮损暂时减轻的假象，大家一定要警惕，这方面我们是有教训的。

一直沉默的十八子突然说：“重温不重泉，几度才舒服?”

众人闻之，陷入思考中，开始考虑适合的温度范围。

张大夫此时淡定地说：“鞋大鞋小，只有脚知道。难道现代人，只看鞋码不看脚吗？同理，是温非温，只有皮知道。难道现代人，只看度数不管皮吗?”

牛人家属丁丁把查到的一些资料发在群中与大家分享。2014 年春节，很多患者按照安排停用药物 2 ~ 3 周，并加强锻炼，绝大多数患者都平安地度过了这个不用喝药的春节。但是，有两名患者却出现了问题：一名在泡浴后全身多处皮肤出现红斑、肿胀，被某医院诊断为“红皮病型银屑病”收住院；另一名则因腿部瘙痒而采用洗浴止痒法，出现双小腿红斑、肿胀、渗液。这两名患者出现问题的原因不在于泡浴和洗浴，而在于温度过高。很多时候，慢就是快，欲速则不达。短暂的高温浴（还有很多皮肤科和理疗科采用的蒸气浴）的确可以暂时止痒，貌似使皮损变薄，但同时带来了“红皮病”及“皮炎”等恶果，可谓得不偿失。

张大夫讲什么都忘不了正常的出汗，以及以正常出汗为目标的广汗法：广汗法治疗在于让偏离正常的人体慢慢恢复人体的自然，用的都是舒服的、不过分的、符合人体自然的方法。因此，在洗浴方面强调“无感温度”。广汗法的目标是“正常的出汗”，强调的是正常（中间状态是正常，过与不及都是病）。若忘记了广汗法的中和医学、自然疗法的本质，而只知道出汗可以缓解皮损，对医生和患者来说都是比较危险的。

相对于热和凉来讲，温属于中间状态，“无感温度”就是温的。在泡澡上，“无感温度”深得中医之“中”的精髓。

听罢，众人如梦初醒，若有所思，但还是意犹未尽，恳请再细数泡澡的步骤，张大师乐得倾囊相授，细数泡澡的具体操作方法：

（1）可用搪瓷脸盆（没有的话，不锈钢盆也可以）熬外用的药。

（2）草药用纱布包住，冷水浸泡 2 小时，大火烧沸后，调成小火，再熬 10 分钟。

（3）澡盆里先放 30℃左右的水半盆，然后，连布包带药水倒入澡盆中，继续加热水，直至水温在 34℃ ~35℃之间，然后进入澡盆开始浸泡。

（4）继续调整加入冷水、热水的量，至自觉无感、舒适为度。

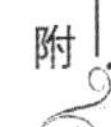

（5）第一次泡澡，以 10 分钟左右为宜，试探一下有无

不适。有不适或者自己不明白的情况，请先暂停，等咨询大夫后，明白了再泡。

（6）第一次如果无不适，隔 4～5 小时后，可以再泡。只要能保持无感，精神愉悦，时间越长越好。

（7）泡浴的药水不可隔天用。一天之内可以反复用，每次使用之前必须用“热得快”之类的加热器整体加热至无感温度。

（8）夏天天热，如果在露天环境中泡澡，药液会变质得较快。所以，应该抓紧上午的时间泡澡，药液变质后禁止使用。

（9）目前需要边泡边加热水，以达到“恒温”和“无感温度”。随后，等“外循环恒温加热仪”产品变成商品后，便可以真正达到“静则阳生可助通”和“复归于婴儿”了，让治疗在愉悦和修行中完成。

（10）最后再强调一下无感温度，就是不觉得冷，也不觉得热（无感温度会有一个范围，如果是红皮型，应调至无感范围内的低限；如果是关节型，应调至无感范围内的高限）。调到“无感温度”后，最重要的是保持。

（11）每次泡澡的无感温度应该是不同的，但可以以上次的无感温度为基准进行调节，所以每次泡澡应该记录温度，以备后面参考和总结。

众人到此方才罢休，各自露出欣喜之情。大家脑子里都回荡着张大夫的话：温温的，润润的，软软的，舒服的。

白杨感慨道：“牛国伤心地，幸遇一真人啊。”

正所谓，诊病脉舌定乾坤，治牛之前先扶正，阴阳平衡牛自平，治牛神功十八掌，温法汗法是其根，此功又名广汗法，读者听者切记清。

第 3 掌　安全可发热，炎症也能温（为发热平反）

谈及发热，当今之人，无不恐甚，但凡发热，无论高低，一概针药侍候，消炎处理，从小到大，无人不被消过炎。而时下，此趋势更甚，在下犬子，就曾连打消炎针月余，而连续消炎在七日以上者，比比皆是，极尽消炎之能事啊，现在想来，深感恐惧！

今山西有高人者，姓张名英栋，在中医界摸爬滚打多年，竟练成了传说中的绝世神功——降牛十八掌。这十八掌，掌掌皆绝招，能致牛死命。

张大夫利用降牛十八掌，不但门诊妙手回春，治愈大量“牛人”，而且还利用互联网，无私传播他的武功秘籍，为天下医林兴盛做贡献。

今天要讲的，正是第三掌——“安全可发热，炎症也能温”。这功夫，凭借的是扎实的中医理论和务实的实践经验，是当今医界全新的、绿色的、治疗银屑病的功夫——广汗法，它囊括了传统功夫治法之“清热凉血”法，并指出了其需要提升的地方，使治“牛”从治病向治人发展，可喜可贺啊！

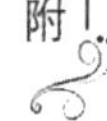

这不，今天的微信群又开始聊起来了，只见张大夫对

牛友们说："切勿滥用消炎药，善待难得之发热，难发热者，想法让自己热起来，体温低于39℃之热不要发功打击它！不然，就容易走火入魔，你们这些牛人中，大部分都是走火入魔而得牛皮的，不可不慎啊！"

群里人很多，初来的牛友惊恐不已，深为不信地说："我等所患皆血热壅闭，再发热岂不火上浇油?"

张大夫问："尔等是否怕冷乎？是否难汗乎?"

众牛友答曰："正是!"

张大夫继曰："既然血热，为何畏寒？此乃体内真气乱，百脉阻，正气虚，阳不足，以至体表郁闭，汗难出，热邪亦不能出，治疗之策当用降龙第三掌，用温法、汗法让身体热起来，借助发热的过程，使真气顺、脉通达，郁开热散，使邪外出，而皮损自愈也!"

老牛皮白杨追问道："我确实怕冷，得牛皮后，我一直没烧过，既然安全发热这么好，能不能快点让我烧起来?有没有捷径?"

张大夫答曰："世上无难事，只怕有心人。万般不可急，功到自然成!"

"要让体温回归自然"，从牛群中传来英子优雅的声音，"我们要让身体热起来……据本人亲身实践，烧到39℃完好无损"。原来她已得到降牛真传，且以身相试！随后，众牛人开始积极交流发言。

牛友王曰："人体正常体温（指腋窝温度）在36℃ ~

37℃之间，超出这个范围就是发热，38℃以下是低热，39℃以上是高热。”

艳阳天道：“做一些无氧运动，增加肌肉量，可有助于提高体温。”

牛友王无奈道：“发烧不易啊！”

艳阳天亦有同感，问英子：“你为什么会发烧？”

老牛白杨火上浇油地说：“英子，说说你发烧的事儿吧。我真烧不起来，除了服药，我现在也吃辣椒以增加功力，但还是没上火，所以我的身体寒太重。我看不用‘九阳神功’，怕是难把寒毒逼出啊！”

牛仙英子答曰：“张大夫一直在帮我们调和阴阳，具体怎么发热，且听我慢慢说来。不过，我晚上下班才能说发烧一事儿，今天会议多！”

老牛白杨失望地咽了咽口水，无奈地说：“英子，等你发表高见，不见不散！”

牛人家属丁丁不甘寂寞地说：“体温体现人体阳气、活力，体温升高，免疫力也会升高！”

默默地等待中，英子悄悄回来了，说：“每次发烧都会喉咙疼，前几次发烧都在39℃，不过都是只有一天，最近烧了两天，最高温度38℃，不到38.5℃。”

牛神七月也应和道：“我貌似只发过一次烧，39.5℃，初三时候，用青霉素和柴胡压下去的。”

看来牛友们都在为“发烧”而努力，不少已获康复，

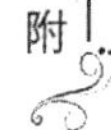

擒牛成功！更多的还在路上，温法、汗法之出现，实为当下牛友之大幸。

老牛白杨若有所思，似有所悟地说："我一直怕冷，就像中了玄冥二老的'寒冰掌'一样，张大夫帮我调整了2个月，感觉不那么怕冷了……他使用的'温法'很像'九阳神功'，这种功法以阳为主，兴阳、助阳，正是克制'寒冰掌'最好的功夫！"白杨激动万分，战抖着竟不能动弹，只能眼睁睁地看着微信聊天屏幕。

张大夫又道："得舍总有道，不争早与迟，正气充盈，邪气自无容身之地！"

大家热烈地讨论着，忘记了牛皮带来的痛苦，在这里更多的是欢乐！因为，大家看到了希望。

观今之牛皮患者，多数无法发热了，怕冷者甚众，此与时人想方设法打击发热不无关系。在此呼吁，重视安全发热，少用消炎药！

第4掌　日行一万步，悠然汗可控（这运动非那运动）

关于汗的研究与运用，再没有比广汗法深刻的了。"日行一万步，悠然汗可控"说的是出汗与运动的法门。

说到出汗与运动这个话题，一份南加州大学研究的成果表明："运动是人得以延年益寿的唯一途径，能使人延年益寿的并不是运动本身，而是运动能让人体发热。当人体发热到某个界限时，会激活体内一种特殊的终端酶。这个终端酶的功能是加速代谢以及激发皮表汗腺的活跃。而随着排汗，体内沉积的毒素垃圾会随之排除，疾病随之减轻或消除，这就是延年的原因。由此看来，保持某个程度的发热才是根本。”

出汗与运动固然有利于健康，是不是运动到大汗淋漓就可以达到理想的锻炼效果呢？可以肯定地说，大汗淋漓绝对不是锻炼要旨，正确的出汗才是关键。广汗法告诉我们，“一时许、遍身、漐漐、微似有汗”才是正常的出汗。

可是，正汗的定义，我们都能倒背如流，但在治疗过程中还会有理解上、自身体会上的误解，那到底如何得正汗呢？要达到正汗，需要同时满足四个要素：持续、遍身、缓和、微汗。只有满足这四个要素，才能说明机体阴充、阳足、脾胃和、气机通达。广汗法强调适度运动，每次强度不宜过量，以正汗为标准，即通过运动达到长时间的全身缓和、微微出汗最为适宜。

运动的原则又是什么呢？运动要缓和，不要激烈，以全身出汗更均匀为准绳，重要的是“安全、快乐、健康”。特别是对于小孩的运动，比较复杂，他们可能不会理解广汗法这些道理。即使运动也是被动的，要么不爱动，要么动过了。小孩子正在长身体，不能做影响发育的运动项目。因此，对于儿童运动，“安全、快乐、健康”的原则显得更为重要。

什么时间段锻炼为最佳呢？在《黄帝内经》中，不仅主张晚上少锻炼，还主张锻炼要“必待日光”。其实，运动

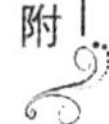

的最佳时间就是看太阳，跟着太阳走。

运动是改变身体体质、修炼性情、走向康复和维持健康的有效途径。如何才能有效运动呢？首先要坚定信念，坚信通过广汗法可以使大家走向康复。其次，明确目标，持续、遍身、缓和、微汗，提高基础体温。最后，掌握诀窍，掌握运动方式、运动类型、运动量、运动部位、运动强度、运动时间、运动场合。

慢走是一个很不错的运动方式。慢走是日常生活中最简单易行的健身运动。运动量虽不大，但效果却很明显，不受年龄、体质、性别、场地等条件的限制。慢走可使全身肌肉、关节、筋骨都得到适度的运动。要想增强锻炼的效果，可以适当提高速度，迈开步幅，甩开胳膊，全身活动，但要注意遵守正汗的基本原则。

慢走，是一种适合一年四季进行的全身性运动，重点是速度的掌握。身体冷时可适当提速，身体快热起来时要减速，总以不累、不大汗为宜。步行时长至少连续 1 小时，病重时应保证每天累计 2 小时以上。步行时间最好在早晨、中午，有太阳的时候，天气晴最好，阴雨、大风天气不适宜。步行地点要尽量在空气质量好的公园、小区，但是一定要注意：一旦感觉到脑门要冒汗，就立即降低强度，等缓和了再继续。

其实，只要日出起床，日落归家，在阳光中每天坚持慢慢走，不容易出汗的部位多穿点，用不了几天时间，整个人由内而外都会改变许多。降牛十八掌第四式的神奇之处就在于简便易行而且效果显著。搞明白第四式的诀窍，我们就能触类旁通，从“日行一万步，悠然汗可控”还可以演化出很多类似的招式，比如近些年逐渐被推崇的无汗运动，也是非常不错的锻炼方法。除此之外，中国传统健身法更是一笔宝贵的财富，如太极拳、八段锦、易筋经等，形式多样，既有系统的套路，也有自成一格的民间方式。

总之，降牛十八掌第四式强调，运动是恢复或保持健康的一个必不可少的手段，持续、遍身、缓和、微汗是正汗的标准。凡是能够使人恢复并且保持其正常出汗的运动，都是可行的。

要点回顾：

【原理】通过运动的方式使身体发热，促进微汗遍身，有利于将体表的“寒冰”化开。推荐运动有慢走、打太极拳、练八段锦、慢骑单车、下蹲起等。

【操作及注意事项】（1）运动时间要选在日出至日落之间，切记晚上不宜运动，否则消耗阳气。（2）运动强度要低，使汗水缓出而持续，像春雨一样滋润身体，且长期坚持。（3）适时调整运动节奏，身体微汗时要降低强度，使“阳气内蒸而不骤泄”，冲击不易出汗的部位。当身体微凉时提高强度，保持身体热的状态。（4）运动后不要立即进入冷的环境，要给人体以缓冲，要让人体尽量多地保持在温暖的环境中，且注意不要受风。

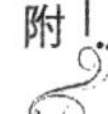

第5掌　传播正能量，逍遥宽心人（管理调控情绪）

人前说话要正面，待人更要忍让谦；
是非之前绕道走，名利淡泊天地宽；
人体阳气很宝贵，内守阳气少外传；
多去帮助苦难者，利人利己皆欢然。

一言先生在做百家讲坛，答复众人的疑问，交流互动，好不热闹。

一言：身体内的火候……火应该在哪块？

七月：小腿？下部吧，足底？

虞山：下面有火，小腿。

十八子：应该由下而上。

英子：我觉得火在全身。

虞山：人冷冷腿，狗冷冷嘴嘛。

白杨：小腿？

王：从腿热到全身？

一言：四肢是阳气之末，是阳气的表现。火位应该在小腹。

……

一言：火候如何掌握？

虞山：有发热感觉就缓、静，切莫等汗出再控制，为时已晚。

七月：怎样让丹田生火，旺起来呢？

一言：“少火生气”也就是说火要有，但不能是“壮火”。

一笑而过：敷热贴？

白杨：慢火久熬。

一言：要学会控制。

七月：双手劳宫穴，对着肚脐补火，控制是个难度系数为10分的操作。

一言：“静则阳生可助通”。要有正能量，让火安于火位而下趋不上炎，让心火可以下温肾水。心不安则火乱，心怡然则火安，心泰然则神静。

七月：心火旺！焦虑焦急，所以要做逍遥宽心人！

白杨：一切从心起！

一言：蒸馒头的火应该在哪个位置？在锅下，锅是胃！脾胃是做饭的锅，少放粮食便容易煮熟。少吃，不伤脾胃。要做熟饭，必须用火。火必须在下，大火则伤，小火正好……

十八子：保住火，要宽心；保住火，不能大汗，有点发热就停。

一言：心惕惕然如人将捕之，心促促然如欲与人斗，能火安于下吗？人用的是气，就是小火蒸炖锅里的原料出来的气。气不能多，多则不能久；也不能少，少则无法用。传播正能量，不是说教，是为了让心安、身安、气血和畅。“人活一口气”，说的是阳气、正气，不是歪门邪道的邪气。

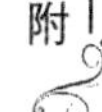

七月：嗯，就是尽量不能担心、着急。脾胃和就身安，身安则心安，心安则养阳，阳足则破冰。

十八子：有了正气，要修身，要控制，不让阳气骤泄……

求真：要做一顿好饭，就要有一口好锅（脾胃），一份好食材（饮食），一个好火候（阳气）。少食则锅利，静心则阳气足而久，微动则阳气通而缓。

……

先生一席话，点醒梦中人。情绪能影响机体免疫力，良好的情绪可使机体处于最佳状态，抗拒疾病的袭击；情绪剧变时，可导致各种身体疾病。要做到身心和谐，要以理性克服感情上的冲动，要善于调节自我情感，对外界的刺激保持稳定的心态，避免剧烈的情志刺激。要通过适当的方式把负面情绪转移出来，达到心理平衡。总之，要培养积极心态，帮助别人，传播正能量；要淡泊名利，心平气和，做逍遥宽心人。

第6掌　阳气知内蒸，涂油且敷粉（出汗不能多）

这天晚上私事忙完以后，十八子同学热出了一身大汗，然后却有冷的感觉。他想起了微信群，于是打开了手机，和牛人们开始聊天："有人在吗？我怎么感觉出汗以后就有冷的感觉呢？这种情况是穿得不够多，还是身体本身没热量呢？"

热心的牛人英子出现了，回复："出汗以后冷是出汗太多啦!”

沉迷于“硫”、走火入魔的灯芯说：“可以考虑硫软膏，特别要重视小腿。”

另两人跳开灯芯的硫软膏继续聊——

十八子：“出汗后冷是汗太多了？那我再体会一下。按老师书上写的，我并没有形成汗珠，全身润润的，热气一过就冷。”

英子说：“夏天出汗不能多！身上潮就行了，就是那种热气扑到身上，皮肤摸着湿的感觉。我原先也是出汗‘困难户’。你就哪儿不出汗捂哪儿，哪儿出得太多，就往哪儿抹痱子粉!”

灯芯（若有所思地飘过）：“温润感，潮潮的……哈哈，我现在就是。”

关注的人多了起来，七月发了个表情。以下是牛人们的聊天记录。

王：我背上的汗流得很厉害，可小腿还是干的。

英子：那就在背上抹痱子粉。

王：没有痱子呀。

英子：不是有痱子才用痱子粉!

王（又强调）：小腿不出汗。

英子：就像张大夫推荐的痔疮膏，却不是治痔疮的。你的汗全出背上了，腿上自然就没有汗出了。

（说完，英子又想起十八子还在等待回复。）

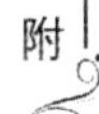

英子：腿部多穿，上身少穿。

十八子：明白了，革命尚未成功，我等仍需努力，谢啦！

英子：都会好起来的。

王（继续纠结）：我上身穿得很少，就这也是一动背上就流汗。

英子（无奈地重复）：嗯，抹点痱子粉、爽身粉。

王：这样上身就不出汗了吗？

英子：出，但不会大汗淋漓。

王：喔……（似乎明白了）

英子：上身少了，下身自然多了。

王：小腿不出汗，这也是个方法。

英子：嗯，先试试上身抹粉，腿部仍然多穿。不过，我建议，具体还得听大夫的。

七月：洗完澡要保湿的话，得抹上抗过敏的润肤露吧？

娜娜：不是抹橄榄油吗？

七月：之前的医生不让我抹橄榄油，我就扔了。

张大夫：为什么原来的医生不让抹橄榄油？

七月：因为他觉得中国的橄榄油有杂质，对皮肤未必好。

英子：可是我们都用过，并没有不良反应。

张大夫：食用的橄榄油能吃，总比外用的安全吧？

七月：好吧，我晚上洗完澡就试试。

丁（总结）：汤发汗，油保湿，粉止痒。

英子：这是三字经吗？哈哈……粉不是止痒，是让出汗多的地方少出，让不出汗的地方出来，这叫均匀出汗。

七月：保湿的话，小腿局部夏天可以包保鲜膜吗？外出走路或许会有声音，在家不会有影响吧？

张大夫：要透气，不可用！

Tommy 龚：嗯，我觉得封包不是自然法，当年我就夏天包过“达力士”恶化了。

时间悄悄地流走了……

英子（总结陈词）：日落而息，大家休息吧！

群里瞬时没有了声音。

第 7 掌　何以知活力，晨醒测体温（重视基础体温的长期测量）

一个人的活力表现在哪里？笔者认为体温是人体活力的一种体现。那么，什么叫人体的基础体温呢？基础体温就是经过较长时间（6 ~ 8 小时）的睡眠后醒来，尚未进行任何活动之前测量到的体温，又称静息体温。早晨从熟睡中醒来，尚未受到运动、饮食和情绪变化的影响时进行测量。一般来说，基础体温是人体一昼夜中的最低体温。

于是，群里开始热闹起来了。

十八子手里拿着好几种温度计，困惑地问：“用哪种测量好？”

英子：水银的，两块五。

贝：温度计都大同小异。

七月：不是有电子温度计吗？

张大夫：用哪种“武器”测都可以，主要看变化。体温有用，体温曲线更有用。

众人疑道：测体温的周期为多长，一个月之中有变化吗？

英子：一星期就能看出来。

张大夫：一般来讲，基础体温的低限是36.5℃。据说，39℃以上持续一段时间，体内的癌细胞可以全部凋亡。如果身体有问题，定期能烧一烧，是在自我恢复。

众人听罢，十分欣喜，纷纷表示马上出门买体温计测一测。

好心的张大夫不忘把自己的测温秘籍向大家慢慢道来。

（1）睡前，将体温计放在枕边，次日觉醒，尚未起床活动时，放在腋下测量10分钟后读数，并记录在专用体温表上。

（2）早晨量记体温有困难者，可在每天某一固定的时间测量。

（3）测量体温前，严禁起床大小便、进食、说话等。

（4）月经来潮，遇有发烧、饮酒过度、晚睡晚起等影响体温的状况，亦应特别注明。

蒙古格格从去年9月份开始量体温，一直到现在，中间有几天没量，基本都有数据，下面是她测体温的体会。

（1）如果前一天晚上喝温酒，出汗不是太多，感觉身体热热的，第二天一般体温都比较高，有时候能达到37℃。如果前一天晚上喝温酒，出汗太多，第二天体温不会太高，一般为36℃左右。

（2）女同志来月经也对体温有影响。快来月经前，体温普遍会高一点，大概为36.5℃；月经结束后，体温又会降下来，大概为36℃。这都是正常现象。

（3）不管喝不喝温酒，只要出汗太多，一般体温都不会太高。能控制住汗，体温就会保持住。

（4）如果吃了凉的或者寒性比较强的食品，几天内也会有体温降低的变化。

（5）如果身体自身没有变化，体温还是很低，说明穿得少或者出汗多。

（6）天气凉或者自我感觉没汗，可以考虑略微吃点辣汤，刺激一下。但是，发展期的朋友不建议吃辣，保持吃素最好。

（7）夏天去有空调的地方，注意不要直接吹脑门和颈椎，这样对身体最不好，容易引起头疼、感冒，加重湿气。其实，哪里都不能直吹，最好离开空调房，离不开就多穿衣服。

第8掌　抹油日当午，晒腿不晒头（学会晒太阳）

头喜凉，脚喜温。

晒太阳，学问深。

先抹油，后护头。

阴气走，阳气来。

求健康，缓驶来。

面对众人求知若渴的目光，一言先生再次开讲。

牛承恩：“抹油日当午”，是中午才能抹油吗？

七月：每天都可以，随时，抹油 10～20 次。

十八子：我晒太阳都在两点之后。

七月：出门晒太阳抹油是防止肌肤干燥。什么是“日当午”？

一言：每个时间段的太阳，“药性”都不同。早上是升，中午是壮，下午是降，晚上是消。

七月：火力大小不同，热势收放不同。

牛承恩：哪个时段好呢？

一言：视身体的情况而定。如果阳气很不足，自然要用纠偏力量最大的了。但是，若身体在慢慢恢复，如果再壮，身体就受不了了。如果阳气过旺，就要用隔夜的东西了，目的在消阳。万物生长靠太阳，主要是看你缺哪块。从“怕冷”上，可以简单判断。还有从“耐冬”还是“耐夏”来判断。目前一个基础的判断是“天凉地凉人也凉”，于是阳不足的人会多。既怕冷又怕热，就涉及身体缓冲不足的问题了，即脾的功能不行，不能很好地调节。

一笑而过：是不是得吃点儿温性食物？

沧浪：阳不足，是阳虚还是阴虚？

一言：正确的应该是纠偏，所以医学讲究的是动态。

在人们慢慢意识到伤阳的危害时，人群的体质就在慢慢往热变了。学习者总不能防患于未然，总是滞后于人群的变化。

沧浪：言归正传，晒腿，抹油，打伞……

七月：就是调整人体的小环境适应外界的大环境。晒腿、抹油、打伞，是因为百会阳气足吗？

一言：天与人在变之前，你应该已有整体的构思，不能临证乱投……晒的时候要打伞，不要戴帽子，为什么？

七月：要让阳气发散，不能堵塞出路，要有个透气的孔——百会。

十八子：不要让任何东西束缚身体，要处于自然状态。

一言：掌握总体的趋势，不断地顺应人体，有效地纠正偏颇。“以人为本，长治久安”是什么意思？

七月：要调整人的心理状态？

牛承恩：就是以健康为准绳、为基础来治病，不求短效。

一言：总体目标是人越来越好，一年比一年强。“以人为本”是要把着眼点放回人身上，而不能总盯着病。“长治久安”是要达到长期的治理，使我们离开药物也能在健康的状态中很好地保持。

大发（质疑）：头既然长在最上面，我觉得和太阳有必然关系！不晒头不好。我问过很多病友，他们都发现光头好得快，所以要多晒太阳。看来，有必要对晒头做个统计调查。

一言：胃以上要凉，所以不晒头。头部清静舒服呢，还是头昏脑涨的好呢？大家可以考虑。中医传统观点认为“头喜凉，脚喜暖”。

小咩：网上说，中医认为“头为诸阳之首”，也就是所有阳气汇聚的地方，凡五脏精华之血、六腑清阳之气，皆汇于头部。百会穴位于头顶正中，是百脉所会之处。晒太阳时，一定要让阳光晒过头顶，最好能晒到正午的阳光，也就是11时至13时。午饭后，不妨走到室外，让阳光洒满头顶，可以通畅百脉、调补阳气。

一言：谈到皮损减轻，我们就又该反思治疗的目标了。你是想皮损减轻，还是想健康？头上已经是诸阳经之会了，再晒补阳，不怕晒“爆”了吗？哈哈……网上的话，专业的少，传抄错误的很多，不可轻信，一定要学会独立思考。

总结：不同时刻的太阳，“药力”不同，要根据自己身体的状态选择晒太阳的时间。人也是动态变化的，作为医者要灵活应变，治未病，让治疗融入生活。

第9掌　吃穿坐卧行，诸般不可冷（紧扣“温润”）

我们所吃饭食，要吃温热的食物；我们所穿衣物，要注意保暖；坐、卧、行等不同的活动状态，我们都要保持温暖。总之，不管处于何种状态、何种环境，都不能让身体感觉到冷，此乃“牛”之大忌！

1. 关于吃

（1）水果能吃吗？

张大夫讲：不管寒性还热性水果，都不能凉吃。

水果有性凉、性温、性平之说。具体到哪种水果是凉还是热，目前仍有争议。况且水果不是生活的必需品，我们可以暂时不吃。

“上宜清，中宜温，下宜暖”，古代是否有人说过，我还未考证，但从临床上来看，应该是对的。

电视节目曾这样讲水果的科学吃法：饭前半小时吃一个水果能增强抵抗力，饭前喝一小碗汤有助于消化液分泌。这强调酶在消化中的作用，关注的是终端酶的作用。这与中医所讲的脾胃有运送、转化的作用有所出入。消化酶是现代营养学的观点，而脾胃喜温和是中医健康学的观点。后者更宏观，更经得起时间的考验。

（2）不吃水果，营养会不会不够？

东方的饮食科学分四个阶段：求饱，求美味，求营养，求食养，现在的时代应该是求食养阶段了。

人与人的脾胃不同，凭什么需要同等的营养素？那种同样配方的营养素给所有人用，会有多少意义？

（3）吸收靠什么？

张主任：脾胃如何，主要看吸收。脾胃不好，往里填多少东西都吸收不了。这个能理解吗？

张主任：吸收靠什么？请回答。

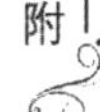

贝贝：吸收看胃和小肠！

七月：以及脾的运化。

张主任："穷孩子，富孩子"读书的故事，谁听我讲过？穷孩子无钱买书但好学，翻烂书本细消化，而富孩子呢？同理，我们把不刻意补充营养者比作穷孩子，不给脾胃过多的负担，重视保护脾胃的主动。

2. 关于穿

农家美园：为使小腿保暖出汗，我套上了脚套，晚上睡觉也这样，确实感觉皮损退得快一些，这几天硫软膏也用上了。

白杨：英子，说说你发烧的事儿吧。我真烧不起来，除了服药，我现在也吃辣椒，但还是没上火，所以我的体内寒太重。太阳当空，别人觉得很热，我在太阳底下不觉得热。

白杨：农家美园，你的寒也重啊。

农家美园：重，以前一年四季都不怎么出汗，现在能出汗了，但还是感觉不通，我感觉我是湿气大于寒气。

张主任：适度保暖，治湿需缓。

3. 关于坐卧

对于起居知冷暖，我的感觉有以下几点。（笔者按：这是患友自己整理的，是否正确，请独立思考。）

（1）白天室内充分通风，夜晚紧闭门窗。

（2）夏天，能不用空调就不要用（我自己的感觉是，无论夏天还是冬天，南方还是北方，只要开空调就会感觉皮肤发干）。

（3）暖气房同空调房一样，可以在暖气片周围放一盆水。

（4）被褥一定要保持洁净干燥，定期漂洗和晾晒。

（5）北方太干燥，屋里有空间的话多养一些花草。南方较阴冷，我提倡冬天使用电暖气。夏天，可以把空调的温度调高一些，不要与床直对着，最好在离卧室最近的地方能开窗通风。

（6）隔音（现在市场上应该有那种隔音较好的窗户）。

（7）对于夏天的蚊虫，也要提高警惕。我认为多用物理的方法驱蚊虫，不要采用化学方法。

（8）睡前不听不看容易激动的歌曲和视频。

（9）听从专业人士的指导。晚上提前半小时上床，静卧做腹式呼吸；清晨晚起床一会儿，按摩气海穴。

（10）卧室不要干燥，夜间不能进风，床上保持干燥。

4. 关于行

一万步，按一秒两步计算，需要走一个半小时。走路的时候，带上一瓶温开水会更好。

总之，吃谨慎，忌生冷。忌凉性，少凉温。热饭后，果可尝。嚼出汁，吐掉渣。利脾胃，大无妨。穿要暖，记保温。看出汗，增减层。随季节，时调衣。春要捂，冬要加。小腿厚，头外露。全身舒，“牛”离出。坐卧行，仍需

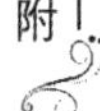

温。多运动，出汗通。“牛牛”走，健出头。

第 10 掌　作息看太阳，起居待日昇（起居随太阳）

说起这降牛十八掌，在牛界如雷贯耳，大名鼎鼎。可是，知道这一神功修炼方法的人，却不多。张大夫每天除了在门诊教导大家具体招式外，还要在微信上用“隔空传音功”讲授每招的正确练法，生怕众“牛”人理解错误而“走火入魔”。

“大海航行靠舵手，万物生长靠太阳”，可见太阳的重要性。前面讲过“九阳神功”，以阳为主，兴阳、助阳，最终融化寒冰，使阴阳平衡。那么，阳从何来？直白讲，阳就是自然界之太阳。所以，要想学好此功，得先从太阳的运行规律入手，方能得其要旨。

想当年，张无忌一日之内练就“乾坤大挪移”，而明教教主用毕生精力却只练到七成，此所谓“高手练功，一日可成，愚者顽顿，十年难就”。牛人们一定都深有感触吧。据查证，老牛皮白杨已 19 年牛龄，却未能成事，充分证明他以前是“避热就寒，逆太阳而行”，这正是传统功法之“清热凉血”也，如不回头，此人将难克牛魔而含恨终生！

见老牛皮白杨可怜，张大夫忍不住悄悄透露秘诀：“太阳出来，你才能练功，太阳下山，你就收功！以此大法，养我浩然之气！别告诉他人，否则废你武功，逐出山门。”接着道：“只有充分吸收自然界太阳之阳气，才能制造出身体里的‘太阳’！身体里有了‘太阳’，何愁‘九阳神功不成’。”

果然，老牛皮白杨按张大夫秘传练习，功力猛增，时刻准备找“寒冰掌”比试高下，一雪廿年“牛”耻！

第 11 掌　酒温气血行，汤温营卫通（温酒热汤）

中国是世界上酿酒最早的国家之一，有数千年的历史。

酒不仅是酒，更是文化的载体。中华酒文化博大精深，自古以来上至皇亲，下至平民，都离不了酒。“李白斗酒诗百篇，长安市上酒家眠。天子呼来不上船，自称臣是酒中仙。”“有朋自远方来，不亦乐乎”，用美酒来招待朋友，更具亲和力。

牛皮癣患者需要忌酒，似乎稀里糊涂地成为“牛”界常规。但是，为什么忌，不忌究竟会如何，却很少有人问津 。

如今大部分医生认为，牛皮癣是一种原因不明的慢性易反复的皮肤病，应该忌一切刺激的饮食，因此酒作为一种刺激性的食物被许多牛人视为洪水猛兽，也因此丧失了很多乐趣。而央木先生却反其道而行之，他认为牛皮癣的核心病机在于郁——不通，郁就需要用温热的东西来化开，因此酒在适当的时机加以适当的运用，可以起到加速治疗、辅助治疗的效果。

实际上，酒是中医最古老的药物之一。不信，你查查“医”的繁体字的写法便知。

从古至今，中医对于酒的运用非常广泛，有很多用法已经失传了。张大夫经常告诉我们要独立思考，独立思考就是不能盲目地判断。具体到酒的问题，忌与不忌是有前提的，如果一个牛人在自身出汗较好的情况下适当地饮用温白酒，加速了温通，是对病情十分有利的；而不加节制地喝冷酒，甚至酗酒，对任何一个人来说都没有好处，包括牛人。

这天，诸位牛友又你一言、我一语地在微信群里聊开了。

英子说："温酒貌似比凉的度数高。"

贝贝反驳道："温酒度数肯定低，因为酒在加热的过程中乙醇会挥发，使酒的浓度降低，白酒加热后喝着更安全。"

馨赟尔问："必须是高度酒吗？"

梦里蔷薇回答道："最好是高度，度数低的酒基本都是勾兑的。"

接着补充："喝温酒前要让身体先暖起来，然后再喝。"

众人恍然大悟，央木先生总结道："喝温酒前要让身体先暖起来，然后再喝，达到全身微微出汗的效果，这就是具体操作中的'见汗吃发物'。"

七月适时地贴上来之前群聊的总结：酒在古代中医里是一种十分常用的药物。李时珍在《本草纲目》中说，酒有行药势、通血脉、润皮肤、散湿气、除风下气的作用。只要会运用，用好了，对健康有很大的好处。在具体操作中，我们需要注意以下几点：

（1）目前建议喝的酒是白酒，如今市面上有些低度酒都是勾兑的，所以大家可以适当地选择一些度数较高的酒。如果是自家酿的、熟人酿的可以不限制度数。不黏稠、没有加糖的醪糟与温酒有异曲同工之妙。

（2）不能用啤酒、果酒、黄酒等其他酒类代替。

（3）酒一定要用热水温过，不宜烫、不宜凉。

（4）酒量要根据个人情况来定，以喝得不难受为标准，千万不可酗酒。

（5）酒后身体会发热，这时最好用棉被把不易出汗的部位捂起来，促进局部血液循环。

（6）饮温酒前，最好先喝一些拌汤之类的食物，这样喝起来更舒服。

温酒的讨论告一段落，开始谈温汤。

洋洋：温汤也能帮助出汗。

静心：饭前喝汤，苗条健康，越喝身材越匀称。

七月：饭前喝汤相当于为肠道添加了润肠剂，使食物可以顺利地进入肠胃，有利于消化吸收，具有保护肠胃的作用，同时又增加了一些饱腹感，可以防止我们过度饮食。

求真：需要注意的有两点：①推荐的荤汤有羊汤、牛肉汤、鱼汤、蛋花汤、土鸡汤（现在市面上卖的鸡大部分在生长时被注入了激素、抗生素，所以家养的土鸡最好）；素汤有小米汤、白菜汤、豆腐汤、番茄汤等。②喝汤在饭前和吃饭时比较好，饭后喝汤不太好。

最后，央木医生开始给大家总结：治牛皮癣应纠寒凉之偏，“温润”是身体舒适健康的总目标。酒温、发物、汤清，都是在“执中纠偏”，执中纠偏，参天地，近自然。所谓执中，中是终点，须臾不可忘。

第 12 掌　见汗吃发物，不可忘汤清（发物怎么吃）

银屑病患者究竟能不能吃发物呢？首先要明白什么是发物。《现代汉语词典》将“发物”解释为：“指富于营养或有刺激性容易使疮疖或某些病状发生变化的食物，如羊肉、鱼虾等。”央木先生认为这么说失于笼统。刘河间称“夫辛甘热药，皆能发散者”。据此，央木先生认为发物是与“发药”相对应的，具有“辛甘热”性味的食物。也就是易动火、动风的食物，如具辛热燥烈之性和易动火伤津的酒、葱、姜、椒、蒜、韭、芥、羊肉、狗肉及煎炒、油炸之物等；具升阳散气之性和易动风发越的海鱼、虾、蟹、贝等。一般临床中所讲的发物特指“鱼虾辛辣白酒，烧烤火锅羊肉”。

一些正在治疗或者临床治愈后的银屑病患者都被医生交代要严格忌口发物。而事实上，不少银屑病患者在服用发物后都会加重、复发，所以很多银屑病患者都避发物如蛇蝎猛虎，日常生活和工作应酬有诸多不便之处，但即使如此坚持下去，病情还是反反复复，缠绵不休。更有甚者，由于长期以来饮食过于清淡，性味偏寒，不但银屑病没治好，还将身体的整体健康都弄垮了，大热天都有手脚冰凉、精神不济的毛病，天气寒冷的秋冬季更是没法儿过，苦不堪言。

难道牛人就应该一辈子盲目地忌一切发物吗？显然不是这样。其实，2000年前的《素问·至真要大论》中就提到“其在皮者，汗而发之”。在内经时代，对于发生在皮肤上的问题，首选“发”的方法来治疗。银屑病作为一种全身性、系统性的疾病，其主要表现就是在皮肤上，可见发物是可以辅助我们治疗的，关键是什么时机用、怎么用的问题，策略一定要注意。

“发”的思路在皮肤病的治疗中占有重要地位。央木先生认为银屑病的发病原理就是机体疏泄不及，产邪多而散邪少。先生在《银屑病经方治疗心法》一书中曾说道：“如果产邪与散邪的程序协调、平衡、稳定，便不会产生银屑病。而银屑病的治疗就是让产邪减少，而散邪更顺畅。”先生从临床实践中得出：“使产邪减少是更长期的、更多属于养生范畴的措施，而让散邪的通道更顺畅则是比较现实的，更容易在短期内做到的，属于治疗范畴的方法。”

发物既有产热作用，又有散热作用。银屑病患者饮食发物的要点，在于发物运用的时机和尺度。温酒进入身体，如果先表现以产热程序为主，就会出现皮损发红等貌似加重、反复的情况；如果是以散热程序为主，散热作用首先表现，对我们的治疗却有很大好处，表现为出汗增多、变匀。

发物作为一种辅助性的治疗手段，在停药之后仍要坚持服用，更具养生和食疗的现实意义。在具体操作中还要注意以下几点：

（1）汗往均匀变，微微出汗时，才能服发物。对于一些地方汗多、一些地方汗少的不匀情况，吃发物要谨慎，简言之就是“见汗吃发物”。

（2）服用发物要以汤为主，特别推荐羊肉白萝卜汤，同时要注意少吃肉、多喝汤。吃太多肉与黏性的主食会对脾胃不利，造成“壅堵”。

（3）发物要热服，这个“热”包括两个方面：一是指食物的状态是热的，不能等凉了再喝；另一方面指热的烹饪方法，如鱼汤要先把鱼油炸后再做成汤。

（4）秋冬季，银屑病患者要慎食发物。因为天热的时候，出汗容易，腠理适度开泄，饮食发物可以起到治病作用；但天冷的时候，出汗不易，出汗均匀也不容易，因此发物要谨慎食用，在食用之前最好想办法先让身体暖起来，尽量达到遍身微汗再服用。

（5）如果吃发物后出现了皮损变厚、新发等情况，不要惊慌，也不要从此对发物产生畏惧心理，可先暂停吃发物。要明白这是正常现象，如果出汗正常了，是不会出现“加重”情况的，好好反思自己存在的问题，不断努力践行“广汗法”。银屑病患者如果学会了正确地出汗，无论在治病时还是治愈后，都可以放心吃发物。进一步讲，我们可把发物作为银屑病是否治愈的“试金石”，如果貌似治愈了，一吃发物就会起，说明根本没有治愈。

气血郁结喝温酒，营卫不通暖汤行。发物使用要看汗，煎汤汤温还要清。

第 13 掌　吃饭五分饱，生冷饭后少（控制饮食）

一日，在公交车站等车，看见一小孩子拿着一大包巧克力在吃，一会儿就吃了半袋。我出于好心说了句：“孩子，巧克力不能多吃，吃多了会得病。”小孩子对我说：“我爷爷今年 103 岁了。”我说：“因为吃巧克力?”小孩子说：“不是，因为他从来不管闲事。”

那么，问题来了，老爷爷真的是因为不管闲事才如此高寿吗?

事实上，一个人长寿与脾胃的健康是分不开的。《素问·灵兰秘典论》载：“脾胃者，仓廪之官。”金元时代著名医家李东垣在其《脾胃论》中指出：“内伤脾胃，百病由生。”

影响脾胃功能的因素如下：

（1）暴饮暴食。一次进食太多，会加重消化系统的负担，造成代谢系统受损。其实，我们的消化系统一直在运作，就像心脏一直在跳动一样。

（2）饮食过于油腻。牛奶、油腻食品、甜食，更是加重了脾胃的负担，不但不能提供供身体吸收与利用的气血精微，反而成为一种负担留在体内，堵塞脾胃和肝胆间的

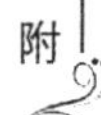

经络，使筋脉得不到滋润。

（3）酷暑时节，人们贪图冷气，爱喝冷饮，爱吃凉菜。一杯冰镇啤酒下肚，从里到外、从头到脚都透着凉快劲儿。殊不知，为贪图这一时之快，成为困扰我们健康的一个大隐患。

特别是银屑病患者更是要守住脾胃，忌食生冷。如果人体自愈的能量是十分的话，你吃得过多、过油腻，就会有七分能量帮助消化，只剩下三分能量去帮助你修复身体。如果我们吃的不是很多，就有可能是七分能量去修复身体，三分能量去消化食物。

守住脾胃，给自己的身体打好基础，这样在治疗的过程中，往往会收到事半功倍的效果。

水果一般都是寒性的，如果实在想吃，可在饭后吃。因为饭后脾胃是温热的，可以少量进食一些，但千万不能凉到胃。

食物补身不能多，少吃多餐脾胃和。
瓜果虽好但寒凉，多吃胃冷打哆嗦。
遇病不急多思考，抓大放小整体要。
白日昼夜有分工，静助阳生动助通。
俗话说，饮食不能多，瓜果饭后少。

沧浪：多和少能有个标准吗？

张大夫：非常虚的人，是可以暂时吃饱的，以后慢慢减。

白杨：蔬菜和水果都是很好的东西，为啥要少吃？

十八子：生冷。

张大夫：目前，假设水果都是凉的，蔬菜煮熟了都能吃，这样好操作，以后有更深入的研究再说。刚开始，最好把不够明白的先假设为凉的……鸡蛋可以适当少吃，如果做成鸡蛋汤可以吃，但鸡蛋汤不能做得太稠。

Tight：有一次，我读到一篇中医方面的文章，说人最好不要吃比自己体温低的东西，因为吃进去会消耗脏腑的热去温暖它。

张大夫：现在多数人脾胃都有问题，都属于脾胃不运的问题。

Tight：没看病之前，我经常吃冰，没觉得冷。现在习惯温暖了，看到冰的就怕。

张大夫最后为大家总结：吃得多不仅浪费粮食，还增加身体内的垃圾，有百害而无一利。

第 14 掌　抓大放小病，从容健康行（关注大健康）

民间俗语道：穷人看眼前，富人看来年。说的是穷困的人衣不蔽体、食不果腹，只顾得眼前的温饱，哪怕是种子也煮了充饥，哪还顾得上来年的播种收成。而富人则有计划，将部分饱满的种子留下，来年扩大生产，收获更多的粮食。

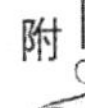

如此类推，穷人越来越穷，进入恶性循环之中；富人

则越来越富，进入良性循环之中。若将此故事引申开来看，则说明有远见、有大局观念的人方能立于不败之地。

大到一个国家、一个公司，小到一个家庭、一具身体，都要从大局出发考虑问题，制定决策。考虑了全局的做法才会成功。

如果生病了，每个人可能都会急急忙忙地直奔医院找医生确诊、吃药，期盼这个病早日痊愈。很少人会停下来想一下：我为什么会生病？我身体的哪部分出了问题，导致这个病的发生？

人体有着精密的结构，绝非一个零件一个零件地拼凑，“头疼医头，脚疼医脚”的做法是错误的，是治标不治本。有时还会出现这种情况：治好了头，脚出问题了；治好了脚，肚子又出问题了。摁下葫芦浮起瓢，有着一身治不完的病。

具体到银屑病，银屑病是一个全身性的，整个系统出问题导致的病，若仅仅把消灭皮损当成主要任务，那就会治标不治本，不仅会反复发作，还会出现上述的“摁下葫芦浮起瓢”的问题。

初得病的人，惊恐万分，哪个不是天天盯着皮损：多了，大了，红了，肿了，掉屑了……大家都忘了停下来想想：我的身体，我的皮损，谁更重要？是身体好了带动皮损好，还是皮损好了带动身体好？

一张白纸上停了一只苍蝇，你会更关注什么？是白纸，还是苍蝇？人的自然反应多是先关注苍蝇。但答案应该是白纸。所以，正确的方法很多是需要修炼的。

为了不让苍蝇来犯，你是选择撕碎白纸，还是扇动白纸不让苍蝇落脚？当然是扇动白纸。所以不要让烦人的苍蝇扰乱视听，我们要的是全身的健康，不是与皮损对抗。

如此说来，我们就可以完全明白自己该做什么了。

（1）强调身体整体的健康，哪怕是局部出了问题。如上呼吸道感染，腿部局部疼痛，胃疼，也不必过于惊慌，否则会把全身的平衡打乱，把整个身体搞垮。

（2）医生在治疗过程中，要权衡利弊。在某些时候，为了全身的健康，暂时牺牲局部的利益也是可以的，患者要能理解。如为防止全身感染而截肢。

（3）具体到银屑病，在治疗过程中，哪怕局部皮损出现了变化，如新、小、红、痒、烦之类的变化，以及皮损增多、变厚等变化，只要整个身体在向好的方向发展，这些暂时的变化不必太在意。（笔者按：我始终认为，任何情况下的皮损变厚都是需要引起警惕的。）

（4）关注心理健康。一个人心胸宽广，不管什么事都会看到积极的好的一面，那他一定很快乐，身体也会好。有人问："什么是成功的人生？赚了很多钱算不算成功？"回答成功应是全方位的，如有钱、有健康、有几个好朋友，以及夫妻和睦、儿女孝顺等。全方位的成功才是真正的成功。

（5）良好的心态，健康的体魄，是一切病痛来袭时的最好防御系统。

附原对话：

张大夫：注重整体，注重健康。

十八子：看整体，别盯病。

七月："大"是整体健康。

张大夫：抓大是指抓整体健康，如果整体健康在变好，小的问题都可以忽略。也就是抓健康，忽略疾病的意思。心理健康、道德健康，身体才会健康。

平人：老师有空研究一下酵素。

张大夫：无法推敲的东西，先搁置。中医好，好在他经历了太多时间的磨炼和验证。新的东西也许会有效，但不知道他对于长远的健康有什么影响。

第 15 掌　白日放歌行，夜黑早还家（追逐光明）

"日出而作，日落而息"，出自中国古代的《击壤歌》。天下大治，百姓无事，田间老父击壤而歌，观者叹息道："大哉帝德！"老父回答："日出而作，日落而息，凿井为饮，耕田为食，帝力于我何有哉！"大意为我每天太阳出来的时候干活，太阳落山的时候休息，打井喝水，种地吃饭，帝王的力量对我有什么影响呢？这是古人对自由自在的田园生活的一种向往。

一年分四季，一天是一年的浓缩，凌晨 3 时至上午 9 时为日春，9 时至 15 时为日夏，15 时至 21 时为日秋，21 时至凌晨 3 时为日冬。日春时，阳气从肝出生，就像春天播种下庄稼的种子；日夏时，阳气在心里长，庄稼在阳光的照射下茁壮成长；日秋时，阳气渐渐地往肺里收，庄稼成熟了，要秋收割麦子；到了日冬，阳气要完全藏进肾里面，收获的庄稼装袋入库，来年也就是第二天再播种，这是阳气一天的生长收藏的过程，如环无端，少了哪一个环节，都不会有好收成。从理论上，我们明白了，那么我们下面就来看看在日常生活中，我们收成不好，身体经常不适的原因，看看问题出在了哪个环节。

在本该睡觉的深夜却去进行大汗淋漓的运动，这样的锻炼对健康而言是加分还是减分？健身的人，很多都选择晚上 7 点到 9 点这个时间段健身。据我所知，深夜健身的人也有，有人跑步，有人练器械，但更多的中老年人选择跳广场舞。

在中医的“十二时辰养生理论”中，晚上 9 点到 11 点是亥时，这个时间应该是身体调理、放松的时间，也是最佳的入睡时间；晚上 11 点到凌晨 3 点，应该是人熟睡的时间。

运动专家的观点是，最佳的运动时间是“跟着太阳走”，日出而作，日落而息，对健身也同样适用。在太阳好的这段时间里进行健身最合适。但是，现在城市的空气污染越来越严重，而且很多人傍晚以后才有时间锻炼，以至于晚上锻炼。

我们现在经常丢了西瓜捡芝麻，花了大量的钱财和时间在人力、药力上，殊不知，人力、药力不及天力，人在

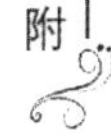

天地之间只是一粒微尘而已，微尘只有和自然融为一体，才会“长生久视”；当微尘脱离自然时，就会瞬生瞬灭。(笔者按：顺应自然才是最重要的。)

附原对话：

白杨：白日放歌行，夜黑早还家。

英子：“白日放歌行”是说心情要愉快吗?

白杨：唱出声来，抒发情志，心情愉快。

艳阳天：晚上也要心情愉快，特别是入睡前。

平人：其实，能带来持久安全感的是强大的内心。

张大夫：白日行，夜黑静。

七月：白天吸收阳气，夜晚保护阳气。

张大夫：内心的平安才是永远，有能力给予才是强大。

英子：那“夜黑早还家”就是，早点睡觉生阳气。

张大夫：静，助阳气之生。动，助阳气之通。一切以整体健康为准，一切从大的、积极的角度来看待……忧思伤脾，喜则气和志达，营卫通利。

第 16 掌　环境知冷暖，温室先成花（创造小环境）

俗话说：某某某是温室里的花朵，经不起风吹雨打，是指一个人原来的生活环境过于理想，适应不了社会的真正磨炼。

回到字面意思来看，则说明温室是躲避风雨的场所。而我们银屑病患者恰好需要这样一个温室，来让我们休养生息。在温室里养好了，再出去与各种风寒湿邪搏斗。

我们常说“冬病夏治”，这是老祖宗给我们留下的经验。我认为这句话的意思是：我们身体的各个器官和组织，在温润的夏季才能充分地工作。也就是说，我们的身体喜欢温暖，害怕寒冷。

随着现代科学的发展，人们贪图享受的生活方式，已经大大地违背了自然和生命的规律。吹空调、喝冷饮等一系列可以降温的手段，这些都是自己干着逆天的事，伤害的是我们自己。

从2009年开始，我患银屑病，经过几年反复的治疗，症状时轻时重。2007年，我租房子住，夏天潮湿，冬天寒冷潮湿。直到2008年换了工作，我睡得更晚了，一般在晚上12点后才睡。从2009年秋天开始，头皮屑越来越多，后来经诊断为银屑病。下面对照这几年的感觉，以及我学到的一些医学常识，与大家一起分享我在生活起居方面所做的一些改变。

（1）保证生活环境温暖。

①白天，卧室要通风，最好是对流风。晚上睡觉时，门窗紧闭，严防贼风。

②冬天，保证室内温度。夏天，空调能不开就不开。如果太热的话，温度调得不太低，也不对着人吹（有人会说把温度调低，盖被子保暖不就行了。可是，我们不能把嘴和鼻子也盖上吧，我们吸进去的空气就会让内脏直接受凉）。同时，把离床较远的不对着床的窗户开个缝。

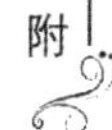

③夏天，蚊子不可避免，我们不要用化学的方法来驱蚊，要用物理的方法，这样可保证我们呼吸的空气质量。

（2）出行要保暖。

①在日常生活中，应及时添减衣服来适应环境的变化，以自我感到全身暖洋洋为宜。

②重点部位要加强保暖。如小腿、小臂可以加脚套或长手套。

③还有一个容易被我们忽视的问题，那就是对头部的保暖。根据医学的解释，有相当大的热量是从头部散出去的，一定要记得戴帽子。

（3）运动求暖。

①每天上下班尽量步行或骑车。运动强度，以不累、适时增加运动的量与度为准。对于时间充裕的人，尽量选择有湖的公园。运动前，适量喝热水，并且带一杯温水，随时补充水分。

②运动后，避免寒冷的环境，不要马上洗澡。条件允许的话，马上用热水泡脚，这样可以延长身体由内至外的温润时间。平时，不要跷二郎腿。

③运动的种类很多，选择适合自身情况的运动最重要，如打太极、练八段锦、快慢跑、游泳等。只要操作方便，自己喜爱，并且不会让身体感觉到不舒服都是可以的。

持乐观的心态，有充足的睡眠，有长时间由内至外温润的身体，“牛牛”有何惧？

附原对话：

张大夫：先做温室里的花朵，锻炼得强壮，再去经风雨见世面。

十八子：要时时温暖，浑身上下暖暖的？

张大夫：无感恒温、“热城”，都是创造一种环境，让大家进入模拟健康的状态，知冷暖环境的选择。先找温室，模拟健康，壮后再出去。在健康和模拟健康之间徘徊是好的，总是离疾病很远。也就是要识别错误的底线。

十八子：用外力帮助吗？

张大夫：外环境帮助内环境的改变。懂才可以识别，千万不要越界。错几次，才会懂正确的可贵。所以，接近正确时，有些皮损的警示是好的。

一定要知道，什么是彻底好，那是要经历模拟正常的状态 3 个春夏秋冬后才能叫治愈。

平人：这么看来，我也是不断地试错后，才有缘分接触广汗法的，非常珍惜。

张大夫：学一次不如做一次，做一次不如错一次。珍惜错误，在错误之中得来的正常更踏实。我们从错误中来，最终坚定地走在正确的路上。

第 17 掌　求医需择医，须是识汗人（选择比努力更重要）

“大夫，我耳朵疼。”我拿耳镜看了一下，病毒性鼓膜炎，遂问：“感冒了？吃啥药了吧？”

"嗯，我前天晚上睡觉着凉了，昨天早晨起来流清鼻涕，去诊所看了一下，医生给我开了点下火药和消炎药，昨夜耳朵疼了半夜。"患者受凉了还吃下火药，不可思议。

我们每个人都有求医的经历，医者有两种：一是学成后为了生计而无奈行医，也就是"当一天和尚撞一天钟"的工作状态；二是将患者的疾苦感同身受，想尽一切办法为患者减轻病痛的折磨而阅览古籍，学习古今贤者。张英栋教授无疑是后者，我们每位患者都应该学会怎样辨识医生的优劣。在中西医混杂、医生水平良莠不齐的现状下，我们能做的就是提升自身的健康知识水平。从文中开头所讲的故事就能看出，患者得病后没有自己的思考，导致寒者寒之的情况出现。感冒为小疾，但治疗方向错误，可以导致寒邪被迫入里或化热出现中耳炎、鼻窦炎、扁桃体炎、肺炎等炎症性疾病，或不化热导致病毒性鼓膜炎、病毒性心肌炎、白血病等，甚则可致寒邪入里化热热不得越时出现牛皮癣！

热为何不得越？当然是皮肤的排热器官——汗腺出了问题！

"有病不治，常得中医"，患者的自愈能力相当于一个中等水平的医生。

人是自然界最为精妙的杰作。人体是充满智慧的生命体。人体出现一些小问题是可以自愈的，不必太过恐慌。"过度医疗"可能也与患者的过度恐慌有关。如果我们都能懂点儿健康的知识，就不会那么恐慌了！

有时自身的力量是有限的，无法将病邪完全驱逐时，需“纠偏”，就要择良医，否则后果可能是：

（1）误诊，漏诊，治疗方向错误。

（2）越治越重。

（3）敌我皆损，灰飞烟灭，万物皆空。

（4）注重短效，不顾长效（譬如扫垃圾）。

张主任用汗法“给邪出路”，让银屑病有了另外的出路。“长时间，遍身，微汗”是我们追求的目标。良医从人体角度出发，通过“天疗，地疗，自疗，治疗”的方法，达到正汗的目标。

医者仁术，但以医为名，谋财者有之，坑蒙者有之，以致害命者亦有之。学一点儿中医，增加一点儿有益于健康的知识，择良医，找到识汗人。

附原对话：

真正好的东西，就像阳光和空气一样简单。什么是好医生呢？

张大夫：懂健康的人、懂正常的人就是好医生。这涉及对医生功能的定位。择医的关键，是医生能用简单的话把道理说明白。

白杨：我看很多医生都有一套说法，患者不好分辨。

平人：是的，能把道理说明白就不容易了。

张大夫：这所谓大道至简。允许和鼓励患者多懂和独立思考的，鼓励患者质疑的，希望患者和自己一起进步的，就是好医生。起码是在进步中，不断努力的医生。医生要告知患者在整个治疗中的角色定位，不需要懂的不要去强求；能懂的，一定要深究。出汗是正常皮肤的标志。所以，治疗银屑病的医生，一定要懂汗，懂正常，懂健康。

第 18 掌　药邪胜病邪，能停不妄药（谨防药邪）

自然界中的所有物质都可入药，从寒热这个角度来讲，我们吃的食物是即不太寒又不太热的部分，而药是比较偏的部分。这里说的药是中药，不是西药，整个大自然是一个生物链，笔者个人认为西药（人工合成药）除危急重症外是不可常用和久用的。我们人体的疾病一定可以从生物链其中的一环或几环找到相应的解决方法的，西药用久了是有害的，它是逆天的！老百姓常说“是药三分毒”，是有道理的。药如果误用，则变为邪。现代社会里，药误用或过量使用的现象越来越严重。择医未择良医，庸医误人、害人，患者难逃药邪伤害。

现代医学，更多的是宣传对疾病的恐惧和对药物的依赖。这大抵是药商对消费者的一种洗脑和对医生的一种绑架行为。银屑病难治，多因药邪。绝大部分患者未择良医，未遇到对的方法，误用各类中、西药物，甚至“物理疗法”，导致身、心不健康，反复发作，且越发越重。不仅银屑病，许多疾病皆是如此。比如小儿发热，此乃是儿童生长发育过程中正常的防御性反应，是每个人成长的必经之路，而现在的家长皆小题大做，恐慌至极，到医院反复拍片（射线损伤）、消炎、抗病毒，最后发热控制住了，小儿的免疫力却因多次用药而逐渐下降了。

在不知不觉中，药邪已深深进入我们的生活，切记药物不能轻易用。

附原对话：

张大夫：治疗牛皮癣，不要乱治。

白杨：难怪，看病前大夫让停一个月的药！

张大夫：乱治包括两方面，谁知道？说说看。

十八子：自己乱吃药和医生开错药。

张大夫：对。包括两方面，医生乱治和自己乱治。最近，越来越发现自己乱治的可怕。很多牛人都有自以为是的毛病，这点需要注意。在没有准确明白机理前，不可固执己见。明白的要坚持，没有彻底完全明白的，不可去乱试。追求自愈是利用合理的途径，如我们讲的自然疗法——阳光、空气、水、情绪、信念，这些都是无害的，无害是底线。医生的价值是在患者自疗的基础上，给予患者无法疏通的结点以帮助。离不开医生和拒绝医生的帮助，都是极端的表现，都不够中庸。

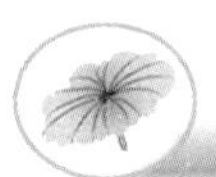

降牛小说：《热城》（节选）

第一回　开宗明义话牛邪，来历成谜世间奇

好一座千年古城，风光无限——

冬日的朝阳斜照着大地，方圆几百里，几乎能嗅出春的气息。城内街巷纵横，四通八达，高阁广厦，闾檐相望，行人如织，商贾云集。宽阔的街道两旁，勤劳的人们已经陈列了很多待售的小玩意儿，来自四乡八镇的美食更是让人垂涎欲滴。先辈留下来的各式建筑，保存完好，承寿寺、黄帝庙、虚怀观、踏雪轩、降吾斋、远志坊、古县衙、戏楼等等，好不气派！不由得让人啧啧称奇。

城内钟楼附近，长泽街上一家“裙子茶楼”，常年生意火爆，车水马龙。远远的，肩上搭着白毛巾的小二就招呼上了，“客官，您老往里请——”。可别小瞧了这茶楼，功能齐备，茶、餐、酒、宿、温泉无一不有，更好玩的是还能听评书。说书人大家叫他牛承恩，其人长得老气横秋，沧桑悲怆，一脸愁苦，讲故事以自己的悲惨经历为主。他得了一种怪病，名叫牛皮癣，这段时间都在说这个病，引来了很多人驻足听书。原来，得这个病的人很多，都被折磨得死去活来。牛承恩见多识广，消息灵通，大家都想从牛承恩这里听点什么，探得这个病的更多情况。

说来奇怪，牛承恩自打进了这座城，就再也没出去过。有人问他：“你老家在渝北，怎么就流落异乡，没有思念故土之情吗?”他神情悲戚，若有所思地喃喃道：“不是我不想回去，是我出不了这个城门，别人都可以自由出入，可是我看到的城门却始终是关闭的，没法出去。”后来，有很多牛人因想听他说书，也来到了这里，这些牛人也和牛承恩一样，进来了就没法出去了。慢慢地，这个城里牛人越来越多，时间一久，大家都管这个城叫“牛儿国”，而它原来的名字反倒都不被人记得了。

今晚牛承恩正在说书，我们且去听听看。

只听醒木一响，牛承恩扯着嘶哑的嗓音开腔：

古往今来，中华大地上，武林正邪之争弥漫江湖，此消彼长，经久不息，多少豪侠武士，醉心其中，无数翘楚佳人，乐此不疲。而他们之所以能驰骋江湖，惩恶除奸，皆因身怀绝学而屡创神奇。医界亦是如此，多少神医圣手，悬壶济世，或推广养生，防病治未病；或起死回生，创造了无数故事。然有一邪魔——牛皮癣，戾气冲天，横行九州，无论各路豪杰医术多高明，却奈何它不得，无法根除。近年来，此邪愈来愈强，为祸乡里，涂炭百姓，大有一发不可收拾之势，无论谁碰到它，都束手无策。承恩也饱受牛癣之苦，无法解脱，找了无数有名的医生，包括最有名的紫雪灭踪冰封堂堂主莫冰峰，不共戴天迷踪派掌门万君沙，运功、服药、外搽无计其数，不仅没治好，反而越来越严重了，以致现在全身都是牛皮癣。本人穷其精力，四处走访打听，终于找到了牛皮癣的来历，原来这牛皮癣大有来头：话说1300多年前，牛魔王与众神厮杀，寡不敌众，束手被擒，降服于天宫。后偶知儿子“红孩儿”并非己出！爱妻铁扇公主亦为太上老君之情人……牛魔王震惊悲愤，妖性大发，愤世嫉俗，誓与天下人为敌！于是，扯毛化灰，混合牛血，采云层之冰，炼成“冰牛伏热散”（后文简称“冰牛散”）。每当冬季来临，幻化成雪，飘落而下，进入百姓饮水之中，百姓食之，有平素摄生不当者，便会寒毒内生，畏寒怕冷，萎靡不振，继而毒发，体表长屑，白如烟灰；屑下皮红，厚如牛皮；皮破血出，奇痒难忍，此即“牛皮癣”，学名“银屑病”，世人闻之色变，见之心惊，得之欲死，死而后快！有歌谣为证：

来而不走牛皮癣，一日得病一生怨。
白屑覆身难见人，手抓奇痒血满身。
儿童得之父母愁，青年得之无配偶。
中年得之妻子散，老年得之泪双流。
帅哥因之俊不在，美女凭之无人逑。
世人惧之如见鬼，灰心丧气欲跳楼。
蛇蝎心肺牛魔王，与我结下永世仇。
天若有眼捉住你，千刀万剐不收手！

此谣说得无比悲愤，表达了天下牛人对“牛魔王”的痛恨，能否克制“冰牛散”，耐心等待有下文。

说到这里，承恩停顿了一下，顿时，台下唏嘘声四起，纷纷喝彩叫好！这时，牛承恩注意到，今天台下有很多生面孔，特别是前排几人，模样看不太真切，但他们并未喝彩却是肯定的，似乎还带有兵器，牛承恩心中忽有一种不祥之感！

欲知后事如何，且听下回分解。

第二回　承恩说书被羞辱，莫万二侠争霸主

上回说到牛承恩说书一段完毕，得到台下一片喝彩。承恩喝了一口苦丁茶（后来承恩才知道，苦丁茶会助长“冰牛散”的威力，此是后话，先放下不表），得意地环顾台下四周。这说书堂内和往常一样，是座无虚席，只是今天前排座席上几位器宇不凡之人，远远看去，似乎来者不善。

居中桌子坐着两个人，一人身穿白衣，胸前挂着一件奇特兵器——传音器，此人神情庄重。旁边端坐一人，似是他的女徒弟，头戴洁白小帽，怀抱一针形尖锐武器，针的一端连着粗管，管中还有液体荡漾。靠窗桌子坐有三人，居中一位青衣长衫的道长，面容慈祥，神情严肃，微闭双目，右手抓着一本摸皱了边的古书。左边侍立一男童，手持一柄青锋长剑，面容清秀；右边一白衣女童，怀抱拂尘一柄，娇俏伶俐。靠墙桌子，只坐了一人，长衫马夫，戴金丝眼镜，瘦脸长须，面带几分倔强，左肩上搭着一个灰

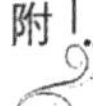

色褡裢（是古代人背到肩上的布袋子），一手捻须，一手背于腰间。

后面一张桌子，坐着一男一女，男的金发碧眼，非我族民。戴一副厚重的眼镜，气质儒雅，显得高深莫测，女子则纤细柔美，小巧可人，灵动飘逸，从身形看，轻功应该了得。真是男女才俊，实在般配。

紧靠着这张桌子，一张桌子上竟挤坐着四五个人，穿衣打扮上看起来有点乱，似乎把那几桌人的风格硬生生都集中了起来，传音器、褡裢、书，最奇怪的是一个个涂脂抹粉，让人不由得心生厌恶。

只见长须老者站起来，高声叫道："牛承恩此言差矣，长'牛皮癣'志气，灭我人类威风！"

牛承恩定睛一看，立即起身拱手道："原来是紫雪灭踪冰封堂莫堂主，失敬失敬，晚辈言语不当之处，还望赐教！"

冰封堂堂主道："闲话少说，你且说说，牛皮癣到我手里，经我清热冰封大法之后，不是都药到病除了吗？你在此妖言惑众，抹我功绩，毁我名声，难道不知我的手段？"

说时迟，那时快，只见冰封堂堂主提手运气，隔空向承恩袭来，牛承恩顿觉寒气逼人，浑身冰凉，瘫软在椅上瑟瑟发抖。

众人不约而同惊呼："隔空寒冰掌，说书先生麻烦大了！"

这时，冰封堂堂主飞身上台，向台下拱手道："众位英雄好汉，此人当日在渝城时，得牛皮癣，曾经请我给他施功治疗，本人运用独门功法，融合冰片苦参大黄之寒，甚至拿出我派镇派之宝紫雪冰蟾，每次都功到病除，没想到他跑到这里来说没人能治此病，坏我名声，你们说，我该不该收拾他?”

台下鸦雀无声，一片寂静。片刻后，有人用很难听清的声音嘀咕道：“我也找你治过，确实没治好啊!”随之附和之声渐成一片：“是啊，当时皮癣是没了，可没多久，又出来了。”

突然一道白光闪过，只见居中的“白大褂”已站在了台上，背着双手，昂头斜视台下，缓声道：“不共戴天迷踪派掌门在此。”

冰封堂堂主略显惊慌道：“原来是万掌门，久仰大名，百闻不如一见啊，阁下的独门武器‘杀菌毒飞针’已遍布大江南北，威震天下，幸会幸会，不知万大侠今日有何见教?”

“你那寒冰掌确实不怎么样！只能对牛承恩这样的水货有点用处!”

冰封堂堂主立刻面如猪肝，手结寒冰正要扑打，迷踪派掌门傲慢地扫了他一眼：“你想试试我的万菌杀毒手?”摄于万掌门的威名，莫堂主不敢贸然出手，只是摆了摆架子。

迷踪派掌门万君沙接着说道：“牛皮癣，是细菌病毒感

染所致，只能用杀毒的方式才能治好，我的万菌杀毒手才是击败它的致胜招数，我的武馆遍布大江南北，年轻人得牛皮癣者，都去我的武馆学习此功了，就连你冰封堂的一些武馆都设在我的武馆里，都是靠我的影响才得以存活，你还不明白吗，还想跟我动手？”

冰封堂堂主莫冰峰听此一说，像被雷击一般，不服气道：“万掌门这么说可就不对了吧，想我冰封派源远流长，博大精深，冰封派八大绝世武功曾独步天下，无人能敌。只可惜到我这一辈，很多招数都已失传。但仍有一绝，那就是‘清’，寒冰掌就是代表招数，功力并不比别的门派逊色，仍可以雄视天下，万掌门可别藐视我冰封派及前辈，否则，别怪我不客气！”

迷踪派掌门摇头呵呵一笑：“你冰封派已如明日黄花，不谈也罢。”这时，那个金发碧眼的老外站了起来，操着生硬的中文道：“万大侠所说的杀毒功夫，可是西方传入中国的？那可是了不起的功法，我是来自希腊的西西弗斯，在中国能看到我西方的功夫，真是太高兴了！”紧接着说：“我也是牛人，恳请万大侠传我‘万菌杀毒手’，治好我的牛皮癣，救我出苦海。”

迷踪派掌门万君沙听他这么说，得意扬扬道：“How are you！西西弗斯，Welcome to China，你找到我学功夫，找对人了，你这徒弟我收了！”又道：“不过，冰封堂堂主说的没错，这个牛承恩该打，大家知道吗，他也找过我，我可是用我的绝招给他杀死了全身的细菌和病毒，治好了他的病，现在居然说没人能击败牛皮癣？置我不共戴天迷踪派于何地？”

台下开始骚动，大家纷纷议论，这个说：“灭踪不是把得病的线索都灭了吗？迷踪不是我们更找不到回家的路了吗？”那个说：“这个人我知道，找他治牛皮癣好得快，复发更快，其实比冰封堂堂主还差！”还有的说：“对，我也知道，这个迷踪派主要是外用药，听说这药对肝脏不好。但他们有绝活，这药可以不用吃，直接注入你的血管里，这个挺爽的。冰封堂堂主的药又苦又涩，还要天天喝，别提有多难受了。”

这时，迷踪派掌门把传音器攥于手中，转身对牛承恩道：“你要当着大家的面向我道歉，否则，别怪我不客气！”

牛承恩道：“万大侠所言不差，我在你处是治得牛皮癣看不到了，可最后还是复发啦，这怎么算治好了呢？哎哟，快给我解寒冰之毒吧，好冷啊！”

“真是可怜之人必有可恨之处，瞧你这晦气样儿！嘴还又臭又硬！你道歉不道？”迷踪派掌门已运气上手，只见双手青筋暴起，慢慢变成深黑色，这正是江湖中传说的“万菌杀毒手”。

牛承恩无法动弹，眼看就要被毒手所杀，情势万分危急！

突然台上又窜出一人，弓着身子，一张口，小烟嗓中

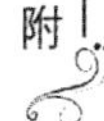

夹着几分谦恭、几分傲慢："诸位别慌，在下浑水摸鱼霹雳掌盟主魏离土，向各位请安——"说起这魏离土，江湖中人都知道，自小不学无术，虽然不是名门正派，但善于结交官府，纠结一帮乌合之众，还有很多信众，却也成为一股貌似强大的实力。所以江湖中人一般不愿得罪，避之唯恐不及。无奈这帮人不练功，只是在嘴皮子上使劲，于是哪里热闹钻哪里，什么热门干什么，其信徒也多愚昧之辈。

莫冰峰与万君沙二人见到这魏离土，不约而同地向他拱拱手，算是打了一个招呼，便欲撤身。魏离土哪能放弃这热闹的机会，攒了攒劲儿，操着他的公鸭嗓吼着："两位仁兄不要走，我们来摆个擂如何——"

欲知后事如何，且听下回分解。

（白杨初稿，志愿者集体创作）

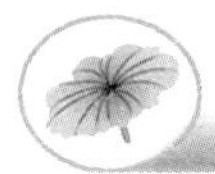

银屑病健康医学疗效标准探讨

什么叫疗效？这个问题看似简单，治疗的效果就叫疗效。实际上却有引领医学发展的关键性作用，很不简单。健康医学有健康医学的疗效标准，疾病医学有疾病医学的疗效标准。健康医学的疗效是看是否恢复和保持了健康，而疾病医学的疗效标准是说是否让症状短期或长期消失了（包括掩盖症状在内）。本文探讨的是银屑病健康医学疗效标准的细节问题。

笔者以对患者长久健康的重要性为尺度，将疗效分为三类，分别为整体健康、局部健康和关键症状的变化。其中，整体健康是处于最基础、最重要的位置，为其他两类提供了保障；局部健康处于中间位置，将整体健康和关键症状的变化有机地联系起来，使疗效标准成为一个有机的整体；关键症状，在三类中处于最不重要的位置，但为了和目前主流的疾病医学沟通，这类内容也不可忽视（这类内容强调了关键症状，对于疾病医学的发展有引领作用，其作用在于让疾病医学与健康医学有机地结合起来）。

具体到银屑病，这三类内容概括表述为：精神好不好，出汗匀不匀，皮损薄不薄。以下做详细说明。

（1）精神好不好，对应于整体健康的内容。患者来治某病，医生一定要知道。看到一个坏果子，就要想到很可能是树干或者树根都发生了问题，而不能只盯着一个结“果”做文章。比如有的患者怕冷严重，有的患者甲状腺功能低下，还有银屑病的表现，最需要关注的是什么呢？很多医者会回答，肯定是“急则治其标”。问题是如果不急，医生是不是也只琢磨皮损的问题？患者急着治皮损是可以理解的，但医生作为内行来讲，如果不会领着患者学会“内行看门道”，那就不能说是“内行”了。临床中，很多时候你会发现，如果不管整体的诸如严重怕冷、甲状腺功能低下等问题，疾病根本上就不可能临床治愈，更谈不上根治了。除了皮肤健康的问题，其他都包括在“精神好不好”之中。

（2）出汗匀不匀，对应于局部健康的内容。怎么知道皮肤是否健康呢？笔者找到了客观的指标，即出汗。传染病系统里讲，正常的出汗标准见于《伤寒论》第12条，桂枝汤方后注“一时许，遍身，漐漐，微似有汗”。而对于杂病范畴的银屑病来讲，特别是顽固的肥厚、斑块银屑病，针对外感传染病的正常出汗标准是不够的，笔者将之调整为更适合顽固性银屑病的“一天到晚，全身，总是，暖暖的潮潮的”四点，具体讲就是尽量长的时间、尽量多的范围、尽量和缓的态势、尽量少的出汗，四点同时观测，观察到便是皮肤健康的变化情况，简要描述为“出汗匀不匀”（出汗最需要关注的部位是胫前，也就是小腿前面。多数情况下，这里是最不容易出汗的部位，但临床观察，最终是可以出汗的）。

（3）皮损薄不薄，对应于关键症状的内容。银屑病皮损，从上往下看，可以看到鳞屑、斑、浸润；从自觉症状看，可以知道是痒、疼，是干、湿，还是没有感觉；置于整个皮肤背景看，可以看到大小、聚散；置于整个人体看，可以看到长在上还是下，伸侧还是屈侧；从疾病的发展看，可以了解到皮损有没有新发，发展是快是慢……在如此纷繁复杂的症状中，如果不能清晰地认识到皮损只是身体整体不通在皮肤上的体现，就不能抓住银屑病皮损的关键指标——厚薄和聚散。笔者将之具体描述为“越薄越好、越散越佳”，简称“皮损薄不薄”。

以上为笔者的探索，以整体健康和皮肤健康为最终目标，同时能兼顾皮损变化（即“立足长效求实效”）。关于对银屑病健康医学治疗方案的疗效评价标准的探讨，敬请大家指正。

跋

致“降牛十八掌”志愿者群

在本书的最后，特别要感谢的是“降牛十八掌”志愿者群的朋友们。

没有他们，这本书的内容可能不会这么丰富多彩，生动有趣。

每个人在自己的专业领域，也许都会犯这样的错误——自己知道的东西，就会想当然地以为别人也知道，于是就会在表述的时候，简捷而笼统——很多时候，这是不利于非专业人士接受的。

医生留在脑海里的东西，应该是“知其要者一言以终”的，但是患者多数是非医学专业人士，所以可能更需要“啰啰唆唆”、循循善诱的叙述。有了志愿者群群友的加入，专业知识的传递就有了很多“二传手”。第一部分的“患友之声”多是群友写的，第三部分的问题是群友整理后我做出的回答，附录部分的“降牛十八掌”是群友自己整理的……群友写得也许不够精练，甚至不够准确，但是通过这些“二传手”的思考，能引导广大患者开始独立思考，这样目的就达到了。

医疗的主体是患者，医生有责任让患者明白得病和治病的机理，只有这样，患者才会很好地配合治疗，主动地找回自己的健康。只有这样，患者才有可能在疾病治愈后保持健康，达到根治不复发的目标。

如果没有与志愿者群的“亲密接触”，对于患者的健康教育仍会停留在“自以为是”的层面。在群里，大家向我学习，我也在向大家学习。

四个多月的日子，我与大家共同度过，这本书就像老照片一样将那些一起度过的美好时光珍存起来。群里来了很多新朋友，也走了很多老朋友，不论大家与群的缘分是短还是长，请记住“自利利他”，让世界因我们的存在而变得更美好。

好了，下面我要记下那些闪光的名字，每个名字都会勾起一段“降牛”群里的美好记忆。先借用群友大发的一句名言“感激排名不分先后”，接下来我郑重地写下他（她）们的名字：英子，七月，十八子，熊出没，平人，白杨，虞山，沧浪，如月，萱草，蒙古格格，艳阳天，洋洋，孙小空，羊小咩，大发，求真，贝贝，太阳，李莫愁，丁丁，小秀才……祝愿大家一天比一天好，一年比一年更健康！

2014 年 11 月 26 日

图书在版编目（CIP）数据

张英栋谈银屑病根治 / 张英栋著. —太原：山西科学技术出版社，2016.1（2023.8重印）

ISBN 978 - 7 - 5377 - 5192 - 6

Ⅰ. ①张… Ⅱ. ①张… Ⅲ. ①银屑病—诊疗 Ⅳ. ①R758.63

中国版本图书馆 CIP 数据核字（2015）第 205889 号

张英栋谈银屑病根治

出 版 人：阎文凯
著 者：张英栋
策划编辑：宋 伟
责任编辑：翟 昕
封面设计：岳晓甜

出版发行：山西出版传媒集团·山西科学技术出版社
地址：太原市建设南路 21 号 邮编：030012
编辑部电话：0351 - 4922078
发行电话：0351 - 4922121
经 销：各地新华书店
印 刷：山西基因包装印刷科技股份有限公司

开 本：880mm × 1230mm 1/32 印张：17.25
字 数：325 千字
版 次：2016 年 1 月第 1 版 2023 年 8 月山西第 5 次印刷
印 数：10001 - 13000 册

书 号：ISBN 978 - 7 - 5377 - 5192 - 6
定 价：39.00 元